超声掌中宝

腹部及浅表器官

（第二版）

名誉主编　张缙熙

主　　编　姜　颖　朱庆莉　张一休

编　　者（依姓氏笔画排序）

王　铭　王　蕾　王红燕　冉　旭　吕　珂
朱庆莉　朱沈玲　孝梦甦　李　娜　李文波
何发伟　张　波　张一休　张缙熙　欧阳云淑
赵瑞娜　姜　颖　莎仁高娃　高璐滢　蒋　洁
傅先水　赖兴建

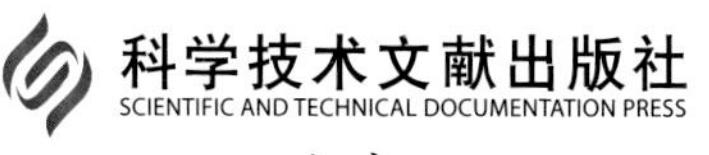

科学技术文献出版社
SCIENTIFIC AND TECHNICAL DOCUMENTATION PRESS
·北京·

图书在版编目（CIP）数据

腹部及浅表器官 / 姜颖，朱庆莉，张一休主编. —2版. —北京：科学技术文献出版社，2018. 8

（超声掌中宝）

ISBN 978-7-5189-4191-9

Ⅰ. ①腹… Ⅱ. ①姜… ②朱… ③张… Ⅲ. ①腹腔疾病—超声波诊断 ②人体组织学—超声波诊断 Ⅳ. ① R572.04 ② R445.1

中国版本图书馆 CIP 数据核字（2018）第 071863 号

腹部及浅表器官（第二版）

策划编辑：薛士滨　责任编辑：刘英杰　责任校对：文　浩　责任出版：张志平

出 版 者　科学技术文献出版社
地　　址　北京市复兴路15号　邮编　100038
编 务 部　（010）58882938，58882087（传真）
发 行 部　（010）58882868，58882870（传真）
邮 购 部　（010）58882873
官方网址　www.stdp.com.cn
发 行 者　科学技术文献出版社发行　全国各地新华书店经销
印 刷 者　北京地大彩印有限公司
版　　次　2018 年 8 月第 2 版　2018 年 8 月第 1 次印刷
开　　本　889 × 1194　1/32
字　　数　344千
印　　张　12.25
书　　号　ISBN 978-7-5189-4191-9
定　　价　108.00元

名誉主编

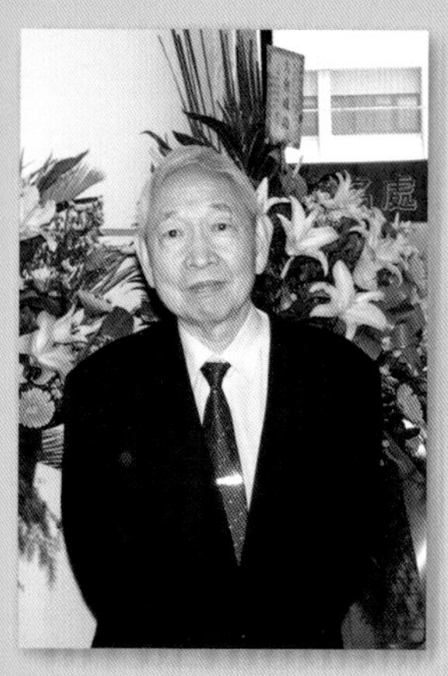

张缙熙

北京协和医学院北京协和医院超声科主任医师，教授，研究生导师。

1931年3月出生于安徽省芜湖市，1950年考入南京大学医学院，1951年抗美援朝参军，1955年毕业于西安第四军医大学本科医疗系，同年分配到北京协和医院理疗科工作。自20世纪70年代起，开始从事超声诊断。1985年赴美国费城托马斯·杰斐逊大学医院进修作为访问学者，自20世纪80年代起，先后赴日本、美国、韩国、中国台湾、新加坡、中国香港及意大利等地区及国家进行学术交流。1986年创建北京协和医院超声科，担任科主任、主任医师、教授，至今仍在超声诊断一线工作。业务专长：小器官超声（包括乳腺、甲状腺、甲状旁腺及涎腺等），腹部超声（包括肝脏、胆系、胰腺、脾脏、肾脏及膀胱等）。

（一）社会工作：自 1958 年起担任中华医学会理疗分会委员、常委。1986 年起担任中华医学会超声分会第一届、第二届副主任委员，1995 年担任第三届主任委员，1999 年担任第四届名誉主委。自 20 世纪 90 年代起，先后兼任中国超声工程学会副会长，常务理事。中华超声影像学杂志主编、中国超声医学杂志常务编委等。2004 年先后担任中华医学超声杂志（电子版）编委、常务编委及顾问，2008 年担任北京医师协会超声专业委员会学术指导专家，2009 年担任北京超声医学学会学术指导委员会专家，2011 年担任海峡两岸医药卫生交流协会超声医学专家委员会名誉主任委员等。现为世界超声医学及生物学联合会（WFUMB）会员，亚洲超声医学及生物学联合会（AFUMB）会员，中华医学会超声专业会员，中国超声医学工程学会永久会员等。

（二）主编著作：《B 型超声诊断的临床应用》（1984）；《小器官及内分泌的超声诊断》（1988）；《浅表器官及组织超声诊断学》（2000，2010 第二版）；《新编超声诊断问答》（2002）；《浅表器官超声诊断图谱》（2003）；《彩色多普勒技术（CDFI）考试大纲辅导教材》（1999，2004 第二版）；《临床实用超声问答》（2006）；《超声测量图谱》（2008）；《超声专家答疑》（2008）；《腹部病例超声专家点评》（2009）；《社区医师超声检查指南》（2009）；《超声掌中宝 - 腹部及浅表器官》（2010）；《腹部和浅表器官超声专家点评》（2011）；《腹部超声必读》（2013）。

（三）发表学术论文 100 余篇，第一作者 50 余篇。

（四）获奖并颁发证书："甲状旁腺外壳与治疗"或科技进步三等奖（1986）；获世界超声医学及生物学联合会（WFUMB）授予"先驱奖"（1988）；获台湾超声医学会授予"特殊超声报告奖"（1992）；因工作突出，享受国务院颁发的特殊津贴（1994）；获中国医学科学院及北京协和医院"先进工作者"荣誉称号（1995）；获中国超声医学工程学会授予"突出贡献奖"（1998）；获中国超声医学工程学会授予"卓越贡献荣誉"（2004）；获中华医学会超声分会授予"超声医学突出贡献奖"（2009）；获北京协和医院颁发的"杰出贡献奖"（2014）；获中国超声医师协会授予的"终身成就奖"（2015）。

主编简介

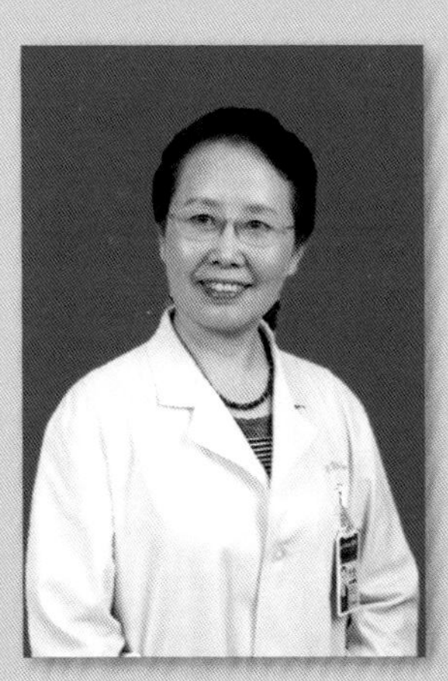

姜　颖

北京协和医学院北京协和医院超声医学科主任医师，硕士研究生导师。曾任北京协和医院超声医学科副主任、兼任北京医师协会超声医学专家委员会专家、《中国超声医学杂志》等多个专业杂志的编委等职。

从事超声医学专业临床及教学工作30余年。在超声医学的专业技术理论和实践、超声技术的临床应用和教学方面积累了丰富的知识与经验。全面熟练掌握超声技术在人体各系统、脏器的临床应用。参加国家“十一五”和“十二五”等多项课题，开展多项临床研究项目，发表数十篇专业论文，主编及参编多本超声医学专业书籍。

主编简介

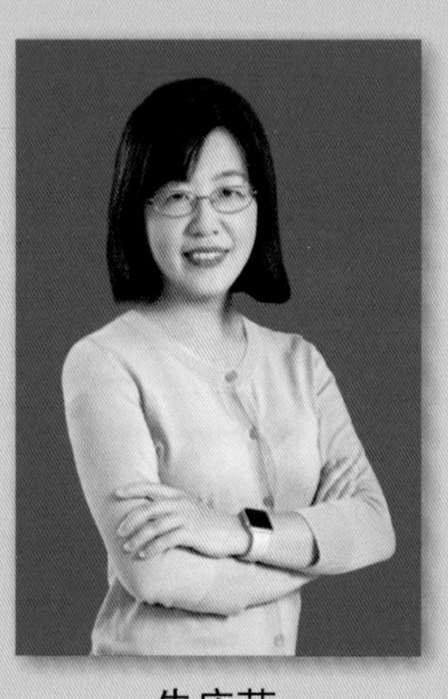

朱庆莉

医学博士，北京协和医学院北京协和医院超声医学科主任医师。

从事超声诊断工作十余年，全面熟练掌握腹部、妇产科、血管及浅表器官等部位常见病、少见病的超声诊断。在乳腺超声、介入超声方面有专业特长。相关临床工作曾先后 6 次获得北京协和医院医疗成果奖。

主持完成国家 863 计划、国家自然科学基金各 1 项，参与完成国家级及省部级科研课题 10 项。获得 2015 年高等学校科学研究优秀成果二等奖、2007 年度中华医学科技奖三等奖及 2008 年度中华医学科技奖三等奖。发表论文及合作发表论文 121 篇，其中 SCI 收录论文 33 篇。多次参与国内外学术会议的研讨、交流，并多次获得优秀论文奖。参与编写卫计委全国高校规划教材及培训专用教材 2 部。现任中华医学会超声医学分会青年委员会副主任委员，中国医师协会超声医学分会青年委员会常务委员，《中华医学超声杂志电子版》编委等。

主编简介

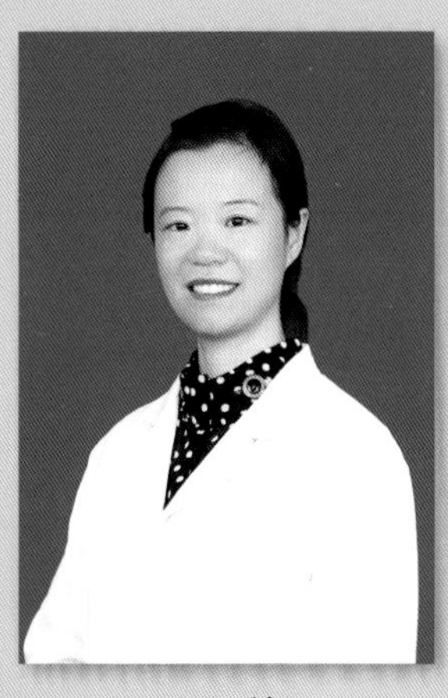

张一休

医学硕士，北京协和医学院北京协和医院超声医学科副主任医师。

具有系统的专业理论基础和技术知识，从事临床超声诊断工作多年，熟练掌握腹部、妇产科、血管、浅表器官等各方面常见疾病及多种疑难疾病的超声诊疗技术，熟悉本专业国内外的临床及研究现状和最新进展。2014 年意大利博洛尼亚大学圣奥索拉马尔皮基医院访问学者。共发表专业论文及 SCI 论文 50 余篇。参编参译学术专著 11 部。参与国家和北京市科学基金 12 项。目前的主要研究方向是产科超声诊断。

编委会

名誉主编 张缙熙

主　　编 姜　颖　朱庆莉　张一休

编　　者（依姓氏笔画为序）

王　铭　北京协和医学院北京协和医院
王　蕾　北京协和医学院北京协和医院
王红燕　北京协和医学院北京协和医院
冉　旭　北京大学第一医院
吕　珂　北京协和医学院北京协和医院
朱庆莉　北京协和医学院北京协和医院
朱沈玲　北京协和医学院北京协和医院
孝梦甦　北京协和医学院北京协和医院
李　娜　北京协和医学院北京协和医院
李文波　北京协和医学院北京协和医院
何发伟　四川省肿瘤医院
张　波　北京协和医学院北京协和医院
张一休　北京协和医学院北京协和医院
张缙熙　北京协和医学院北京协和医院
欧阳云淑　北京协和医学院北京协和医院
赵瑞娜　北京协和医学院北京协和医院
姜　颖　北京协和医学院北京协和医院
莎仁高娃　北京协和医学院北京协和医院
高璐滢　北京协和医学院北京协和医院
蒋　洁　北京大学第三医院
傅先水　解放军总医院第一附属医院
赖兴建　北京协和医学院北京协和医院

前言

随着超声医学影像技术飞速发展，从二维超声扩展到三维超声；从单纯的超声诊断技术扩展到高能聚焦超声等治疗领域；从传统的形态学成像进入微血管成像，并正迈向超声分子影像领域。超声医学在临床应用范围日益拓展，许多临床医生也在床旁进行超声检查。

《超声掌中宝·腹部及浅表器官》一书自2010年7月出版以来受到了超声医师及临床医师的欢迎，简明实用，携带方便，指导性强。本次再版工作新增了部分疾病条目，对第一版的一些疏漏进行了修订；同时本书增加了超声扫查的动态图像，读者通过扫描书中二维码即可观看实时动态的超声扫描过程，更有利于理解图像。

本书撰写过程中得到了张缙熙教授的大力支持，北京协和医院许多专家都给予了无私的奉献和帮助，对他们的精心审阅表示诚挚的感谢！许多同事、研究生和进修生对本书做了大量的文字校对工作，对他们的热情帮助表示衷心的感谢！

第一版前言

《超声掌中宝·腹部及浅表器官》一书，经新老专家的共同努力，终于与广大读者见面了。全书共22章。第1章概述，简要介绍了超声的基础知识，包括超声物理、仪器选择、超声新技术、超声检查注意事项等。第2章～第22章是本书的重点，分腹部和浅表器官；腹部包括肝脏、胆道系统、胰腺、脾脏、胃肠、泌尿及男性生殖系以及腹膜后等；浅表器官包括眼睛、涎腺、甲状腺、甲状旁腺、乳腺、淋巴结、骨骼肌肉及外周血管等。书后附有正常值，可供读者参考及查阅。

本书的读者对象是刚刚走上工作岗位的超声医师；是一本简明实用、携带方便、指导性强的工具书。如果对超声医师在临床应用中有所裨益，这将是全体作者的最大心愿。书中凝聚了超声新老专家的宝贵经验与最新成果，也融入了年轻超声医师的心得体会，使之更加完善。在编写的过程中，得到了北京协和医院超声科的支持，在此表示衷心的感谢！

由于本书涉及内容多，书写分散，错误及疏漏在所难免，希望广大读者提出宝贵意见，今后再版时改正。

本书第一版主编、第二版名誉主编

北京协和医院　张缙熙

目录

第1章

概述

第1节 超声诊断的物理基础

1. 超声波医学应用简史

1942 年，奥地利人 Dussik 开始应用 A 型超声（穿透法）诊断颅脑疾病。1950 年，美国人 Wild 应用 A 型超声诊断颅内肿瘤。1958 年，Okasala 将 A 型超声应用于眼部，诊断视网膜剥离；同年有人将 A 超应用于胎儿心脏。1964 年，Donald 应用 A 型超声对胎儿颅脑结构进行了观察。从 1952 年开始，Howry 应用 B 型超声即二维超声显像对肝脏、子宫进行观察。但是由于仪器的显示不够清晰，进展十分缓慢。直到 20 世纪 70 年代，灰阶、实时超声的出现，给二维超声的发展奠定了基础。

我国自 1958 年从上海开始应用超声波以来，至今已有半个世纪。起初，应用江南 1 型超声探伤仪对肝脏、妊娠、乳腺等进行检查。1961 年，上海应用 M 型超声观察心脏。此后，武汉进行 A 型与 M 型超声联合检查胎儿心脏及胎动情况。20 世纪七八十年代，二维灰阶、实时超声应用后，发展很快，并迅速向全国推广。

20 世纪 90 年代，随着彩色多普勒血流显像（color Doppler flow imaging，CDFI）的迅速兴起，国外已将其应用于人体全身各个部位，国内也紧紧跟上。

21 世纪以来，超声应用的范围包括颅脑、颈部、心脏、胸腔、乳腺、腹部（肝、胆、胰、脾）、泌尿系统、腹膜后、妇产、浅表（眼、涎腺、甲状腺、甲状旁腺）、肌骨、皮肤、周围血管等。可以说全身各部位，均可应用超声进行诊断。今后超声发展的方向：①超声新仪器的研发，包括三维超声（three dimensional ultrasound，3DU），超声造影（contrast enhanced ultrasound，CEUS），超声弹性成像（ultrasonic elastography，UE）；②超声人员的培养，提高技术，统一规范，加强交流。

2. 超声波与医用超声波的用途

声波是由物体（声源）振动产生的一种机械波，每秒振动的次数称为频率，人耳可闻声波的频率范围为 16 Hz ～ 20 kHz。超过人耳听觉阈值即频率大于 20 kHz 的声波为超声波，而频率小于 16 Hz 的声波为次声波。

医用超声波的用途有诊断、治疗、洁牙、手术、药物乳化等。超声诊断的频率为 1 ~ 40 MHz（兆赫）。根据检查的部位不同，选择的频率也不同。例如：心脏应用 2.0 ～ 2.5 MHz；腹部应用 3.5 ～ 5.0 MHz；浅表器官应用 7.5 ～ 15.0 MHz。频率低的超声探测深度深，分辨力低；频率高超的声探测深度浅，分辨力高。

3. 超声波产生与传播形式

超声波在固体介质中传播的形式，有纵波、横波及表面波三种，但它在人体（因人体主要是液体及气体）中传播的形式，仍然是机械振动波，亦称纵波。超声波是通过探头内陶瓷晶体的振动产生超声的，因此探头是超声诊断的核心。晶体的厚薄不同，产生的频率亦不相同。晶体薄，产生的频率高，晶体厚，产生的频率低。

4. 医学超声成像技术

（1）A 型超声

A 型超声为振幅调制，属于一维波形图，以超声的传播和反射时间为横坐标，以反射波幅为纵坐标，以波的形式显示回声图。超声根据产生波幅的高低、多少、疏密来诊断疾病。由于它是应用英文 Amplitude（振幅）来描述，因此习惯用第一个字母 A 来称它为 A 型超声（A 超）。目前临床应用较少，可应用在脑中线、眼球、胸腔积液、心包积液、肝脓肿的探测。

（2）B 型超声

B 型超声简称“B 超”，又称二维超声或灰阶超声。它是应用断面图像来诊断疾病的，是目前应用范围最广的。由于它是应用英文的“Brightness”（即亮度或灰阶）来诊断疾病的，因此习惯称之为“B超”。B型超声优点：断面图像，能看到病变或肿物的部位、测量大小、观察边缘、回声强度等。B型超声已基本取代A型，同时B型超声又是其他超声诊断的基础。M型、频谱多普勒、彩色多普勒血流成像均需在B型的二维图像基础上获取，以更好地了解其回收来源。

（3）M型超声

M型超声诊断仪是以亮度调制强弱的辉度调制仪，它显示体内的界面与探头（即体表）之间的距离，随时间变化的曲线来诊断疾病，又称为M型超声心动图。它与A型超声相类似，也为一维显示，但它是动态的一维显示仪。M型超声常常和心电图、二维超声、彩色多普勒超声联合应用来诊断疾病。多用于心脏检查，可了解心脏前后方向结构层次、测量心脏前后径及厚度、观察运动轨迹及测量心功能。

（4）D型超声

D型超声即多普勒超声。它是1842年由奥地利人Doppler发现，并以他的名字命名的。包括频谱多普勒及多普勒血流成像等，可无创观察人体血流及组织速度、方向等。

5. 超声波的主要物理特性

超声波的基本物理特性是由三种基本物理量组成的。即声速（c）、频率（f）、波长（λ）组成。它们三者之间的关系是：

$$\lambda = c/f$$

超声在人体介质中传播时，一般声速是1500 m/s，由于人体各部位的介质不同，声阻抗亦有差异。例如肺内的气体声速是340 m/s；一般软组织声速是1500 m/s；骨骼声速是3380 m/s。由于声速不同，它们的频率及波长亦各异，这就造成了同一频率超声在各个部位的穿透速度不同。因此，为了达到理想的清晰图像，不同部位要选择最佳频率的超声探头进行检查。

①超声场　超声探头发射超声波时，超声在弹性介质中传播，当超声通过该区域介质中充满超声波能量，称为超声场。靠近探头的区域称为近场，超声束集中，诊断价值大，远离探头的区域称为远场，超声束分散，诊断效果差。

②超声聚焦　在超声近场范围内，超声束集中呈圆柱形，超

声为聚焦状态，诊断效果好。但是超声在远场区域时，超声束开始扩散，为了能在远场区不使超声束扩散，探头采用聚焦装置，使超声束不扩散，称为超声聚焦。

③超声衰减　当超声通过人体介质传播，随着距离的增加到达远场，超声能量开始扩散并逐渐减弱，称为超声衰减。

④超声穿透力　探头发射超声，在人体内传播，当超声反射回来时，将各种组织器官的信息，带回超声探头并被接收，超声通过的有效距离就是超声的穿透力。

⑤超声分辨力　当两个物体逐渐靠近，达到一定的距离时，超声不能分辨两个物体，只能看成是一个物体，这种分辨最小距离的能力，称为超声分辨力。超声分辨力又分为横向分辨力，纵向分辨力及侧向分辨力三种。

6. 超声伪像

诊断超声在人体传播过程中，由于超声的物理特性、人体界面的复杂性、仪器性能（声束旁瓣的大小）、探查技术等因素，可能造成图像失真或称伪像（artifact）。常见的伪像表现如下：

①混响伪像（reverberation artifact）声束扫查体内平滑大界面时，部分能量返回探头表面之后，又从探头的平滑面再次反射第二次进入体内。为多次反射的一种。表现为平整的界面上产生多次来回等距离的回声，但强度逐渐减弱。多见于膀胱前壁、胆囊底、大囊肿前壁，可被误诊为壁的增厚、分泌物或肿瘤等。

②切片厚度伪像（slice artifact）因超声探头有一定的宽度，所以超声束实际上是宽带扫查，常见的切片厚度伪像是胆囊内出现肝脏点状回声，很像泥沙样结石。当患者体位改变后，伪像的泥沙样结石消失。

③旁瓣伪像（side lobe artifact）声源发射的声束具有一最大的主瓣，一般处于声源中心，其轴线与声源表面垂直，为主瓣。主瓣周围有对称分布的数对小瓣，称旁瓣。旁瓣重叠于主瓣上，形成各种虚线或虚图。胆囊结石、肠腔的气体，在其两侧出现“狗耳”征或“披纱”征，属于旁瓣伪像。

④镜面伪像（mirror artifact）声束遇到深部的平滑镜面时，反射回声如测及离镜面较近的靶标后，按入射途径折回探头。此时，在声像图上所显示者，为镜面深部与此靶标距离相等、形态相似的图像。常见于横膈附近。一个实质性肿瘤或液性占位可在横膈两侧同时显示，较横膈浅的病灶为实性，深者为镜像。

⑤棱镜伪像（prism artifact）当超声在腹壁横切扫查时，因腹壁脂肪呈棱形，可使腹主动脉重复出现；如同样扫查早孕时，可出现双胎伪像，这是因为腹壁下脂肪呈棱形所造成的，探头改为纵切后，伪像消失。

7. 多普勒效应

1842 年奥地利物理学家多普勒（Christain Johann Doppler）首先提出多普勒效应。他发现当发声源与接收器之间做相对运动时，所接收的声波频率因运动而发生改变，将这一现象称为多普勒效应。并发现：①发声源与接收器做相对运动时，接收器接收到的频率增大；②发声源与接收器做背离运动时，接收器接收到的频率减低；这就是多普勒效应。应用公式如下：

$$f_d = 2v\cos\theta f_0 / c$$

式中

f_d—振动频率的改变，又称频移；

v—发声源的运动速度；

f_0—发声源的发射频率；

c—超声在介质中的传播速度；

θ—发声源与接收器所形成的夹角。

8. 多普勒超声的分类

（1）脉冲多普勒（pulsed wave Doppler，PW）是以脉冲方式发射超声，在间隙的期间，接收返回的回声信号，对脉冲多普勒所检测的区域，称为取样容积（sample volume，SV）。在 SV 范围内观察血流及红细胞的运动，主要观察血流信号高低、密度、方向及形态等，测量血流流速。

（2）连续多普勒（continued wave Doppler，CW）采用两组换能器，分别发射超声波和接收其反波。不受深度限制，可测高速血流。缺点是无距离选通功能，沿声束出现的血流和组织运动多普勒全部被接收显示出来，取样线上的符号标记仅表示声束与血流的焦点。连续多普勒主要用于高速血流的定量分析。

（3）高脉冲重复频率（high pulse repetition frequency，HPRF）多普勒　高脉冲重复频率多普勒实际上是介于脉冲多普勒和连续多普勒之间的一种技术，它测量的最大血流速度比脉冲多普勒扩大了 3 倍，明显提高了它的量程，但对深部较高速血流仍不够。高脉冲重复频率多普勒主要用于血流速度较高的正常或轻度病理情况。

（4）彩色多普勒血流显像（color Doppler flow imaging，CDFI）用伪彩编码技术来显示血流影像，是 CDFI 的基本原理。采用红、蓝、绿三基色，三色相混将产生二次色。红色表示血流朝向探头方向；蓝色表示血流背离探头方向；绿色、五彩镶嵌，表示湍流。颜色的灰度与速度成正比。运动目标显示器（MTI）是彩色多普勒血流成像核心技术之一。自相关技术也是彩色多普勒血流成像的重要技术之一。

（5）彩色多普勒能量图（color Doppler energy，CDE）彩色多普勒能量图（CDE）与 CDFI 有所不同，CDFI 能反映血流速度、加速度和方向变化，但受探测角度影响较大。而 CDE 则提取和显示多普勒信号的能量信号强度。其频移能量强度主要取决于取样中红细胞相对数量的多少。CDE 能够显示较完整的血管网，有效的显示低速血流信号。

（6）组织多普勒（tissue Doppler imaging，TDI）组织多普勒成像（TDI）是以多普勒原理为基础，通过特殊方法直接提取心肌运动所产生的多普勒频移信号进行分析、处理和成像，对心肌运动进行定性和定量分析的一项超声成像技术。

第 2 节　超声仪器的选择与使用

1. 医学超声成像仪结构组成

超声诊断仪最基本的结构由探头、发射电路、接收电路、显示器和记录器组成。

（1）超声探头的基本结构

超声诊断仪中发射和接收超声波的器件是超声换能器，即探头。其中的核心是振元，既能把电能换成声能向人体发射超声波，又接收体内反射回来的声波，把声能转换为电能，进入接收电路放大处理，形成图像。许多材料可用于制作换能器的振元，其中最传统和最有代表性的是压电陶瓷，产生超声波是压电晶体的逆压电效应。

（2）探头的种类与临床应用

1）凸阵探头用于腹部、妇产科检查。

2）线阵探头用于外周血管、小器官检查。

3）扇形探头用于成人心脏、小儿心脏检查。

4）腔内探头常用的有：经食管探头，用于心脏检查；经直肠探头，用于直肠及泌尿系检查；经阴道探头，用于妇产科检查。

（3）探头频率

1）单频探头　探头的标称频率（如 3.5 MHz），为发射时振幅最强的频率。

2）变频探头　同一探头可选择 2 ～ 3 种频率，探头频率可变。

3）宽频探头　发射时有一很宽的频带范围。

4）高频探头　高频超声可以分辨更细微的病灶。在血管内及浅表器官成像中，已采用最大频率可达 20 ～ 40 MHz。

2. 超声仪器的使用

（1）新超声仪器第一次使用

双方在场时（包括超声医师及厂商工程师），打开包装箱，根据超声仪器的清单进行逐项核对、清点，包括主机、附件、探头、备件等。然后进行安装及调试。调试好后，进行患者临床试用。根据购买超声仪的要求选择患者。例如，腹部超声仪，选择肝、胆、胰、脾的检查；浅表超声仪，选择甲状腺、乳腺检查。试用的过程，也是超声医师对新仪器的熟悉过程。

（2）安装、调试超声仪主机、打印机及工作站等

超声仪的安装及调试，必须由供应商的工程师来进行。步骤：首先安装超声主机及调试，然后再安装打印机、工作站。如该地区电源电压不稳定，应该安装稳压器。安装完毕后，必须选择各种类型的患者进行检查，在检查的过程中，进行微调，达到满意为止。如有问题，应随时与供应商保持联系。

（3）超声仪器的清洁、维护、保养及更新

超声仪器的使用，按照说明书进行。超声仪使用后，应该将探头上的耦合剂拭去。在检查完一个患者后，应将荧光屏上的影像冻结，减少探头的无效工作，延长探头的寿命。超声仪使用 6 ～ 12 个月，应该请专业工程师维护清洁一次，调整参数，以保证超声仪器的正常工作。关于超声仪的保养，应在日常维护的基

础上，定期请专业人士保养，两者结合，才能使超声仪器处于最佳状态，才能保证发挥最大的效能。任何超声仪器都有自己的使用年限。

（4）**超声检查时的基本原则及注意事项**

1）图像方位　探头一侧有一标志，纵切时标志代表患者上方，横切时标志代表患者右侧。

2）超声图像的亮度及对比度调节好后应固定，一般不宜经常调节。

3）检查室内的灯光应该适中，柔和，不宜太亮或太暗。

4）超声医师座位　应有靠背软坐，并可以上下升降，可以适应不同医师的需求。

5）超声检查的开机及关机　先合电闸，然后再开超声仪，电脑及工作站也按规定进行操作。关机时，也应按规定次序进行，最后要切断电源。

6）超声质量控制从三方面进行　首先是超声仪器应该处于最佳状态；其次是操作者了解病情，按规范操作，获得最佳图像；最后将获得的图像综合分析得出最后的超声提示。超声医师可以根据图像结合临床提出超声定性及定位诊断。

第3节　超声检查新技术

1. 三维超声

三维超声成像概念是在1961年由Baum等阐述的，其基本成像原理是通过扫描获取带有空间位置信息的一系列二维超声图像，然后进行三维重建与显示。三维超声可以更全面、更直观、更形象地显示人体的脏器解剖结构与毗邻关系，多切面观察病变特征。三维超声成像技术可以分为静态三维与动态三维，后者又称实时三维，也有人称之为四维超声。三维超声图像更方便与临床进行交流与研讨。目前静态结构三维超声成像在临床应用中多采用两种成像模式，即表面成像模式与透明成像模式。

三维超声及三维能量多普勒超声目前已经在临床上得到广泛的应用，包括妇科、产科、心脏、肝脏、前列腺、乳腺、甲状腺等。三维超声在心脏方面的应用主要包括心脏结构、形态、瓣膜、肿瘤、心脏内血流信号三维显示及容积与体积测量等。

三维超声也有它的不足，三维成像的空间分辨力仍旧依赖于二维图像分辨力，由于三维重建过程中不可避免的信息丢失，因此，从理论上讲，由于目前所采取的三维超声成像方法，三维重建图像的空间分辨力要低于原始的二维图像。此外，操作时间长也影响了三维超声在临床上的应用。

2. 超声造影

1968 年，Gramiak 首次用生理盐水与靛青绿混合振荡液，经心导管注射，实现了右心腔显影，开创了超声造影的先河。超声造影又称声学造影，是利用造影剂使用后散射回声增强的原理，静脉注入超声造影剂（含微气泡的溶液），造影剂随血流注入器官、组织，使器官、组织显影或显影增强，从而为临床诊断提供重要依据。

高质量的新型声学造影剂应具有以下特点：①安全性高，不良反应少；②微泡大小均匀，直径小于 10 μm 并能控制，可自由通过毛细血管，有类似红细胞的血流动力学特征；③能产生丰富的谐波；④持续时间长，稳定性好。

肝脏超声造影是超声造影应用最早、最多，效果也最为显著的领域。这与肝脏不同于其他脏器的特殊供血方式密切相关。肝脏超声造影分为动脉相、门脉相及延迟相，根据病变不同的造影特点进行鉴别诊断。超声造影在心脏方面的应用，包括右心造影、左心造影、心肌造影等。也可应用于肾脏、脾脏、腹部外伤、妇科、浅表器官、周围血管等疾病的诊断与鉴别诊断，具有广泛应用的前景。

3. 超声弹性成像

超声弹性成像最早由 Ophir 等在 1991 年提出，原理是利用超声对组织进行激励，提取与组织弹性有关的参数并通过图像反映出来的成像方法。

超声弹性成像是一种对组织力学特征成像的新技术，可以用于任何可用超声探测成像、可以接受静态或动态压力的组织系统。目前可以用于检测肿瘤（如乳腺癌、前列腺癌等）、血管内动脉粥样斑块性质的判定等方面。其他领域的应用包括甲状腺肿瘤、肝脏纤维化、心脏功能评估等。由于它能提供与目前其他超声成像不同的、有助于临床诊断的新信息，随着技术的进步与完善，今后会有很好的发展前景。

（李文波　张缙熙）

第2章 肝脏

【肝脏的解剖】

肝脏是人体内最大的实质性器官。肝的上面隆起与膈相贴，借肝镰状韧带在表面上分成大的肝右叶和小的肝左叶，下面朝后下方，凹陷不平，有左右两条纵沟和一条胆囊窝，容纳胆囊；后方有下腔静脉，左纵沟前方有肝圆韧带，后方有静脉韧带。肝上界与膈同高，与右侧第5肋间平齐，可随呼吸而上下移动。成人肝下缘不超过右侧肋弓，在腹正中剑突下小于3 cm。

肝脏由肝细胞和一系列管道(门静脉、肝动脉、肝管和肝静脉)等构成。肝表面被有浆膜，其下为结缔组织，含有丰富的弹力纤维。肝的内部以门静脉、肝动脉和肝管为基础，可划分为肝叶和肝段。各肝叶、肝段之间没有明显的结缔组织间隔。

肝脏内部分为5叶。以下腔静脉和胆囊的连线为标志将肝脏分为左、右叶；脐切迹与肝左静脉入下腔静脉处的连线，将左叶分为左内叶和左外叶；肝右下缘切迹与肝右静脉入下腔静脉处的连线将肝脏分为右前叶和右后叶；门静脉矢状部和肝左静脉根部连线后方为尾状叶。

通过肝静脉进行肝脏的分叶是，肝右静脉作为肝右前叶与右后叶分界的标志。肝中静脉作为右前叶与左内叶分界的标志。肝左静脉近端为肝左外叶与左内叶分界的标志。肝左静脉主干分支为左外叶上段和下段分界的标志。

以肝裂和门静脉及肝静脉在肝内分布为基础的Couinaud分段法，将肝脏分为8段：相当于尾状叶为Ⅰ段，左外叶为Ⅱ、Ⅲ段，左内叶为Ⅳ段，右前叶为Ⅴ、Ⅷ段，右后叶为Ⅵ、Ⅶ段（图2-1，图2-2）。

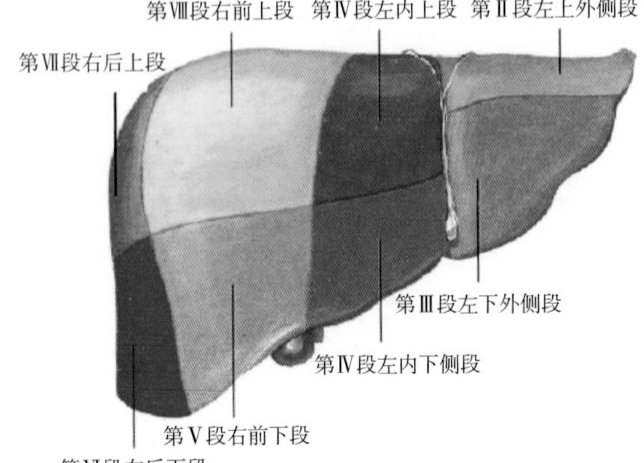

图 2-1　Couinaud 分段法（前面观）

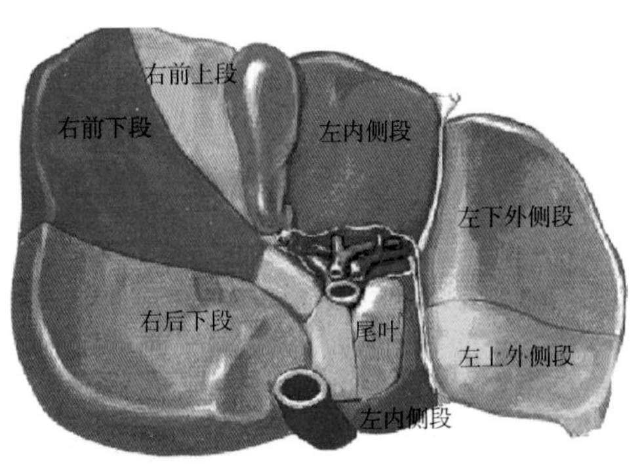

图 2-2　Couinaud 分段法（脏面观）

【适应证】

肝脏肿大，黄疸，外伤，腹水，肝脏弥漫性病变，肝脏囊性病变，肝脏实性占位性病变，肝脏介入超声诊断与治疗。

【检查前准备】

为避免胃肠气体及内容物的干扰，检查前患者必须禁食 8 h 以上。检查时嘱患者深吸气，隆起腹部，短时间屏气，以更好地进行检查。

【检查方法】

仪器选择：选用腹部超声仪，或通用的心腹超声仪。

探头选择：常规选用 3.5 MHz 探头，根据情况采用 2.0 ～ 5.0 MHz 探头。

患者体位：常规应用仰卧位，根据扫查不同部位，选择侧卧位以便了解肝脏形态及病变情况。

扫查方法：

1）纵切面　患者取仰卧位，于剑突下沿正中线纵切，显示肝左叶及腹主动脉纵切面图像。向左、右移行，直至肝右叶外侧。

2）横切面　从上腹部至剑突下连续横向切面扫查，显示肝右叶、肝左叶内门静脉分支、腹主动脉及下腔静脉横切面。

3）右侧肋下切面　沿右侧肋弓至剑突，取肋下缘斜切面，显示肝实质、门静脉、胆管分支，可清晰显示第二肝门区 3 支肝静脉图像。

4）右侧肋间切面　沿右侧第 5 ～ 11 肋间扫查，显示肝右叶实质图像。可清晰显示第一肝门区的门静脉主干、胆总管、门静脉右支以及下腔静脉图像。

【肝脏正常测值】

正常肝脏大小，存在个体差异，临床常用的几个测量值为：

1）肝右叶最大斜径　取肝右静脉入下腔静脉的切面，肝前后缘之间最大垂直距离，正常值为 12 ～ 14 cm。

2）肝左叶厚度和长度　通过腹主动脉长轴的左肝矢状断面，测量肝左叶前后缘间距离为厚度，正常肝厚度 5 ～ 6 cm，肝隔缘至下缘间距离为长度。正常肝长度为 7 ～ 9 cm。

3）肝右叶厚度　取右锁骨中线矢状断面，测量肝脏前后间的垂直距离，正常值为 10 ～ 12 cm。

4）门静脉主干内径不超过 1.4 cm，右支内径 0.6 ～ 1.2 cm；左支内径 0.8 ～ 1.3 cm，肝静脉内径不超过 1.0 cm。左、右肝管直径 0.3 ～ 0.4 cm，分支直径小于 0.1 cm。

第 1 节　正常肝脏声像图

1）上腹部纵断面扫查肝脏呈三角形；横断面或肋缘下斜断面时，显示以肝门为中心的类扇形。正常肝脏轮廓光滑、整齐。肝实质呈中等的微小点状回声，分布均匀。一般肝实质回声比肾实质稍强，较胰腺稍低。

2）门静脉沿肝脏长轴走行，由肠系膜上静脉和脾静脉汇合形成，近第一肝门处增粗，在肝左叶内呈“工”字形分布。肝内门静脉管壁回声较强，壁较厚，可显示至三级分支。彩色多普勒超声（CDFI）检查，门静脉血流一般为红色入肝流向，呈持续性平稳频谱，随呼吸略有波动。

3）胆管伴行于门静脉左、右支腹侧。肝内管道结构呈树状分布，肝内胆管与门静脉平行伴行，管径较细，约为门静脉内径的 1/3。

4）肝静脉管壁回声弱，壁薄，可显示 1 ~ 2 级分支，为蓝色出肝血流，汇入下腔静脉。CDFI 检查，肝静脉呈三相波型频谱。

5）位于肝门处的肝动脉常能显示，穿行于门静脉和胆管之间。肝动脉呈高速、高阻动脉频谱。

第 2 节　肝脏病理声像图

一、肝脏囊性病变

1. 肝囊肿

【病因及病理】

单纯性肝囊肿（hepatic cyst）病因不明，是否为先天性尚不肯定。60 岁以后较常见，有人认为与退行性变有关。

【临床表现】

一般无症状，囊肿较大可压迫周围组织，引起肝大或不适感。

【声像图表现】

肝囊肿较小时，肝脏形态无改变，轮廓正常。囊肿靠近浅表部位者，肝表面可有局限性隆起。囊肿表现为肝内圆形或椭圆形无回声区，大小差别很大，囊壁薄而光滑，后方回声明显增强，常伴有侧方声影，可单发或多发。囊肿合并出血感染时，囊内可出现弥漫性点状低回声，偶见沉渣及分层现象，囊壁增厚，模糊不清。较大囊肿邻近处的肝内胆管可受压扭曲、移位等改变（图 2-3）。

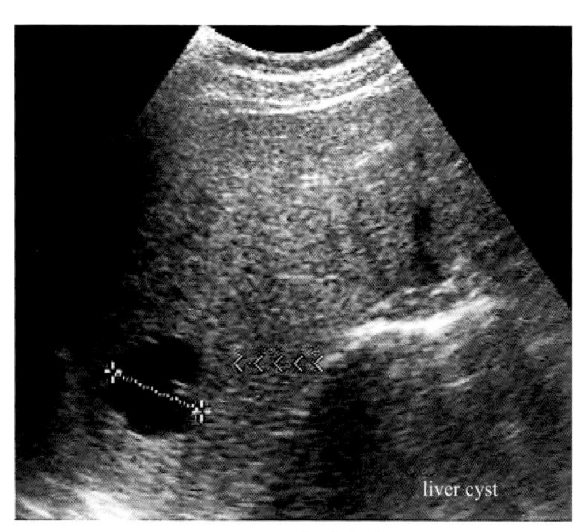

图 2-3　肝囊肿声像图

+……+ 及 <<<<< 所示为囊肿；liver cyst：肝囊肿

【诊断及鉴别】

单纯性肝囊肿，诊断并不困难。囊肿较小时，需与正常肝内胆管、血管的断面相鉴别，囊肿达 2 ～ 3 cm 时，应与肝转移灶（腺癌、淋巴瘤和肉瘤等）相鉴别。前者囊内无血流，后者呈彩色血流。肝内血管的形态随超声切面的不同而变化，彩色多普勒检查肝内血管内被彩色血流信号充填。扩张肝内胆管无血流，在某些切面与胆道相通。超声检查为诊断肝囊肿的首选方法。对于巨大肝囊肿还可在超声引导下进行肝囊肿穿刺硬化治疗。

2. 多囊肝

【病因及病理】

多囊肝（polycystic disease of liver）是一种先天性遗传性疾病，常常有家族史，一部分病例同时伴有肾脏、胰腺及脾脏等多囊性疾病。

【临床表现】

多囊肝女性多见，生长缓慢，长期无明显症状。有人统计，常常在50岁发病，随年龄增长，有肝脏肿大，其症状、体征逐渐显现，肋下可触及肝脏，表面不平，有结节状，并有囊性感。

【声像图表现】

肝脏弥漫性增大，形态失常，表面不规则。肝内散在或密集分布，大小不等的规则或不规则无回声区，内径数毫米至数厘米不等（图2-4）。囊肿间隔一般较薄。严重者正常肝脏组织明显减少。肝内管道结构紊乱不清，约50%多囊肝合并多囊肾。

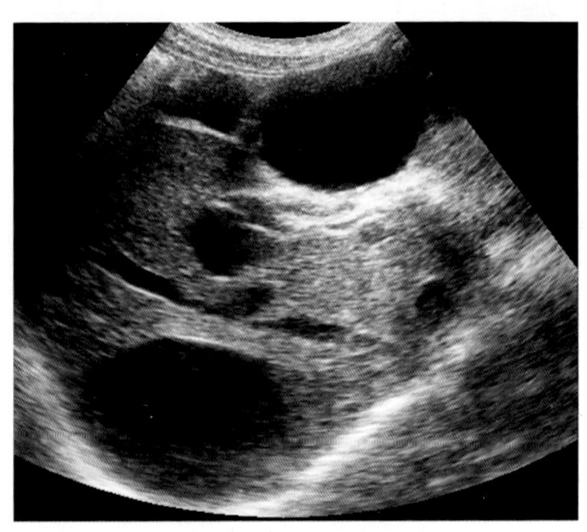

图2-4　多囊肝声像图

肝内多发无回声区为多囊肝

【诊断及鉴别】

肝内多发囊肿，同时有多囊肾，并有家族史，多囊肝的诊断可以确定。多囊肝需与单纯性肝囊肿相鉴别。单纯性肝囊肿一般不超过10个，囊肿之间肝组织正常，肝脏形态一般无变化。多囊肝多合并多囊肾，后期肝脏功能常常不正常。

3. 肝包囊虫病

【病因及病理】

肝包囊虫病（hepatic echinococcosis）又称肝棘球蚴病，分为单房型棘球蚴病和多房型棘球蚴病，是人畜共患的寄生虫病。因吞食棘球绦虫虫卵后，人成为中间宿主，其幼虫在人体肝脏寄生所致。

【临床表现】

本病病程发展缓慢，早期无自觉症状，囊肿相当大时出现压迫症状。主要表现为肝区胀痛，食欲不振等。患者有疫区生活史。

【声像图表现】

肝脏左、右叶比例失调，肝内病灶邻近管道有受压现象，分支显示不清。肝包虫囊肿为无回声区，多呈圆形或椭圆形，囊壁一般较厚，回声较强，与周围实质之间有明显分界。囊肿外壁光滑，内壁欠整齐。大的囊腔内有小囊，呈大小不等的圆形无回声，壁光滑，囊与囊之间分界清晰，称为“囊中囊”。

■ 声像图表现与分型

Ⅰ型，囊壁增厚呈双边，囊内见数目不定、大小不等子囊，呈“蜂窝”状或“车轮”状分布。

Ⅱ型，边界不清单发囊肿，囊壁厚度与病程无关，偶见内囊分离在囊内漂浮，表现为“水上百合”图像（图 2-5）。

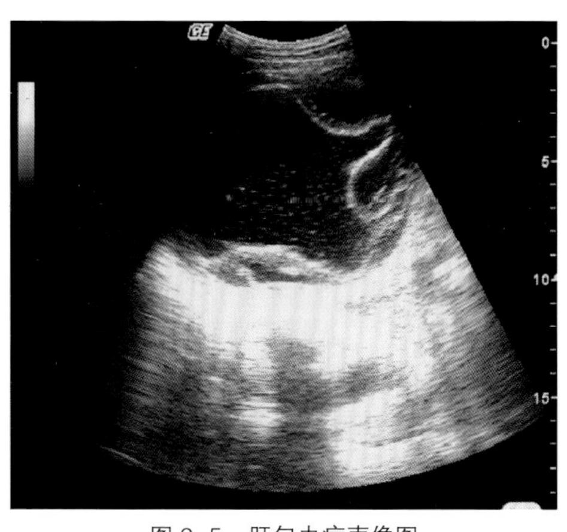

图 2–5　肝包虫病声像图
呈“水上百合”图像

Ⅲ型，肝内见多个囊肿，囊内及囊壁回声随病程长短表现不同。

Ⅳ型，包虫感染脓液与蜕变子囊混杂，表现为形态不规则、回声不均的团块，可见无回声及强回声钙化。

Ⅴ型，包虫子囊退化，囊液吸收后表现为中等回声团块，边界清晰，可见钙化。

【诊断及鉴别】

患者有疫区接触史。肝脏内出现囊中囊现象；实验室检查Casoni试验阳性，即可做出诊断。鉴别诊断有多囊肝、肝囊肿，掌握上述疫区接触史，鉴别一般并不困难。

4. 肝脏脓肿

【病因及病理】

肝脏脓肿（hepatic abscess）按病因分为细菌性和阿米巴原虫性。由于卫生状况逐年改善，阿米巴原虫感染已经很少，临床一般为细菌性肝脓肿。

【临床表现】

细菌性肝脓肿常有高热、寒战、右上腹疼痛。肝区疼痛明显。白细胞及中性粒细胞明显增高。阿米巴肝脓肿一般多在阿米巴痢疾后1～3个月后发生，以单个发生多见，主要位于肝右叶。

【声像图表现】

肝脓肿随病程长短不同，声像图表现亦不一。病程初期，病变呈不均匀性低至中等回声，与肝组织间边界模糊，此时声像图极似肝脏恶性肿瘤。随病程进展，病变出现坏死液化，表现为肝实质内低回声至无回声区，呈“蜂窝”状结构，周围可显示较宽的环形低回声带，代表炎性反应区，内壁常不光滑。囊内无回声区可见稀疏均匀低回声，也可有条状纤维组织形成分隔，愈合后局部为不规则强回声。可同时有肝脏局部增大，局限性肿大较明显。膈肌运动受限。右侧胸腔少量积液（图2-6）。

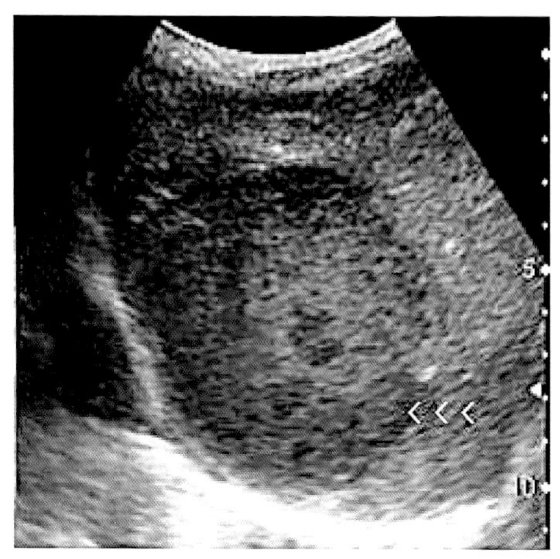

图 2-6　肝右叶脓肿声像图

<<<：肝脓肿

【诊断及鉴别】

超声是诊断肝脓肿首选的诊断方法，如发现上述声像图特点，诊断并不困难。超声引导下对已液化的肝脓肿进行穿刺诊断及引流治疗。未液化的早期肝脓肿及肝脓肿液化不全期应与肝癌鉴别，结合临床病史及短期随访复查，是鉴别两种疾病的主要方法。完全液化的肝脓肿需与肝囊肿鉴别，临床及体征很容易将两者进行鉴别。

二、肝脏弥漫性病变

1. 脂肪肝

【病因及病理】

各种原因造成肝细胞脂肪变性的肝脏疾病，都可以形成脂肪肝（fatty liver）。常见的病因有，单纯性肥胖症、酒精性肝病、中毒性肝病、肝脏代谢障碍等。当肝内脂肪含量大量增加，肝细胞内出现大量脂肪颗粒时称为脂肪肝。如果上述疾病恢复正常，大多数脂肪肝患者可恢复正常。

【临床表现】

可无特殊临床表现，偶有肝区不适或肝脏稍大。

【声像图表现】

肝脏不同程度增大，边缘可圆钝；肝内回声增强，密集呈“云雾”状改变；后方回声衰减；肝内管道分布显示不清。重度脂肪肝肝内管道结构及远场肝包膜甚至不能显示。局灶浸润型脂肪肝，局部呈相对强回声或强回声，边缘清楚，但不规则，有时强回声占据肝的一段或一叶。弥漫性非均匀性脂肪肝的脂肪浸润，占肝实质的大部分，呈强回声，边缘不规整，其间夹杂相对低回声的正常肝组织（图 2-7）。

【诊断及鉴别】

根据典型的声像图，可以对脂肪肝做出正确诊断。对不同病因引起的脂肪肝，比较难以做出鉴别。对非均匀性脂肪肝，肝内出现低回声区，需与肝癌进行鉴别。前者低回声无包膜，无球体感；肝癌的低回声肿块，有包膜，且有球体感。

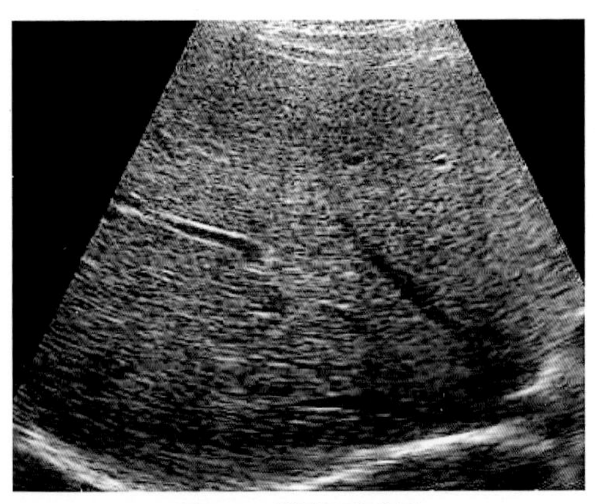

图 2-7　脂肪肝声像图

肝脏内回声增强，血管显示欠清

2. 肝脏肿大

【病因及病理】

肝脏肿大（hepatomegaly）是由病毒、药物、化学物质等引起的肝脏弥漫性炎症性病变，其基本病理变化为肝实质细胞变性坏死为主，同时伴有不同程度的炎性细胞浸润、肝细胞再生和纤维组织增生等现象。

【临床表现】

病毒性肝炎可表现发热、肝区疼痛，并伴有食欲减退等。触诊有肝大，触痛，实验室检查有白细胞及中性粒细胞升高。

【声像图表现】

按其病程长短不同分为急性肝炎和慢性肝炎。

1）急性肝炎声像图　肝脏肿大，各径线测值增大，形态饱满，边缘钝。肝炎早期由于肝细胞变性、坏死、胞浆水分过多，加之汇管区炎性细胞浸润、水肿，肝实质回声明显低于正常，常有黑色肝脏之称。肝内血管可呈正常表现。

2）慢性肝炎声像图　慢性肝炎声像图随病变程度不同而有变化。轻度慢性肝炎，肝脏声像图可能无异常发现或仅有肝实质回声稍增强、增粗表现；中度慢性肝炎，肝实质回声增强、增粗，分布欠均匀，肝内血管可呈正常表现，亦有肝静脉内径变细改变；重度慢性肝炎，肝实质回声明显增强、增粗，分布不均匀，肝静脉内径变细，有僵直感（图 2-8）。

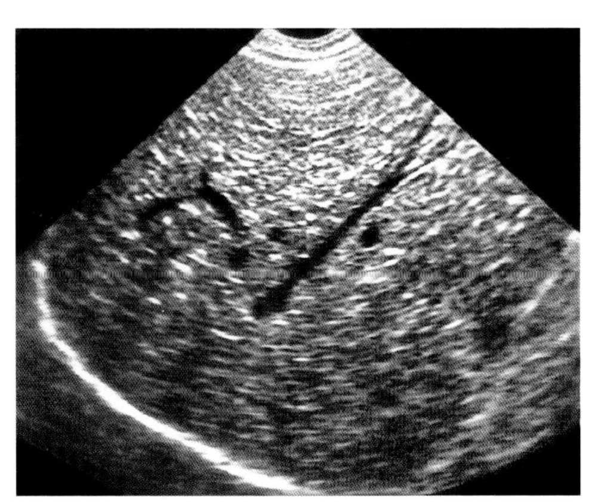

图 2-8　肝炎声像图

肝脏回声不均，结构粗糙不均

【诊断及鉴别】

超声检查诊断慢性肝炎其敏感性和特异性均较低，对于慢性肝炎的诊断，超声只能作为一种参考资料。超声检查对急性肝炎，早期有一定诊断价值。急性肝炎应与淤血性肝肿大相鉴别。后者肝静脉内径明显增宽，常常伴有心脏疾病，而急性肝炎肝静脉内径正常或变细。慢性肝病需与肝硬化鉴别，肝硬化肝表面不平整，肝实质的再生结节呈低回声，均匀地散布在肝实质内或呈孤立的“岛屿”状结构，常常伴有腹水。

3. 肝硬化

【病因及病理】

肝脏纤维化及肝硬化（hepatocirrhosis）为肝细胞损害所致的非特异性表现。主要病因为肝炎、酒精损害、代谢性肝损害等。肝细胞变性、坏死，继而出现肝细胞结节状再生及纤维组织再生，导致正常肝小叶结构的破坏和重建，形成肝硬化。

【临床表现】

代偿期可有肝区不适及消化不良。失代偿期出现腹水、黄疸、门静脉高压及内分泌失调等表现。

【声像图表现】

肝硬化早期，除肝脏增大以外，内部回声常与慢性肝脏疾病表现类似，难以区分。肝脏萎缩，肝尾状叶增大，尾状叶与肝左叶前后径比值大于 0.5 时，对于肝硬化诊断有一定特异性；肝包膜不平整，呈“锯齿”状或“凹凸”状，有结节感。肝实质回声因肝内病变程度不同，有几种变化：①回声增强，分布不均；②呈密度分布不一的短小粗线状强回声；③肝内呈网状增强回声，网格回声细而整齐，围绕不规则的低回声区。有时肝内出现低回声结节，大小为 5 ～ 10 mm，边界整齐，为肝硬化增生结节。肝静脉内径明显变细，走行迂曲。肝内门静脉尤其是门静脉右支内径变细，肝外门静脉内径相对增宽，肝动脉内径增宽，肝内肝动脉较正常易于显示。肝脏质地变硬时，CDFI 检查显示：肝静脉呈迂曲，粗细不一的彩色血流，门静脉呈淡色低速血流或双向血流。当门静脉内有血栓形成时，在血栓处出现彩色血流充盈缺损区，肝动脉呈搏动性条状花色血流。脐静脉可开放，脐静脉位于肝圆韧带内。门静脉高压时，肝圆韧带内出现管状低回声，自门静脉分支延向腹壁，形成门静脉开放（图 2-9）。

【诊断及鉴别】

肝硬化除了与慢性肝病相鉴别外，主要需与弥漫性肝癌相鉴别。鉴别要点主要是，肝硬化的肝脏体积缩小，呈结节状变化。肝癌有肝内低回声结节，甲胎蛋白测定值增高。

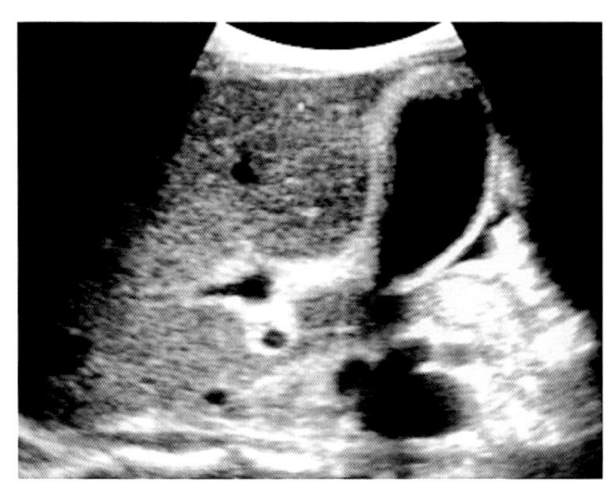

图 2-9 肝硬化声像图

肝脏粗糙不平，胆囊壁增厚

三、肝脏占位性病变

1. 肝血管瘤

【病因及病理】

肝血管瘤（hepatic hemangioma）是最常见的肝脏良性肿瘤，生长缓慢，可分为四型：①海绵状血管瘤；②硬化性血管瘤；③血管内皮瘤；④毛细血管瘤。其中海绵状血管瘤最常见。本病是一种血管的先天性畸形。

【临床表现】

一般无明显临床症状。较大时有肝区不适或胀痛。

【声像图表现】

单发较多见，也可多发。肝脏外形多无改变，当病变较大位于肝脏表面处，轮廓可稍有突起。瘤体可呈强回声、低回声和混合回声，以强回声最多见。直径小于 2 cm 的血管瘤多呈圆形或椭圆形的致密强回声，边界清晰，犹如浮雕；血管瘤直径达 2 ～ 4 cm 时，强回声内部可见筛网状无回声（图 2-10）；大于 4 cm 血管瘤多为混合回声，内部可见管道状结构。低回声血管瘤少见，周边强回声带是特征性表现。CDFI 显示周边很少有血管绕行和血管压迫，内部血流显示率小于 30%，其流速较低。如病变位于剑突下时，探头稍加压，有一定的可塑性，常可观察到病变区前后径缩小，去除压力后又恢复原来图像。

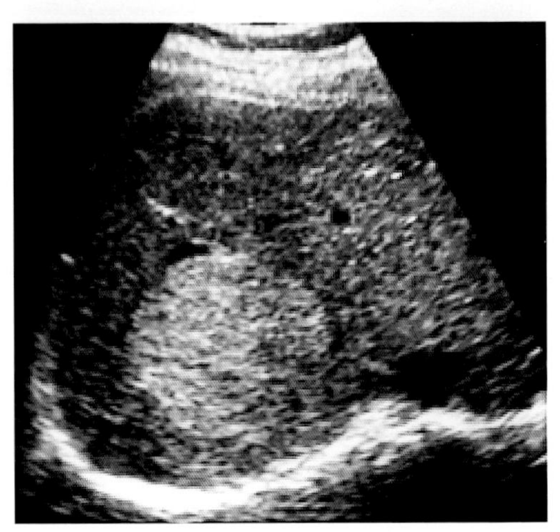

图 2-10　肝血管瘤声像图

肝内中强回声团为血管瘤

【诊断及鉴别】

超声诊断肝血管瘤，因其敏感性和特异性均较高而为诊断该病的首选影像学方法，它能准确地指出肝内血管瘤的位置、数目及大小。本病应主要与肝癌鉴别，根据肿瘤内部的回声特点、质地，甲胎蛋白化验等，是两种疾病鉴别诊断的主要依据。

2. 肝脏局灶性结节样增生

【病因及病理】

肝脏局灶性结节样增生（hepatic focal nodular hyperplasia）病因不明，表现为肝包膜下孤立性结节，一般直径为 4 ～ 7 cm。病理显示，肿物内部有不规则纤维分隔及血管，呈“轮状”分布，由增生的肝细胞、小胆管及枯否细胞组成，极少有出血坏死。

【临床表现】

一般无明显临床表现，偶尔在体检时被发现。

【声像图表现】

肝脏形态和轮廓一般正常，或有轻度增大。病灶呈圆形、椭圆形或不规则形，边界清晰，内部可呈低回声或等回声，部分内部可见“星状”条形回声，增生结节中央见钙化点伴声影，此为较特异征象（图 2-11）。CDFI 显示：一支动脉血流呈扭曲样进入病灶，并在中央分支呈“开花”状血流，RI 及 PI 均较低。

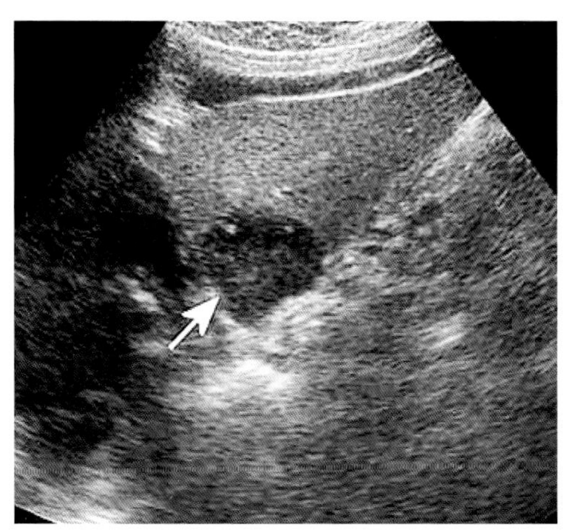

图 2-11　肝左叶局灶性结节样增生声像图

↑：低回声区为结节样增生

【诊断及鉴别】

本病应与肝癌相鉴别。应用肝脏造影显示病灶内供血动脉特征，具有一定诊断价值，经抗炎或激素治疗后病灶可缩小直至消失。肝癌则无变化。

3. 肝脏结核

【病因及病理】

肝脏结核（liver tuberculosis）常为全身性结核病的肝脏表现。应该检查患者有无肺结核等。

【临床表现】

患者常有低热、盗汗、消瘦、乏力、食欲不振等结核中毒症状。结核菌素试验为阳性。

【声像图表现】

肝粟粒性结核表现为肝脏肿大，肝实质回声大致正常或弥漫性轻度紊乱。较小病变呈低回声，可单发或多发，分布较均匀，边界较清晰。较大病变常呈强回声，分布不均匀，轮廓不规则或分叶状。病灶内有干酪样坏死时，中央可出现不均匀无回声区。肝结核病灶钙化后，可有强回声团块及后方伴有声影（图 2-12）。

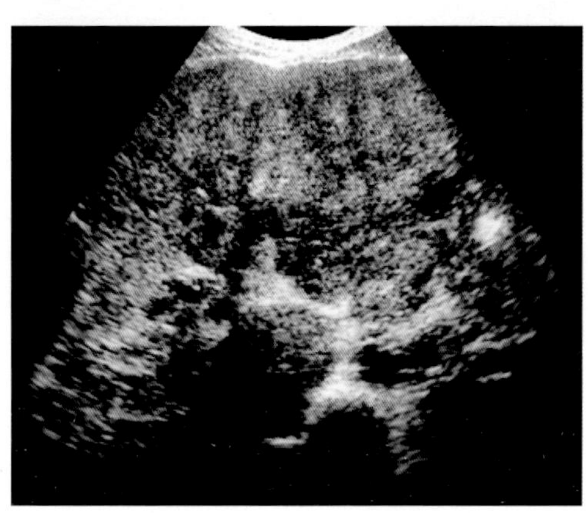

图 2-12　肝结核声像图

肝内回声不均，呈弥漫性改变

【诊断及鉴别】

临床根据肺结核病史，结核菌素试验阳性进行诊断。最后确诊仍有赖于穿刺细胞学或组织学活检。应与弥漫性肝癌、肝炎鉴别。

4. 肝腺瘤

【病因及病理】

肝腺瘤（hepatic adenoma）成年女性多见，发病率为 0.3% ～ 0.4%，与口服避孕药有一定关系，动态观察生长缓慢。

【临床表现】

常无特殊的临床症状，女性雌激素水平可明显增高。

【声像图表现】

病灶较小时肝脏形态无明显改变，病灶较大时肝脏局限性增大，病变呈圆形或椭圆形，边界清晰整齐。瘤体较小时回声均匀，较大时则回声不均匀，内部可见不规则的无回声区。瘤体后方回声稍增强（图 2-13）。

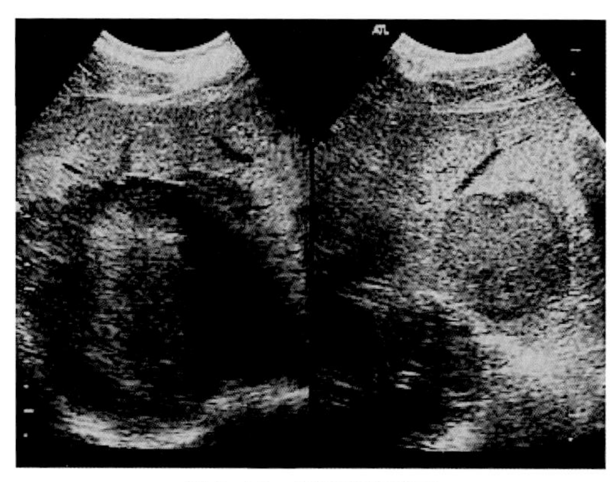

图 2-13　肝腺瘤声像图

图中低回声区为肝腺瘤

【诊断及鉴别】

大的肝腺瘤常不易与肝癌鉴别。确诊有赖于超声引导穿刺活检病理结果。

5. 原发性肝癌

【病因及病理】

原发性肝癌（primary carcinoma of liver）多数由乙型肝炎发展所致，也有原因不明者。

【临床表现】

小肝癌一般无明显症状。大肝癌使肝脏肿大，肝区疼痛。甲胎蛋白测定值升高。后期可出现腹水。

【声像图表现】

早期病变较小时，肝脏形态无明显改变。随病变增大，肝脏可有局限性增大，呈不规则形。根据大体病理通常分为三型：

1）巨块型　直径一般在 5 cm 以上，呈圆形、椭圆形或分叶状，周边可有声晕，与肝实质分界清晰。肿块呈不均匀强回声，中心可有无回声区。

2）结节型　单个或多个结节，圆形或椭圆形，直径 2 ~ 5 cm，边界清晰整齐，多呈强回声，少数呈等回声或不均匀中低回声（图 2-14）。

3）弥漫型　大量小结节弥漫分布，肝脏形态失常，肝内正常结构紊乱，不易与结节型肝硬化鉴别。肝内门静脉管壁显示不清或管腔内可见实性癌栓是其重要特征。

继发声像图表现为：肝脏肿大，形态失常；较大原发病灶周围散在结节状回声，直径多在 0.5 ～ 1.5 cm，多呈低回声，有时亦可呈高回声；病灶附近血管绕行、抬高、受压和中断；门静脉、肝静脉、下腔静脉内出现癌栓；胆管系统受压，受压处以上肝内胆管扩张。可帮助确诊肝癌存在，超声对肿瘤进行确切定位及临床分期有一定的帮助。

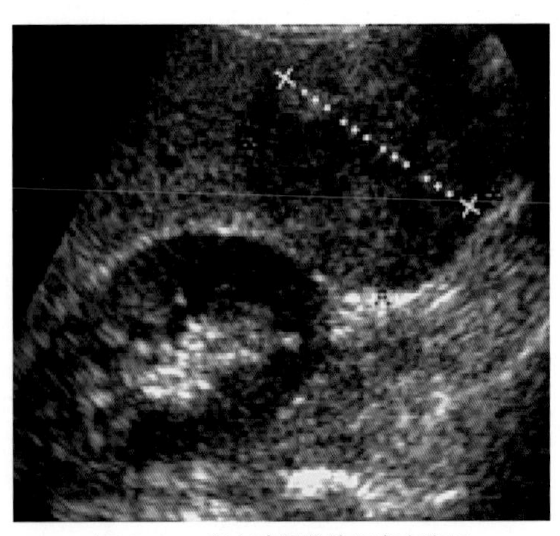

图 2-14　肝右叶原发性肝癌声像图

+……+ 低回声肿物为肝癌

【诊断及鉴别】

超声为早期肝癌筛选的主要方法之一，目前超声可发现 1 cm

甚至 1 cm 以下的小肝癌。鉴别诊断有：

1）低回声小肝癌与肝囊肿鉴别：肝癌为低回声且后方回声无增强或稍有增强，有血流信号；肝囊肿为无回声区且后方回声显著增强，无血流信号。

2）回声增强型肝癌与肝血管鉴别：前者内呈结节状回声，周围多有声晕，肿瘤质硬，后者呈“网络”状结构回声，周围多无声晕，肿瘤质软。

3）混合回声型肝癌与肝脓肿鉴别：声像图较难鉴别，主要是结合病史及临床短期随访，可以鉴别。

4）弥漫型肝癌与肝硬化鉴别：除根据甲胎蛋白指标外，前者肝脏体积常增大，而后者肝脏体积则缩小。

6. 肝转移癌

【病因及病理】

肝转移癌（liver metastases）是其他脏器恶性肿瘤转移至肝脏。腹腔及盆腔器官，如胃、胰、胆道、直肠、子宫及卵巢的肿瘤可由血行或淋巴转移至肝脏。食管下段、胃、胆囊及胰腺等处肿瘤也可直接侵犯肝脏。

【临床表现】

肿瘤呈多发性，血清甲胎蛋白测定多为阴性，极少合并肝硬化。

【声像图表现】

病变较小时，肝脏形态无明显变化；病变较大时，肝脏呈局限性增大，融合成巨块的转移性肝癌病灶，肝脏可失去正常形态。原发病灶不同，肝转移癌的回声亦有不同，叙述如下：

1）无回声型　病变呈圆形、椭圆形或不规则形，边界清晰，提高增益后，内部可出现微弱回声，可伴轻度后方回声增强。无回声型不足 2%，多见于乳腺癌、恶性淋巴瘤、黑色素瘤。

2）低回声型　病变呈圆形、椭圆形或不规则形，可单发或多发，边缘模糊，多发生于胃癌（图 2-15）。

3）高回声型　结肠或直肠黏液性腺癌表现为特征性密集强回声，可伴有声晕。

4）混合回声型　较少见，可见于较大的转移性黏液癌、平滑肌肉瘤，某些卵巢腺癌的肝转移。病变呈椭圆形或不规则形，边界较清晰，内有不规则无回声，或内见分隔呈网格状。

5）等回声型　极少见。

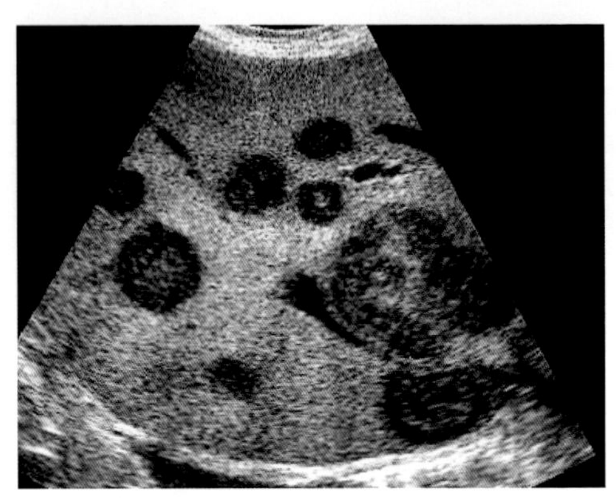

图 2-15　肝转移癌声像图

肝内多发低回声结节，大小不等，为转移癌

【诊断及鉴别】

确诊原发于肝外的恶性肿瘤患者是否有肝内转移，可对肿瘤临床分期和治疗，有一定的帮助。肝转移癌需与以下疾病鉴别：

1）原发性肝癌　转移性肝癌除肝内出现肿瘤病灶外，多有明确的其他原发脏器的肿瘤存在。甲胎蛋白阴性，肝内呈多发肿瘤病灶，为鉴别诊断要点。

2）肝多发性血管瘤　通过不同的声像图特征二者不难鉴别，当声像图上鉴别有困难时，应结合病史或短期随访复查加以鉴别。

3）肝多发性脓肿　仅凭二者超声声像图很难鉴别，可根据病史、临床症状和短期随访加以鉴别。

4）肝多发性囊肿　根据声像图特征二者不难鉴别。

四、肝脏超声新技术

1. 三维超声

【原理】

三维超声成像分为静态三维成像和动态三维成像，两者超声成像重建的原理基本相同，均系二维图像的三维重建。

【图像显示】

目前，三维超声成像在临床应用中多采用两种显示模式，即表面成像和透明成像模式。

【临床应用】

针对肝脏实质性组织结构，可以判断脏器内部结构或病灶的空间位置关系，显示肝脏内部管道系统等。利用血流的彩色多普勒能量信息可对血管系统进行三维重建，显示肝脏实质及其病变内的血管结构，为疾病诊断提供更加丰富的信息，为临床提供更直接准确的信息，有利于手术方式选择。

2. 超声造影

【原理】

人体血液内含有散射体（红细胞、白细胞、血小板等），但其声阻抗差很小，散射微弱，常规超声难以显示。在血液中加入声阻抗不同的介质（微气泡），增强散射，造影剂随血流灌注进入器官、组织，使其显影或显影增强，即为超声造影的基本原理。

【图像显示】

由于肝脏不同于其他脏器的供血方式，肝脏超声造影在超声造影领域中应用最早，效果最为显著。肝动脉与门静脉双系统供血加之肝脏实质背景，使肝脏成为造影技术的最佳受体。

【临床应用】

肝脏超声造影分为动脉相、门脉相及延迟相，根据病变不同的造影特征进行鉴别诊断。有助于鉴别肝脏占位性病变的性质，以及常规超声难以显示的小病灶，并在肝脏肿瘤介入治疗及疗效评估方面具有优势。

3. 超声弹性成像

【原理】

超声弹性成像是利用生物组织的弹性信息帮助疾病的诊断。

由于组织的弹性模量分布与病灶的生物学特征密切相关，常规超声无法直观展示组织弹性模量这一基本力学属性特征。而利用对人体组织所施加的内部或外部的动态或静态的刺激，通过组织产生的响应，应用自相关法综合分析（combined autocorrelation method，CAM），定量估计弹性模量分布并将其转化为可视的声像图，从而间接或直接反应组织内部的弹性模量等力学属性的差异。

【图像显示】

在相同外力作用下，弹性系数大的，引起的应变比较小；反之，弹性系数较小的，相应的应变比较大。也就是比较柔软的正常组织变形超过坚硬的肿瘤组织。超声弹性成像即利用肿瘤或其他病变区域与周围正常组织间弹性系数的不同，产生应变大小的不同，以彩色编码显示，来判别病变组织的弹性大小，从而推断某些病变的可能性。

【临床应用】

超声弹性成像已在许多领域显示优越性。间歇性弹性成像是应用一个低频率的间歇振动造成组织位移，然后用组织反射回来的超声波去发现组织的移动位置。通过这种方法可得到感兴趣区中不同弹性系数的组织的相对硬度图。该技术重复性好，可用于无创诊断肝纤维化，监测肝脏疾病的发展，还可用于评价抗病毒疗法或抗纤维化疗法。还可应用于肝脏肿瘤射频消融检测、强度聚焦超声检测的临床研究。

（李　娜　张缙熙）

第3章 胆道系统

【胆道系统解剖】

胆道系统（biliary system）是肝脏分泌的胆汁排入十二指肠的通道结构，由胆管和胆囊组成，胆管分为肝内和肝外胆管两部分，分述如下：

（1）肝内胆管

肝内胆管由毛细胆管、小叶间胆管以及逐渐汇合成的肝左管和肝右管组成。小叶间胆管内径 17 ～ 20 μm，超声难以显示，而肝左管可显示，平均长约 1.6 cm，肝右管平均长 0.8 cm，肝左、右管内径约 2 mm。

（2）肝外胆管

肝总管由左右肝管在肝门区汇合而成，在肝十二指肠韧带外缘行走，位于肝固有动脉的右侧和门静脉的右前方，下行与胆囊管汇合成胆总管。胆囊管是胆囊颈向左后下弯曲延伸形成，长约 2 ～ 3 cm，直径约 0.2 ～ 0.3 cm，近段管壁有黏膜皱襞形成的螺旋瓣。胆总管长 4 ～ 8 cm，内径 0.4 ～ 0.6 cm（老年人可达 0.8 cm），管壁厚 0.2 ～ 0.3 mm，富有弹性纤维，其上段由胆囊动脉供血，下段由胰十二指肠及十二指肠后动脉分支供血。胆总管依行程和毗邻关系可分四段：

1）十二指肠上段：自胆囊管汇合处至十二指肠上缘，位于门静脉右前方，肝固有动脉右侧。

2）十二指肠后段：紧贴十二指肠第一段的后面，位于门静脉前右侧，下腔静脉前方，与胃十二指肠动脉伴行。此段下行时向右弯曲，离开门静脉。

3）胰腺段：约 2/3 的人穿过胰腺实质，1/3 的人位于胰头背侧胆总管沟内，位于下腔静脉的前方。该段管腔较窄，结石容易嵌顿于此，胰头癌或胰腺炎等也容易累及该处造成阻塞。

4）十二指肠壁内段：此段斜行穿入十二指肠降部内后侧壁，多数和与主胰管汇合形成膨大 Vater 壶腹，最后开口于十二指肠降部的十二指肠乳头；少数开口于十二指肠腔。

（3）胆囊

胆囊呈梨形，和胆道系统相连，一般位于肝脏面的胆囊窝内，位置相对恒定，长 7 ～ 9 cm，前后径 3 ～ 4 cm，容量 30 ～ 50 ml，胆囊壁厚度不超过 0.3 cm。在体表投影的位置是右侧腹直肌外缘和肋弓的交界处。胆囊可分为底、体、颈三部分，颈部狭窄长，起始部后壁膨出形成一“漏斗”状囊，又称哈特曼（Hartman）袋，结石常易嵌顿其内。胆囊管从颈部延伸而来，长 2.5 ～ 4 cm，内径约 2 ～ 3 mm。胆囊血供来源于胆囊动脉，多发自肝右动脉，一般位于胆囊管、肝总管和肝下缘围成的胆囊三角内。胆囊静脉与胆囊动脉伴行，汇入门静脉。

【适应证】

右上腹痛，黄疸，右上腹包块，进脂餐后右上腹不适，临床疑有胆石症者。

【检查前准备】

检查前一天晚上进清淡食物，禁食 8 h 以上，让胆囊充盈，便于检查。超声检查应安排在胃肠及胆道 X 线造影之前或钡餐检查 3 天之后进行。

【检查方法】

仪器条件：选择二维实时灰阶超声仪（彩色多普勒超声仪），或采用腹部超声仪。

探头选择：选择凸阵或线阵探头，探头频率 3.5 MHz。儿童可以应用 5.0 MHz 线阵探头，肥胖者可以应用 2.5 MHz 凸阵或线阵探头。

患者体位：常规应用仰卧位，必要时，可以采用左、右侧卧位、坐立位及胸膝位等。

扫查方法：沿右上腹第 4 肋间向下，到第 6 ～ 7 肋间处，可以找到胆囊。由于胆囊的位置变异较大，找到胆囊后，先行胆囊的纵切面，观察胆囊的底部、体部及颈部。然后再将探头旋转90°，从胆囊底部向颈部扫查，全面观察整个胆囊的全貌。特别注意胆囊的底部及颈部的情况，这是最容易遗漏的部位。

【注意事项】

1）在扫查胆囊时，需清楚显示完整的胆囊，即胆囊底至胆囊颈。

2）测量胆囊大小时，应以胆囊最大横径及前后径为主，它们比长径更具有临床意义。

3）胆囊壁的厚度测量采取横切胆囊，测胆囊体部前壁。

4）当胆囊腔内发现强回声，而不能确定为结石或肠道气体时，可改变体位或饮少量水后观察该强回声是否移动及形态是否改变。

5）胆总管下段显示不清楚时，可饮水或口服造影剂以消除胃肠气体的干扰，有利于胰头及胆总管下端显示。

【超声造影检查】

（1）适应证

1）常规超声发现胆道系统异常占位性病灶，需要了解血流灌注状况，鉴别其良恶性者。

2）胆囊内异常高回声，经常规超声检查无法鉴别是结石、胆汁淤积或实性占位性病变者。

3）胆囊癌病灶的范围及肝转移情况的判断。

4）胆囊厚壁型病变的良恶性鉴别。

5）对扩张的胆管与血管进行鉴别。

6）对肝胆术后并发症的诊断。

（2）超声造影方法

1）超声仪器的选择：超声造影需选用具有相应造影软件的超声诊断仪。

2）造影剂及使用方法：造影剂大多应用意大利Bracco公司生产的声诺维（SonoVue）剂量为2.4 ml，采用团注的方法注入外周静脉，随后用5 ml生理盐水快速静脉推注冲洗。

（3）操作步骤

1）先进行常规超声检查，观察胆道系统有无异常，以及病变部位、大小、形态、边界、内部回声及血流。

2）选择病变显示最清晰的切面，然后将仪器调节至造影模式，注射造影剂。

3）启动计时器及录像功能，连续动态观察病变增强表现。

第1节　正常胆道系统声像图

1. 胆囊

胆囊正常呈椭圆形或梨形，壁光滑、整齐，长径不超过 9 cm，横径约＜ 4 cm，囊壁厚 2 ～ 3 mm，内部呈均质无回声区。正常胆囊的位置及形态变异较大，有的有皱褶或呈“螺旋”状，只要大小、结构、回声均在正常范围内，又无临床症状，仍属于正常，又称正常变异。胆总管内径正常为 4 ～ 6 mm，老年人可以达 8 mm（图 3-1）。

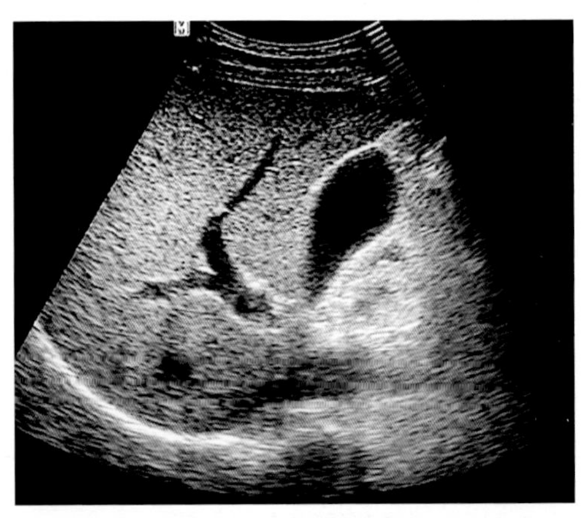

图 3-1　正常胆囊声像图

2. 肝内胆管

左右肝管为无回声管状结构，管壁呈线状高回声，且位于门静脉左右支前方，二级以上的肝胆管分支，一般难以清晰显示。

3. 肝外胆管

超声可显示，肝外胆管分为上、下两段，胆囊管以上称肝总管，胆囊管以下称胆总管，与门脉平行形成双管结构。下段与下腔静脉伴行，并向胰头背外侧延伸。正常肝外胆管超声测值：内径 4 ～ 6 mm，12 岁以下小儿的内径为 2 ～ 3 mm，老年人肝外胆管内径可以略大达 8 mm。

第 2 节 胆道系统病理声像图

1. 胆囊肿大

【病因及病理】

胆囊肿大（gallbladder enlargement）常见的病因有过度禁食、胆囊颈部结石、胆囊炎、胆总管梗阻等。

【临床表现】

有相应疾病的临床特征。如胆囊急性炎症导致胆囊增大时，常伴有明显的右上腹疼痛，向肩背部放射，如有梗阻，可引起剧痛，并伴有黄疸。检查有右上腹压痛，“莫菲氏”征阳性。

【声像图表现】

胆囊前后径超过 4 cm，长径超过 9 cm 时，应考虑胆囊肿大（图 3-2）。

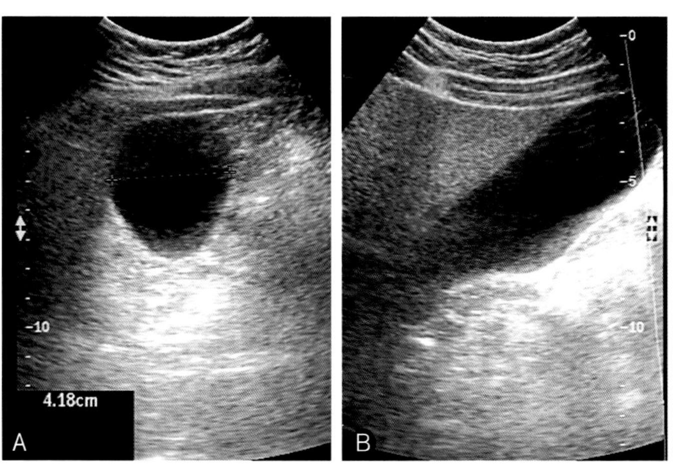

图 3-2 胆囊肿大声像图

A. 胆囊横径 4.18 cm；B. 胆囊长径约 11.0 cm

【诊断及鉴别】

首先排除过度禁食，然后再考虑病理的原因。急性胆囊炎时，声像图显示胆囊壁明显增厚、不光滑，呈双边或多边表现。如为胆总管、胰头或壶腹区肿瘤，以及肿大淋巴结压迫所造成的梗阻，胆囊壁不增厚，胆囊内容物透声好或见均匀点状沉积物。

2. 胆囊结石

【病因及病理】

我国的胆囊结石（cholecystolithiasis）以原发性、色素性居多，而有的学者认为胆囊结石中以胆固醇结石和混合性结石多见。色素类结石因地区特点及饮食条件不同而异。胆囊结石往往合并胆囊炎且互为因果，最终导致胆囊缩小，囊壁增厚，腔内可充满结石。

【临床表现】

胆囊结石的临床表现取决于结石大小、部位、有无阻塞及感染情况等不同而异。胆绞痛是胆囊结石的典型症状，可突然发作又突然消失，疼痛开始于右上腹部，放射至后背和右肩胛下角，每次发作可持续数分钟或数小时。部分患者疼痛发作伴发高烧和轻度黄疸。疼痛间歇期有厌油食、腹胀、消化不良、上腹部烧灼感，呕吐等症状。查体可见右上腹部有压痛，有时可扪到充满结石的胆囊。胆囊结石超声显示率在 90% 以上，诊断的价值较大，是首选的检查方法。

【声像图表现】

典型的胆囊结石，胆囊内出现强回声团，后方有声影，变换体位时，强回声向低位方向移动。胆囊充满结石时，声像图表现为囊壁、结石、声影三联征 [WES 征，代表（wall，echo，shadow）即增厚的囊壁（wall）弱回声带包绕着结石强回声（echo）及其后方的声影（shadow）]；胆囊内泥沙样结石，可见胆囊内充满强回声点，后方可以无声影（图 3-3）。

典型的胆囊结石的超声造影表现为注射造影剂后，结石始终未见增强。

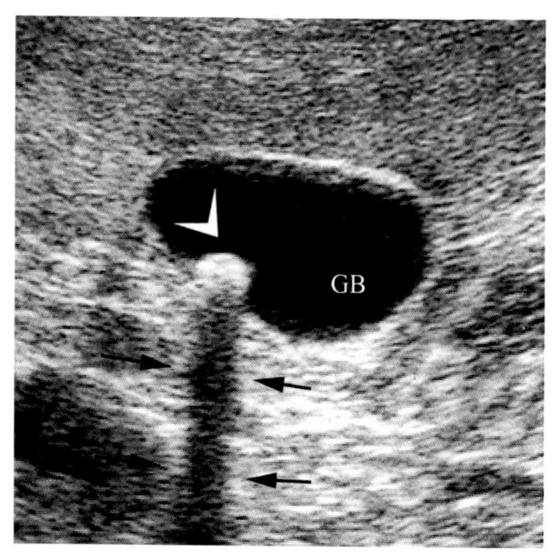

图 3-3 胆囊结石声像图

➤：胆囊结石；↑：声影；GB：胆囊

【诊断及鉴别】

典型的胆囊结石超声诊断一般无困难。对于胆囊底部、颈部的结石，由于缺少胆汁的衬托，使其结石强回声不明显，仅表现为胆囊肿大或颈部声影，超声必须认真仔细地检查，变换体位如坐立位、胸膝位等，才能发现结石，并进行正确诊断。

3. 胆囊炎

【病因及病理】

胆囊炎（cholecystitis）为胆囊受细菌或病毒感染引起的胆囊肿大，胆囊壁增厚、水肿，患者有右上腹疼痛，黄疸，常常合并有胆囊结石。

【临床表现】

急性胆囊炎是常见的急腹症之一，细菌感染、胆石梗阻、缺血和胰液反流是本病的主要病因。临床症状主要是右上腹部持续性疼痛，伴阵发性加剧，并有右上腹压痛和肌紧张，深压胆囊区同时让患者深吸气，可有触痛反应即“莫菲氏”征阳性。右肋缘下可扪及肿大的胆囊，重症感染时可有轻度黄疸。

慢性胆囊炎的临床表现多不典型，亦不明显，但大多数患者有胆绞痛史。可有腹胀、嗳气和厌食油腻等消化不良症状。有的常感右肩胛下、右季肋或右腰等处隐痛。患者右上腹肋缘下有轻压痛或压之不适感。十二指肠引流检查，胆囊胆汁内可有脓细胞。口服或静脉胆囊造影不显影或收缩功能差，或伴有结石影。

【声像图表现】

急性胆囊炎超声显示，胆囊肿大，轮廓不清，胆囊壁增厚多达 0.5 ～ 1.0 cm，可局限性或累及整个胆囊壁。胆囊壁呈“双边”征象，壁内可见连续或中断的条纹状或弱回声带以及无回声带；有的还可表现多层弱回声带，胆囊内呈点状强回声，为胆汁淤积。胆囊壁与肝脏间有炎性渗出。急性胆囊炎多伴有胆囊结石（图 3-4），常嵌顿于胆囊颈管部。发生胆囊穿孔时可显示胆囊壁局部膨出或缺损，以及周围的局限性积液。胆囊收缩功能差或丧失。

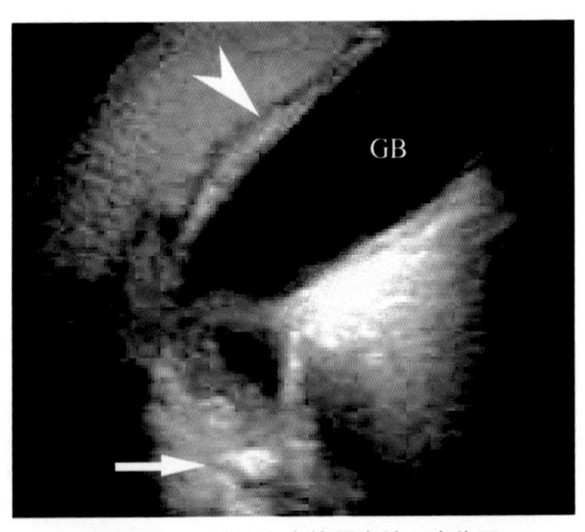

图 3-4　急性胆囊炎伴胆囊结石声像图

➤：胆囊壁增厚有炎症；↑：胆囊结石；GB：胆囊

慢性胆囊炎的早期，胆囊的大小、形态和收缩功能多无明显异常，有时可见胆囊壁稍增厚，欠光滑，可合并有胆囊结石。慢性胆囊炎后期可出现胆囊腔明显萎缩，甚至显示不明显。胆囊壁明显增厚毛糙，回声不均，胆囊透声性差，胆囊壁与肝脏分界不清，常伴有囊内结石（图 3-5）。

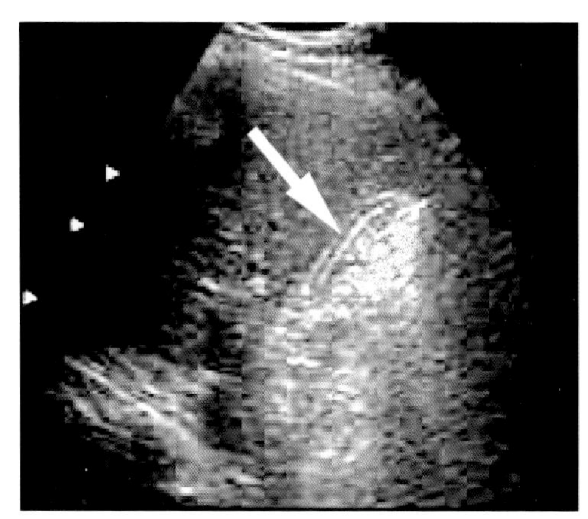

图 3-5 慢性胆囊炎伴结石声像图

↑：胆囊壁增厚呈双边影，后方强回声为胆囊结石

胆囊炎典型的超声造影表现为动脉早期胆囊壁内层增强，随着时间延长，增厚的胆囊壁持续明显均匀增强。急性胆囊炎显著增厚的胆囊壁呈3层结构：内层（黏膜层）和外层（浆膜层）因充血而显著增强，中间层为水肿区呈低增强。炎症累及周边肝实质时，可见肝实质动脉早期一过性轻度增强，后为等增强。慢性胆囊炎超声造影表现为注射造影剂后胆囊壁增厚区均匀增强。

【诊断及鉴别】

对于胆囊炎，首先应寻找产生胆囊炎的原因，超声可以帮助检查是否有胆囊结石、胆囊梗阻、胆管梗阻、胆总管囊状扩张症等，以明确病因，便于诊断。某些慢性胆囊炎可以表现出囊壁增厚、壁内出现暗带、囊腔内出现回声等类似急性胆囊炎的表现，但往往是壁厚而腔小，张力状态不大，超声“莫菲氏”征为阴性，再结合临床资料，则不难鉴别。

此外，有肝硬化低蛋白血症和某些急性肝炎的病例，也有胆囊壁增厚，腔内可出现回声，但是胆囊并不肿大，超声“莫菲氏”征阴性，病史与临床表现亦不同，易与急性胆囊炎相鉴别。慢性胆囊炎囊壁增厚应与胆囊癌相鉴别，后者所致胆囊壁增厚极为显著，其厚度或回声强度不均，一般多大于5 mm，且不规则，胆囊内腔模糊不清，胆囊有变形。

4. 胆囊息肉样病变

【病因及病理】

胆囊息肉样病变（gallbladder polypus）是胆囊壁向腔内隆起的软组织病变的统称，又称隆起样病变，包括胆囊壁胆固醇息肉（胆固醇结晶）、炎性假瘤、腺瘤及腺癌等。胆固醇性息肉较常见，是由于胆固醇代谢的局部紊乱，使胆汁中胆固醇含量增高而沉积于胆囊黏膜固有层巨噬细胞内，逐渐形成了向黏膜表面突出的黄色小结节，称为胆固醇沉着症。呈弥漫型和局部型分布，后者多见。腺瘤是由于机体抵抗力下降，对基因的监控能力下降，再加上炎症及胆固醇代谢异常等诱因的刺激，引起基因突变，使胆囊壁细胞发生一种异常增生现象。

【临床表现】

一般无明显症状，如表现为右上腹部隐痛、不适，进食油腻饮食后加重，与慢性胆囊炎和胆囊结石相似，则不易诊断。

【声像图表现】

胆囊的形态大小一般正常，囊壁可轻度增厚，自囊壁向腔内突起，不随体位改变而移动，一般无声影，直径通常不超过 1 cm，小的仅呈现为强回声点，大于 1 cm 者应警惕恶变可能。胆囊也可合并结石。息肉常见多发，体积较小，显示为“乳头”状或“桑葚”状中等回声结节（图 3-6A），多数有长短不等的蒂，或基底较窄。腺瘤单发多见，发生部位以胆囊体部最常见，底部次之，为呈“绒毛”状或“桑葚”状的中等回声（图 3-6B），有蒂或以宽基底与胆囊壁相连，彩超常可见由胆囊壁至瘤体内的条状血流信号（图 3-6C）。

胆囊胆固醇性息肉和腺瘤超声造影均表现为动脉期、门脉期及延迟期始终与胆囊壁呈同步等增强。

【诊断及鉴别】

本病很常见，在肥胖患者中更常见。患者可无任何不适，常常在体检中被偶然发现。需要注意的是，息肉如果增大超过 1.0 cm，彩色多普勒超声发现有血流信号时，应考虑有肿瘤的可能，要密切观察，并考虑手术切除。

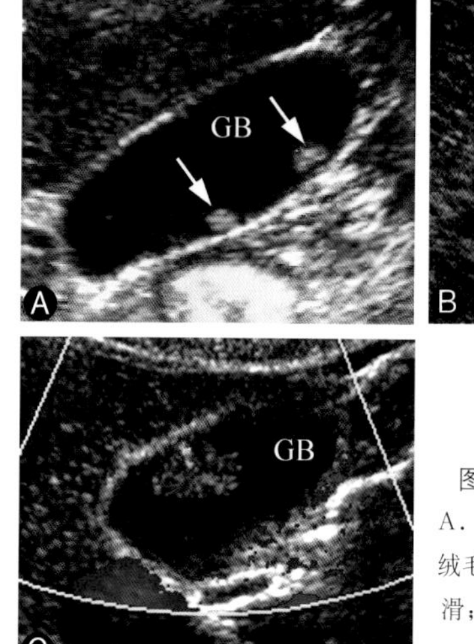

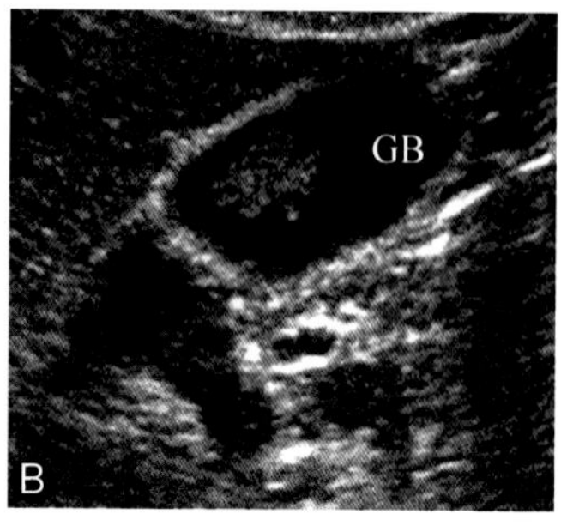

图 3-6 胆囊息肉样病变声像图

A. ↑：胆囊息肉为中等回声；B. 胆囊绒毛腺管状腺瘤为中等回声，表面不光滑；C. CDFI：胆囊绒毛腺管状腺瘤内探及条状血流信号；GB：胆囊

5. 胆囊腺肌增生症

【病因及病理】

胆囊腺肌增生症（adenomyomatous hyperplasia of gallbladder）为胆囊壁内某种组织成分的过度增生所致，既非炎症的纤维组织增生，也非真性肿瘤，属良性病变。病理上表现为囊壁增厚，可达正常的 3 ～ 5 倍，囊腔缩小，黏膜上皮增生肌层增厚，罗 – 阿氏窦增多、扩大成囊，穿入肌层。根据病变范围不同，可分为三型：弥漫型、节段型和局限型，其中以局限型较多见，常发生于胆囊底部，呈肿块样增厚，以往曾被误认为腺瘤、腺肌瘤或囊腺瘤。

【临床表现】

本病好发于成年女性，通常症状不明显，可有饭后右上腹不适。患者常常在体格检查时，偶然被发现。

【声像图表现】

胆囊壁增厚，可呈弥漫性、节段性或底部局限性增厚，向腔内隆起。增厚的囊壁内有小的圆形无回声囊腔（图 3-7）。可合并胆囊壁内小结石，呈强回声斑或点，后方伴“彗星尾”征。胆囊收缩功能亢进。CDFI：一般无彩色血流信号，胆囊动脉频谱无明显变化。

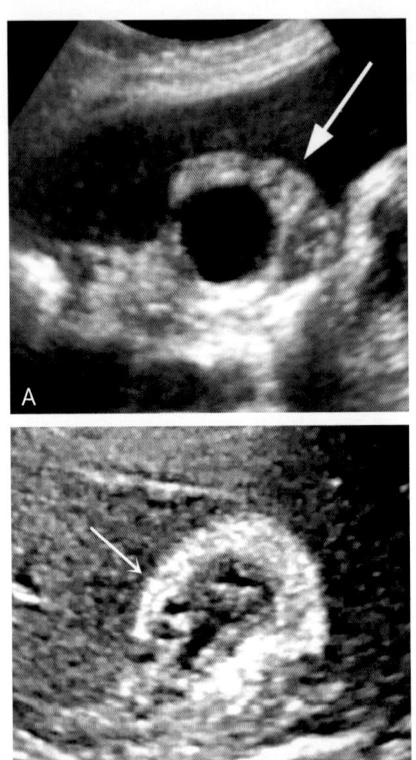

图 3-7　胆囊底部腺肌增生症声像图

A. ↑：胆囊底部增厚，呈“蜂窝”状；B. ↑：胆囊体部增厚，呈“蜂窝”状

超声造影显示为胆囊壁的局限性或弥漫性增厚病变处黏膜层和浆膜层的增强，而扩张的罗 - 阿氏窦始终未见增强，此为胆囊腺肌症的特征性改变。

【诊断与鉴别】

超声显示，增厚胆囊壁内的小囊样结构是腺肌增生症区别于胆囊癌和慢性胆囊炎的重要特征。当罗 - 阿氏窦较小而超声未能显示时，对于胆囊壁的增厚，尤其是弥漫型，则可观察脂餐后的胆囊收缩状态。腺肌增生症表现为收缩功能亢进，而慢性胆囊炎和胆囊癌是收缩功能减低或丧失可助鉴别。慢性胆囊炎在增厚的胆囊壁内因感染、坏死形成无回声区，或脓腔的混合回声区。但形态多不规则，大小不等，并且有亚急性胆囊炎的症状表现。局限型腺肌增生症，有时二维超声难以与息肉样病变相鉴别，可行超声造影检查以鉴别。

6. 胆囊癌

【病因及病理】

胆囊癌（carcinoma of gallbladder）大多为腺癌，占 71% ～ 90%，约 36% ～ 100% 胆囊癌伴有结石。病理上胆囊癌分为四型：硬化型癌、胶样癌、鳞状上皮癌和乳头状癌。胆囊癌常侵犯胆总管，引起阻塞；晚期可使胆囊腔完全闭塞，或为一实质性的肿瘤。胆囊癌常侵犯胆总管，引起梗阻性黄疸；肿瘤阻塞胆囊管，可引起胆囊感染积脓；胆囊癌亦常直接侵犯肝脏，经门静脉系统向肝内广泛转移。

【临床表现】

胆囊癌多伴有慢性胆囊炎和胆石症病史，晚期则产生明显症状。如右中上腹部持续性隐痛、食欲不振、恶心、呕吐等。晚期出现黄疸并持续进行性加深，并有发热、腹水等。

查体有肝脏肿大，右季肋下可扪到坚硬而无压痛的肿物。胆囊 X 线造影，腹腔镜检查和腹腔镜下胆囊穿刺造影，对诊断有一定帮助。X 线、CT 检查可显示胆囊肿大，团块和结石影。

【声像图表现】

根据胆囊癌的形态，将胆囊癌分为小结节型、蕈伞型、厚壁型、肿块型及混合型等，超声有不同的显示。胆囊壁实性占位病变，一般较大，超过 1.0 cm，边界不规整，彩色多普勒显示血流丰富，常常伴有胆囊壁不规则增厚，癌瘤长大时，可以充满胆囊腔，使胆囊不显示（图 3-8）。

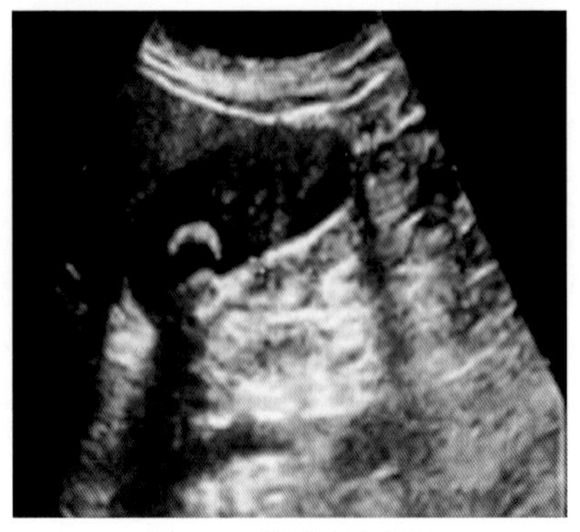

图 3–8　胆囊癌声像图

胆囊内不均匀低回声肿物，病理为腺管状腺瘤伴高分化乳头状腺癌；胆囊腔内另见结石

胆囊癌超声造影典型表现为动脉期呈快速不均匀增强，高于正常胆囊壁回声，门脉期及延迟期回声不均，低于正常胆囊壁及肝实质回声。

【诊断及鉴别】

超声检查对发现胆囊壁隆起性病变具有重要的临床价值，早期胆囊癌在形态上呈隆起性病变者占 80% ～ 90%。典型的胆囊癌的超声图像，诊断一般并不困难。但是，对于胆囊壁增厚型，小结节型，与胆囊炎、胆囊息肉的鉴别仍然是困难的。应该结合临床资料进行综合的分析进行诊断，必要时可行超声造影检查予以鉴别。

7. 胆囊不显示

【病因及病理】

胆囊不显示（gallbladder unseen）常见的原因有，胆囊切除术后、进餐后胆囊收缩、胆囊位置异常、胆囊慢性炎症导致胆囊萎缩、肝总管梗阻导致肝内胆汁排除受阻导致胆囊不能充盈、胆囊充满结石等，特殊的情况有先天性胆囊缺如。

【临床表现】

无特殊临床表现，或表现相关疾病的临床症状，如右上腹部疼痛、不适、发热、黄疸等。

【声像图表现】

在胆囊窝内未能见到胆囊。

【诊断及鉴别】

胆囊不显示的因素很多，首先是寻找常见的原因，如胆囊切除，此外检查前必须有足够的禁食时间，以使胆囊充盈，从多角度、多切面、变换体位扫查，以找到胆囊不显示的原因。

8. 胆总管扩张

【病因及病理】

凡是胆总管下段梗阻，例如：胆总管结石、胆总管囊性扩张症、胆总管癌、胰头癌、壶腹癌等均可以引起胆总管扩张（choledochectasia）。

【临床表现】

右上腹疼痛、不适，下段梗阻，可以引起黄疸，右上腹包块。由于产生的原因不同，症状亦不相同。

【声像图表现】

正常的胆总管为4～6 mm，超过8 mm，应考虑胆总管扩张。老年人因为管道的张力减低，超过10 mm（图3-9），应考虑胆总管扩张症。

超声造影表现为注射造影剂后胆管壁增强强度一致，管腔内未见异常增强灶。

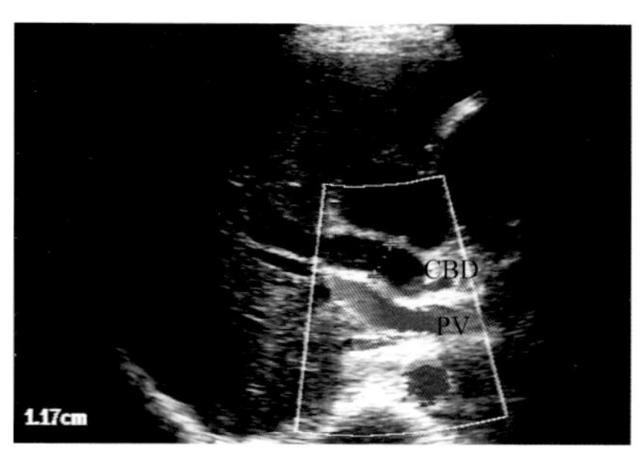

图3-9 胆总管扩张彩色多普勒图

CBD：胆总管；PV：门静脉

【诊断及鉴别】

超声表现胆总管扩张，可由很多原因造成。首先要查找胆总管扩张的原因，进一步确定造成扩张的疾病，进行对症治疗。如诊断有困难时，还应结合 CT、MRI 及其他有关的检查，进行综合分析判断。

9. 先天性胆总管囊状扩张

【病因及病理】

先天性胆总管囊状扩张（congenital choledochal cyst）多由于先天性胆管壁薄弱，胆管有轻重不等的阻塞，使胆管腔内压增高，扩大形成囊肿。它可发生于上自肝脏，下至十二指肠的任何胆管分支，一般可分为六型：Ⅰ型为常见型，有胆总管囊肿，节段型胆总管扩张和弥漫型梭状扩张三个亚型；Ⅱ型为肝外胆管憩室；Ⅲ型为胆总管末端囊肿；Ⅵ a 型为肝内及肝外胆管多发性囊肿，$Ⅵ_b$ 型为肝外胆管多发性囊肿；Ⅴ型为肝内胆管单发性或多发性囊肿。肝内胆管多发性囊状扩张症又称 Caroli 病。

【临床表现】

本病女性多于男性，多见于儿童或年轻人。先天性胆管囊性扩张症有三大特征：腹痛、黄疸和肿块。腹中部或右上腹部绞痛或牵拉痛，并伴有发热和恶心、呕吐。约 70% 病例有黄疸，多在感染和疼痛时出现，90% 病例可有腹部肿块，多在右上腹，并有明显的囊样弹性感。

超声造影表现为注射造影剂后胆管壁增强强度一致，管腔内未见异常增强灶。

【声像图表现】

胆总管扩张，呈“囊”状、梭形或椭圆形，常常在 1.0 cm 以上，合并有结石存在。有时，胆囊亦肿大，伴有结石。特别注意本病囊状扩张的两端与胆管相通，具有特征性（图 3-10）。

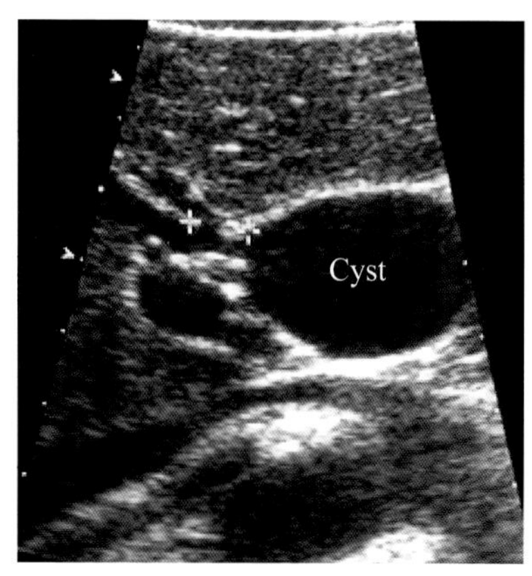

图 3–10 先天性胆总管囊状扩张声像图

Cyst：扩张胆管

【诊断及鉴别】

幼年时肝外胆管囊状扩张，往往无症状，可偶然在体检中被发现。患者常常有右上腹痛、黄疸等症状。本病需与胆总管结石、肝囊肿鉴别。如果发现囊状扩张的两端与胆管相通，可以诊断胆总管囊状扩张症。

10. 胆管癌

【病因及病理】

胆管癌（cholangiocarcinoma）较胆囊癌少见，其发病率约占胆囊癌的 1/4 ～ 1/2，好发于老年男性。胆管癌好发于肝门部左右肝管汇合处、胆囊管与肝总管汇合处以及壶腹部。约 80% 是腺癌，偶见未分化癌和鳞癌。胆管因癌细胞的弥漫性浸润而变硬、增厚，肿瘤环绕胆管浸润使胆管狭窄或堵塞，亦可成乳头状或结节状肿块突入管腔，使胆管部分或完全阻塞。

【临床表现】

胆管癌的临床表现以阻塞性黄疸为最突出，其起病隐袭，早期即出现黄疸。黄疸可持续上升。常伴有上腹疼痛或胆绞痛样发作。如伴继发感染，有高热、上腹剧痛、胃肠道症状。其他如体重减轻，身体瘦弱、乏力、肝大，有时能触及肿大胆囊、腹水、恶病质等。

胆管癌的临床表现与癌肿的部位及病程的早晚有关。位于胆总管壶腹部癌则有进行性黄疸和消化道出血，以及顽固性脂肪泻，并可发生继发性贫血。位于壶腹部与胆囊管间的胆总管癌，则与胰头癌的临床表现相似，可出现胆囊肿大的体征。位于胆总管内的癌瘤，称肝管癌，黄疸极显著，肝脏明显肿大，胆囊则不肿大。

【声像图表现】

胆管癌根据其声像图特点可分为三型：

（1）乳头型　肿块呈乳头状高回声结节，自管壁突入扩张的管腔内，肿块边缘不齐，无声影，与管壁黏膜层分界不清；

（2）团块型　肿块呈分叶状或圆形堵塞于扩大的管腔内，与管壁无分界线，胆管壁亮线残缺不全，肿块多呈高回声或弱回声（图 3-11）；

（3）截断型或狭窄型　扩张的胆管远端突然被截断或是呈锥形狭窄，阻塞端及其周围区域往往呈现边界不清楚的高回声团块。CDFI：病灶内可见点状或线状血流信号。胆管癌的间接征象表现：病灶以上胆系明显扩张，肝脏弥漫性肿大，肝门淋巴结肿大或肝内有转移灶。

超声造影表现为动脉期胆管腔内肿块快速增强，门脉期即消退，延迟期可见病灶明显消退，增强程度明显低于肝实质，呈典型的“快进快出”的表现。

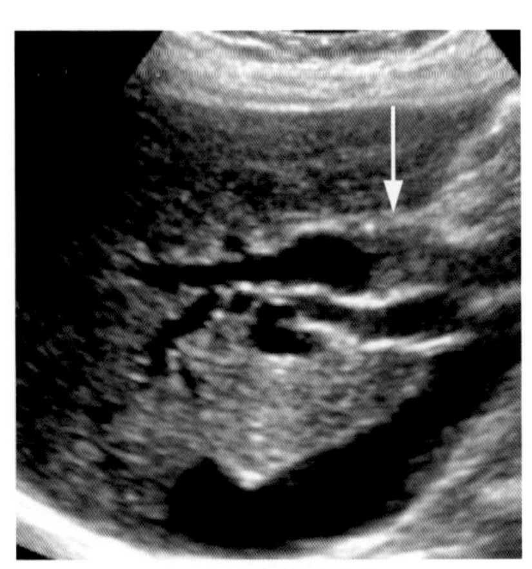

图 3-11　胆管癌声像图

⇧：低回声为肿瘤

【诊断及鉴别】

超声能够显示胆管形态及走行的改变，并能准确判断胆管内肿块的形态特征。本病如超声图像典型，诊断并不困难，但是应注意肝脏及肝门区有无淋巴结转移。某些硬化性胆管炎的病例与胆管癌难以鉴别，诊断有困难时应进一步在超声引导下做 PCT 及 ERCP 等检查再行综合判断。

11. 胆道蛔虫

【病因及病理】

胆道蛔虫（biliary ascariasis）是肠蛔虫症常见并发症，一般在发热或肠道功能紊乱或肠道环境发生变化时，蛔虫活动增加，易通过十二指肠乳头的开口钻入胆道内，可引起胆道机械阻塞和细菌感染。临床表现为剑突下阵发性钻刺样绞痛，症状突发，忽止，常表现为症状严重，而体征轻微。

【临床表现】

胆道蛔虫病的主要临床表现为突然发生的剑突右下方阵发性“钻顶”样剧烈绞痛，向右肩放射，疼痛亦可突然缓解。恶心呕吐，吐出物为胃内容、胆汁，亦可吐出蛔虫。可发生寒战、发热等胆道感染症状，如有胆道阻塞，可出现黄疸。查体时剑突下或稍偏右有深压痛，无腹肌紧张及反跳痛。腹痛剧烈而体征轻微，二者不相称是本病的特点。如合并胆道感染及梗阻严重时，右上腹可出现肌紧张、压痛与反跳痛、局限性腹膜炎的体征。

【声像图表现】

当蛔虫位于胆总管内，超声可见胆总管扩张，内有一数毫米宽的双线状强回声，为蛔虫的体壁，双线间的低回声区为蛔虫的假体腔，蛔虫与扩张的胆总管长轴切面形成“管中管”征，横切面呈“靶环”征，前端圆钝，边缘清晰，活的蛔虫可以显示蠕动。如有多条蛔虫时，胆管内显示多条线状强回声。胆囊内蛔虫在胆囊腔内显示虫体的双线条状回声，甚至呈团状；蛔虫死亡后，其残体可碎裂成数段，如位于胆总管中回声与虫体存活时相似，但双线样回声可不连续；如位于胆囊内，常见多段双线样回声重叠在一起，堆积于胆囊内，改变体位时可移动，但无声影，需与胆囊内结石鉴别（图 3-12）。

【诊断及鉴别】

胆管内缺少胆汁充盈，或内含陈旧稠厚胆汁、脓团、气泡、胆泥或有大量胆石时不易发现蛔虫的平行双线状回声带，则易漏诊。蛔虫死后，虫体萎缩，破碎时看不到平行回声带，与胆道结石不易鉴别，但后者胆道扩张较重，范围广泛，并常引起黄疸等可以区别。应注意观察易造成假阳性的因素，加以鉴别，如肝动脉有时穿行于胆管和门静脉之间，酷似扩张胆管内的双线状改变，但肝动脉管壁搏动，易于识别；此外肝总管与胆囊管汇合前，其隔壁可显示为管腔内的强回声线，也应注意鉴别。

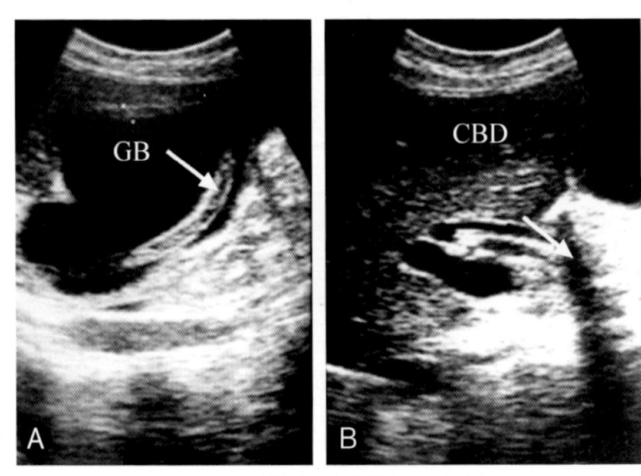

图 3-12　胆囊及胆道蛔虫声像图

A. ↓：胆囊内蛔虫；B. ↑：胆管蛔虫；CBD：胆总管；GB：胆囊

12. 胆管结石

【病因及病理】

胆管结石（choledocholithiasis）分为肝外胆管结石和肝内胆管结石。

肝外胆管结石以原发性胆总管结石多发，其来源一是在肝外胆管内形成，二是由肝内胆管结石下降至胆总管。肝外胆石的特点是胆管梗阻和诱发的急性胆道感染。胆管壁因充血、水肿、增生和纤维化而有增厚。结石在胆管内可以移动，除非发生嵌顿，一般不引起完全性阻塞。急性发作时可引起阻塞性黄疸和化脓性胆管炎。

肝内胆管结石多为胆色素混合结石，常多发，形状不整，质软易碎，大小及数目不定，有的呈“泥沙”状，称之为“泥沙”样结石；有的积聚成堆或填满扩张的胆管呈柱状、梭状或囊状即成为铸形结石或管状结石。好发部位是左右肝管汇合部和左肝管。肝胆管结石的病理变化主要是肝胆管的梗阻、炎症和不同程度的肝实质损害。

【临床表现】

肝外胆管结石多见于壮年和老年，多有长期反复发作的胆系感染等病史。病情严重程度与梗阻部位、程度和感染的轻重有关。静止期和慢性阶段可无症状或出现一些类似消化道溃疡病、慢性胆囊炎等的症状。典型发作症状：胆道间歇性梗阻和伴发胆道感染症状，如间歇性发作的上腹痛、发冷、发热、黄疸、恶心、呕吐。急性发作时，则出现腹痛、高热、寒战及黄疸。

肝内胆管结石多发生于中、青年，平时可有上腹部不适等消化不良症状。急性发作时，表现为急性化脓性胆管炎症状，肝区有胀痛和相应部位的后腰背疼痛。其主要表现是严重的毒血症、败血症症状，有寒战、高热、全身感染等，病程晚期有轻度黄疸。肝门部胆管结石嵌顿，肝门部胆管狭窄合并肝内胆管结石病例多表现为慢性梗阻性黄疸。

【声像图表现】

肝外胆管结石的超声表现：①结石强回声形态固定，多伴有声影，结石与胆管壁有明显界限；②结石梗阻部位末梢端胆管及肝内胆管增宽，通常胆总管内径在 6 mm 以上；③胆囊增大，常伴有胆囊内结石；④改变体位时结石位置可有移动。

肝内胆管结石的超声表现：①肝内强回声团，回声强度常低于胆囊结石，多为斑块样；②常为多发，通常沿胆管走向分布；③结石阻塞末梢的胆管扩张（图 3-13，图 3-14）；④胆管长期阻塞的肝叶、肝段可发生萎缩，结构紊乱，胆管走形扭曲；⑤常合并胆囊的病变，如胆囊结石、胆囊炎症等。

肝内胆管结石超声造影表现为注射造影剂后胆管内团块始终未见增强。

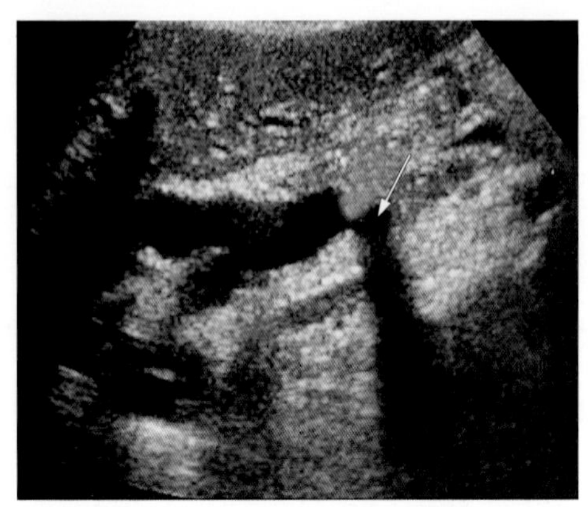

图 3-13　肝外胆管结石声像图

↑：胆管结石，后方有声影

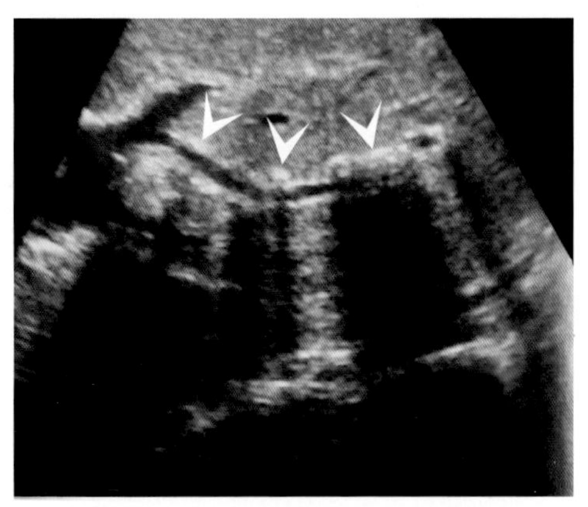

图 3-14　肝内胆管多发结石声像图

➤：多发结石

【诊断与鉴别】

肝外胆管结石多位置较深，容易受到肠气的干扰，其诊断较胆囊结石困难，较小的结石，以及位于胆总管下段特别是壶腹部的结石容易漏诊。肝外胆管结石需与胆囊颈部或胆囊管结石、胆总管蛔虫、胆管内凝血块、胆管外手术瘢痕、胆管或壶腹部肿瘤等相鉴别。

肝内胆管结石主要需与肝内钙化灶和肝内胆管积气鉴别。肝内管壁的钙化常呈“等号”样，炎症后的钙化灶常呈“簇”状，回声多强于肝内胆管结石，不沿胆管走行分布，肝内胆管不扩张。

胆管积气多见于胆管术后，同时出现于多处胆管内，气体强回声形态不固定，无声影，伴“彗星尾”征，改变体位时可向胆管内位置较高处移动，不伴有末梢胆管的扩张。

13. 梗阻性黄疸

梗阻性黄疸（obstructive jaundice）病例在临床上较为常见，黄疸是由于胆色素代谢障碍，以致胆色素在血液和组织中积聚的一种症状。当胆汁在肝内至十二指肠乳头之间的任何部位发生梗阻，均可出现阻塞性黄疸。

【病因及病理】

引起肝外胆道阻塞的原因很多，最常见的是结石，其次是肿瘤、炎症、蛔虫团。表现为胆汁淤滞、胆压增高、胆管扩大。

【声像图表现】

肝门处胆管与肝内胆管均与门静脉及其分支平行，因此肝内胆管扩张呈“树枝”状、“丛”状，与平行行走的门静脉形成“平行管”征。重度扩张时，呈“树枝”状或“海星”状向肝门部汇集。肝外胆管扩张，与门静脉构成“平行管”征或“双筒猎枪”征。正常胆总管内径 0.4 ～ 0.6 cm，老年人可达 0.9 cm。肝外胆管内径超过 1.2 cm 时，提示明显扩张（图 3-15）。

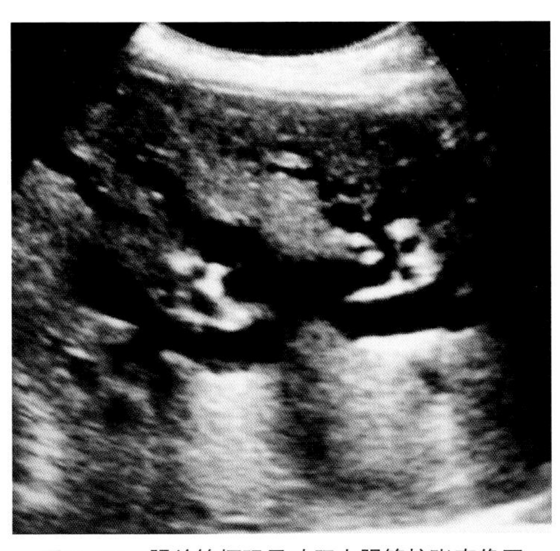

图 3-15　胆总管梗阻导致肝内胆管扩张声像图

【诊断及鉴别】

超声显像能清楚显示肝内胆系结构，肝内外胆管有无扩张，因此对鉴别黄疸的性质、阻塞部位及病因具有重要的临床价值。根据胆管扩张的水平可以判断阻塞部位，一般情况下，胆总管与胆囊的张力状态是一致的，如肝内胆管扩张、胆囊肿大、胆总管扩大，多提示胆总管下端梗阻；如肝内胆管扩张，胆囊不大甚至缩小，胆总管不扩张提示肝总管梗阻；如肝内胆管扩张，胆总管扩张，胆囊不大，提示胆囊本身及胆总管远端病变；如胆管、胰管双扩张，提示 Vater 壶腹水平梗阻或胰头部病变。胆系的梗阻主要由结石或肿瘤引起，超声可显示阻塞的病因，如结石、肿块、炎性狭窄等声像特征。胆管结石表现为胆管内的强回声伴声影，通常与管壁分界清晰。胆管肿瘤以恶性多见，多为中等或低回声，与管壁分界不清，管壁结构增厚，不完整，肿物的形态不规整，边界不清晰。由恶性肿瘤引起的胆管梗阻，梗阻程度常比结石引起的梗阻严重，胆总管内径常达 1.5 cm 以上。肝外胆管也可因肿大淋巴结等引起外压性狭窄，但胆管扩张程度不如胆管肿瘤所致梗阻严重，且胆管壁结构完整，胆管远端均匀性缩窄。

小　结

超声检查对于胆道系统疾病的诊断是最实用及有效的方法之一，胆系的超声检查是腹部常规检查内容，凡是右上腹疼痛、黄疸待查的患者，均必须检查胆囊及胆管系统。由于胆囊、胆管内充满胆汁，呈无回声区，对比度好，超声显示清晰。超声检查对发现胆囊壁隆起性病变、胆囊结石、对胆囊及胆管良、恶性肿瘤的鉴别，阻塞性黄疸的原因和阻塞部位的判断均有重要的临床价值，并有助于确定治疗方案，并随诊治疗效果。特别是胆囊结石，超声检查的阳性率达 90% 以上，是首选的检查方法。

（莎仁高娃　朱沈玲　姜　颖）

胰腺

【胰腺解剖】

胰腺是腹膜后器官，呈长梭形。胰腺在腹后壁横跨第一、二腰椎前方，其右侧端嵌入十二指肠降部与横部所形成的凹陷内，左侧端靠近脾门，前方为小网膜囊、胃后壁，后面为腹主动脉、下腔静脉。胰腺分为头、颈、体、尾4个部分。

胰头是胰腺右侧端最宽大的部分，它的上下及右侧均被十二指肠所包绕，后面与下腔静脉相邻。胰头右后方与十二指肠降部之间有胆总管通过。胰头向左下侧突出一小叶，形成钩突，紧邻肠系膜上血管的后方。

胰颈是位于胰头与胰体之间的狭窄部分，位于肠系膜上静脉和门静脉起始部的前方。

胰体位于腹主动脉前、小网膜囊后，其前面隔网膜与胃窦和胃体相邻，后面无腹膜覆盖，由右向左直接与腹主动脉、肠系膜上动脉起始部、左肾上腺，以及左肾血管相邻。脾静脉位于上述诸结构与胰腺之间。腹腔动脉及其分支脾动脉和肝总动脉走行于胰体上缘。

胰体向左上方延伸，逐渐形成胰尾。解剖上很难确定胰体、尾的界限。脾动脉在胰体尾上方，脾静脉在胰尾的后方，左肾静脉在胰体尾下方穿行。胰尾大多可达脾门，也可距脾脏数厘米。

主胰管在胰的实质内，自胰尾沿胰的长轴右行，沿途汇集各小叶导管，最后在穿入十二指肠壁时与胆总管汇合形成瓦特氏壶腹，共同开口于十二指肠大乳头。主胰管直径2 ~ 3 mm，胰头部最宽。在十二指肠大乳头的上方约2 cm处，常有胚胎时胰导管近侧部分遗留下来的副胰管的开口，称为十二指肠小乳头。

【适应证】

急性胰腺炎，慢性复发性胰腺炎，中上腹疼痛，梗阻性黄疸，中上腹部肿块，不明原因体重下降，血淀粉酶升高者或 CA199 升高者。

【检查前准备】

检查前一天晚应吃清淡少渣食品，禁食豆、奶等易产气食品。检查前禁食 8 ～ 12 h，在上午空腹情况下做检查。超声检查应在当日所有其他影像学检查前优先施行。避免强回声性的钡剂等干扰胰腺的显示。对胰腺显示欠佳的患者，饮水或用口服声学造影剂 500 ～ 800 ml 后检查，能够显著改善检查效果，特别是能够明显增加左上腹和胰尾部病变的检出率。

【检查方法】

仪器选择：常规检查胰腺，对超声仪器无特殊要求，但是高分辨率的仪器能获得质量更好的超声图像，便于详尽分析与诊断。内镜超声需专用仪器和操作技术准备。

探头选择：检查成人需用 3 ~ 5 MHz 凸阵、线阵或扇形探头，肥胖者可用 2.5 MHz 探头。检查儿童和婴儿选用 5 ～ 10 MHz 凸阵或线阵探头。

患者体位：

1）仰卧位：为常用和首选的检查体位。患者深吸气，使横膈向下，通过尽可能下移的左肝作为声窗检查胰腺。

2）坐位或半坐位：当胃和结肠内气体较多时，取坐位或半卧位，使肝脏下移，覆盖胰腺，以肝脏作声窗，并推移充气的胃和结肠，避免胃肠气体干扰，常能改善对胰腺的显示效果。特别是饮水后坐位，使胃体部下降，能为扫查胰腺提供良好的声窗。

3）侧卧位：当胃和结肠内气体较多，胰尾部显示不清时，饮水后取左侧卧位，使气体向胃幽门或十二指肠及肝曲移动，便于显示胰尾。同样，向右侧卧位使气体向胃底及脾曲移动，便于显示胰头、胰体。

4）俯卧位：采用此体位经背侧或经左侧腹部以脾脏和左肾作为声窗显示胰尾，可克服仰卧位检查胰尾受胃肠气体的干扰。

扫查方法：常规在上腹正中横切面扫查，由于胰腺头部位于右下方，胰尾位于左上方，探头应成 30° 角斜切，便于胰腺的头、体、尾同时显示和比较；然后进行纵切扫查，胰头位于下腔静脉的前方；胰体位于主动脉的前方；胰尾位于脊柱的左缘（图 4-1）。

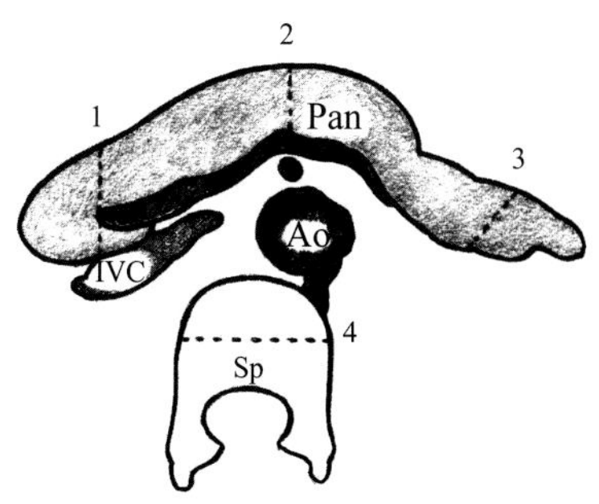

图 4-1 胰腺扫查示意图

1．胰头；2．胰体；3．胰尾

IVC：下腔静脉；Ao：主动脉；Pan：胰腺；Sp：脾

第 1 节 正常胰腺声像图

胰腺呈中强回声，回声较肝脏稍强，边缘光滑，但欠清晰（图 4-2）。老年人可产生年龄相关的脂肪胰腺（age related fatty change），胰腺回声增强（图 4-3）。超声横切面观察胰腺的形态，大致可分为三种：①蝌蚪形：胰头粗而体尾逐渐变细，约占 44%；②哑铃形：胰腺的头、尾粗而体部细约占 33%；③腊肠形：胰腺的头、体及尾几乎等粗，约占 23%。超声纵切面观察，胰头，呈椭圆形；胰体尾，呈三角形。

胰腺厚径正常参考值见表 4-1。

表 4-1 成人胰腺厚径正常值

部位	正常（cm）	可疑肿大（cm）	异常（cm）
胰头	＜ 2.0	2.1 ～ 2.5	＞ 2.6
胰体	＜ 1.5	1.6 ～ 2.0	＞ 2.1
胰尾	＜ 1.2	1.2 ～ 2.3	＞ 2.3
胰管	＜ 0.2	0.2 ～ 0.3	＞ 0.3

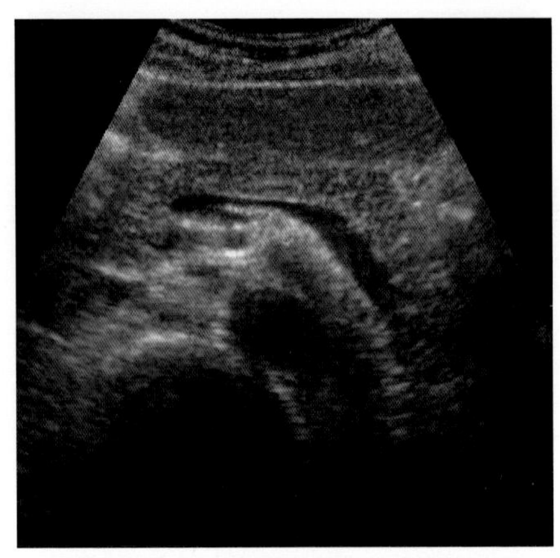

图 4-2　正常胰腺声像图（横切面）

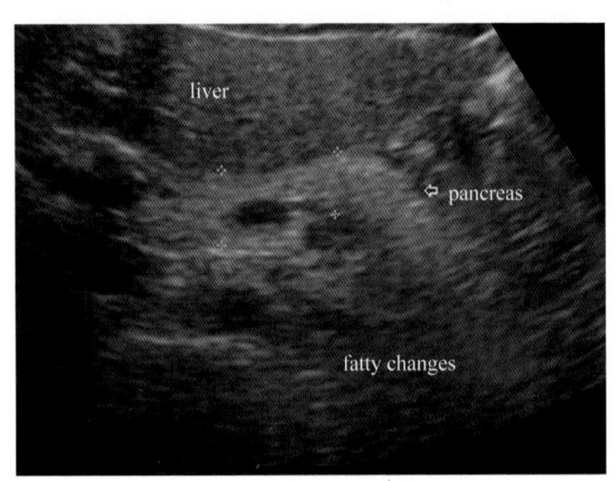

图 4-3　老年胰腺声像图

胰腺呈均匀的中强回声；liver：肝脏；pancreas：胰腺；fatty changes：脂肪变

第 2 节　胰腺病理声像图

1. 急性胰腺炎

【病因及病理】

急性胰腺炎（acute pancreatitis）的发病原因：胆石症，占 60% 以上；酒精中毒，男性较多；胰腺外伤；暴饮暴食等。本病发病急，凶险大，如不及时诊断及治疗，将危及患者的生命。除了检查血液淀粉酶外，超声检查对诊断有一定的帮助。

【临床表现】

急性胰腺炎患者在发病前常有饮酒、暴饮暴食或高脂餐史，有些患者既往有胆石症发作史。急性腹痛是急性胰腺炎最突出的症状，也是最先出现的症状。疼痛为持续性，逐渐加重，如患者伴有胆石发作，则兼有右上腹绞痛，占 5% ～ 20%。有后背及腰部牵涉痛患者占 40% ～ 50%。消化道症状有恶心、呕吐、腹胀、肠麻痹。此外有黄疸、发热、腹水、胸水、电解质紊乱、出血、皮下瘀血斑及休克。特别严重的患者，可甚至猝死。患者常常伴有血清、尿淀粉酶增高。

【声像图表现】

1）二维灰阶超声

①胰腺肿大：胰腺弥漫性体积肿大，以前后径增大为主。个别为局限性肿大，多见于胰头和胰尾，与胰头副胰管或胰尾胰管梗阻形成局限性炎症有关（图 4-4）。

②形态和边缘的变化：轻型炎症时，边缘整齐，形态规则；重型时，边缘模糊不清，形态不规则，胰腺与周围组织分界不清。

③内部回声：水肿型为均一的低回声（图 4-5），出血坏死型内部呈高低混合回声，有液化和钙化灶。

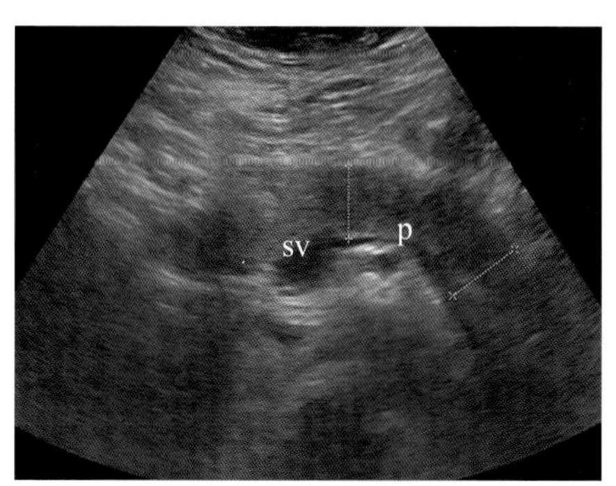

图 4-4 急性胰腺炎声像图

胰腺稍饱满，边界模糊，回声明显不均；P：胰腺；SV：脾静脉

④胰管：轻度扩张或不扩张，当胰液外漏时扩张可消失或减轻。

⑤积液：常见于胰周、小网膜囊、肾前旁间隙，严重者有腹腔、盆腔、胸腔积液。

⑥假性囊肿：反复发作的患者，可发生于胰周或胰内。

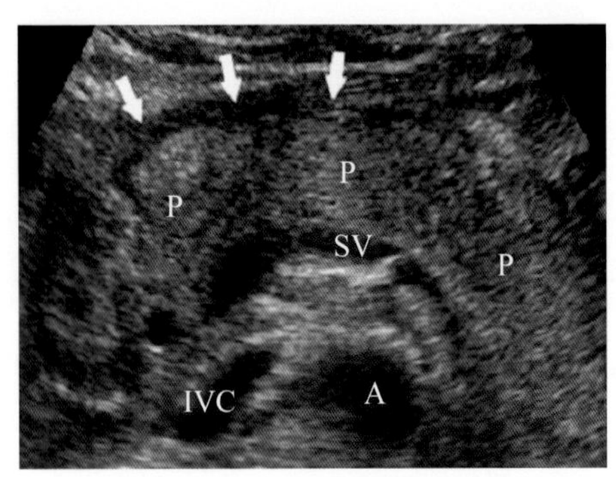

图 4–5　急性水肿型胰腺炎声像图

胰腺弥漫性肿大，内部呈低回声；P：胰腺；SV：脾静脉；IVC：下腔静脉；A：腹主动脉；↑：胰腺

2）超声内镜检查

对胰腺肿大、回声异常、胰周积液、胆道结石有更高的敏感性，尤其对于急性胆源性胰腺炎有较高的诊断价值。

【诊断与鉴别】

大多数病例有较典型的超声表现，结合临床表现和血淀粉酶检查，一般可得到诊断。需与急性胰腺炎相鉴别的疾病有：

1）急性胰腺炎和慢性发作性胰腺炎相鉴别：慢性胰腺炎急性发作的超声表现可与急性胰腺炎的混合回声型相似，根据声像图很难鉴别。后者有多次急性发作史，必须动态观察，一般可以鉴别。

2）局限性急性胰腺炎与胰腺癌相鉴别：后者边缘不规则、内部回声不均、后方回声衰减、向外突起或向周围浸润，肿块内无贯通胰管，胰外无积液等超声表现，还可结合病史、查血CA199、胰淀粉酶等，必要时行超声引导下活检。

3）弥漫性肿大的急性胰腺炎与弥漫性胰腺癌相鉴别：胰腺癌有向周围呈“蟹足”样或“锯齿”样浸润性生长，周围器官移位，周围血管受压或受侵，胰周淋巴结肿大等，结合临床资料予以鉴别。

2. 慢性胰腺炎

【病因及病理】

慢性胰腺炎（chronic pancreatitis）往往是急性胰腺炎治疗不彻底，迁延而来。慢性胰腺炎的胰腺轻度增大，有 28% ～ 50% 的患者胰腺可以正常大小。肿块边界欠规整，内部纤维组织增多，如有反复多次发作，可以形成慢性复发性胰腺炎，胰管阻塞亦可形成假性囊肿。

【临床表现】

1）腹痛是慢性胰腺炎最突出的症状，约 75% ～ 90% 患者都有程度不等的腹痛。腹痛多呈反复发作的上腹部疼痛，饮酒、饱餐可诱发。慢性胰腺炎的腹痛常有胰腺疼痛体位特点，即患者喜坐位或前倾，平卧位时或进食后疼痛加重；前倾俯坐或屈腹时可使疼痛缓解。

2）体重减轻为仅次于腹痛的一种较常见的症状，约 75% 的患者有此表现。

3）腹泻是慢性胰腺炎的典型表现，约 30% 的患者可有腹泻，典型的可为脂肪泻。此外，尚有黄疸，糖尿病等。

【声像图表现】

不同病理类型的胰腺炎有不同特征的声像图表现。

1）二维超声

①胰腺可以缩小或正常，如为局限性胰腺炎，可成假瘤型改变；

②形态和边缘：胰腺形态僵硬，边缘不规则，这是大部分慢性胰腺炎的重要表现；

③内部回声：大部分患者胰腺内部回声粗糙、增高，或呈“斑点”状强回声，是胰腺实质钙化的标志（图 4-6）；

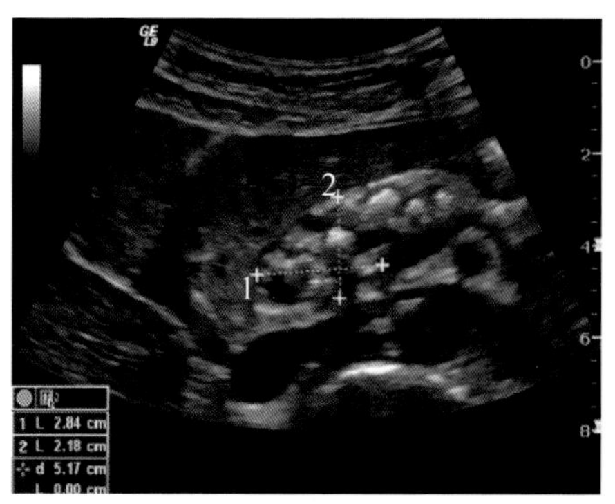

图 4–6　慢性胰腺炎声像图

胰腺体积减小，形态欠规则，内部回声不均匀，其内可见多发强回声

④胰腺结石：对慢性胰腺炎有确诊价值，常见于钙化型慢性胰腺炎后方伴声影；

⑤胰管扩张：为不均匀性扩张，粗细不均，典型的为“串珠”样改变，钙化型胰腺炎常伴有胰管内结石形成，胰管扩张较明显；

⑥胰腺假性囊肿：可发生在胰腺内和胰周，囊壁较厚而不规则，边界模糊，囊内可见弱回声。

2）彩色多普勒超声

无明显血流动力学的改变。

3）超声内镜检查

能更敏感地检出胰腺包膜不规整，内部回声不均匀，细小钙化灶和结石，以及胰管的“串珠”状改变，同时还可辅助穿刺活检组织学诊断。

【诊断与鉴别】

如有急性胰腺炎发作史，胰腺轻度增大，边界欠规整，胰腺钙化灶，胰管结石，胰管不规则扩张，胰腺假性囊肿，可提示为慢性胰腺炎。需与慢性胰腺炎相鉴别的疾病有：

1）假瘤型胰腺炎与胰腺癌相鉴别

两者均以胰头多见。①假瘤型胰腺炎的假瘤特征：内部为低回声，其内有强回声钙化灶，后方回声衰减不明显，假瘤境界不清，内有胰管贯穿，胰管呈“囊”状、“串珠”状扩张，有时伴有结石，管壁增厚毛糙，回声增强，随症状的减轻和加重，肿块大小可发生变化。②胰腺癌特点为病灶呈低回声，后方回声多数衰减，与周围组织分界清或向周围组织呈“蟹足”样或“锯齿”样浸润生长，胰管均匀性扩张，管壁光滑，可见胰管中断现象，即肿块内无胰管贯通，胰周可见肿大淋巴结，并可见肿瘤压迫血管。但实际工作中两者鉴别困难，必要时行超声引导下穿刺活检术。

2）慢性胰腺炎与弥漫性胰腺癌相鉴别

全胰腺癌的超声特点：①胰腺呈弥漫性不规则肿大，边缘不规整，呈膨胀性生长状态。②内部为低回声，回声不均。③后方回声衰减。④弥漫性胰腺癌的癌瘤在生长过程中压迫主胰管引起张力性扩张，胰管形态规则，管壁光滑，并可见到胰管中断现象。⑤周围器官移位，胰周淋巴结肿大。⑥周围血管受压或被侵犯。必要时行超声引导下穿刺活检术。

3）老年胰腺萎缩与慢性胰腺炎相鉴别

老年胰腺的特点：胰腺大小正常或缩小，形态正常，边界清晰，边缘欠平滑，内部回声高但均匀，胰管无扩张或轻度均匀扩张。无胰腺炎病史。

3. 胰腺钙化

【病因及病理】

慢性胰腺炎或胰腺结核等疾病可引起胰腺钙化（pancreatic calcification）。

【临床表现】

上腹痛等慢性胰腺炎及其相关疾病的症状、体征。

【声像图表现】

胰腺内显示强回声斑或强回声点，单发或多发，胰管可以呈“串珠”样轻度扩张，沿胰管分布，钙化较大时，可以在钙化后方有声影（图 4-7）。

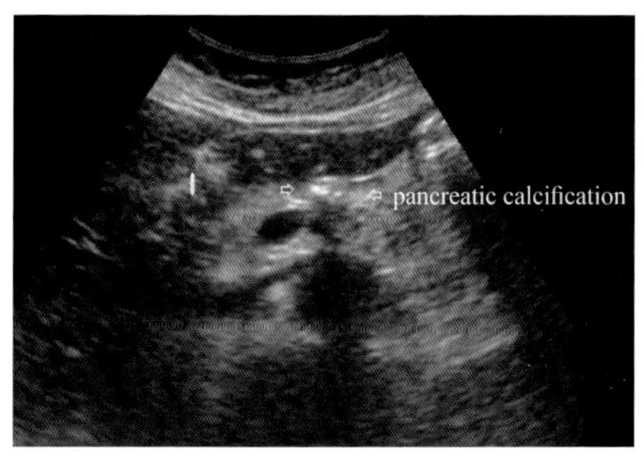

图 4-7 胰腺钙化声像图

胰腺内多发强回声点；↑：钙化；pancreatic calcification：胰腺钙化

【诊断及鉴别】

胰腺钙化应该考虑慢性胰腺炎的存在，在鉴别胰腺结核时，应该注意照胸片、结核菌素试验等加以区分。

4. 胰管扩张

【病因及病理】

胰管发生阻塞，引流受阻，形成胰管扩张（pancreatic duct

dilation）。但是必须寻找阻塞的原因，才能正确诊断及处理。常见的原因：慢性胰腺炎、胰管内蛔虫、胰腺癌等。

【临床表现】

上腹痛等胰腺炎及其相关疾病的症状、体征。

【声像图表现】

正常的胰管为 2 ～ 3 mm，大于 3 mm 时，则考虑胰管扩张。均匀性扩张应考虑肿瘤压迫；如边界欠规整，胰管呈“串珠”样扩张（图 4–8），考虑慢性胰腺炎；胰管内有双线强回声条，考虑胰管蛔虫。

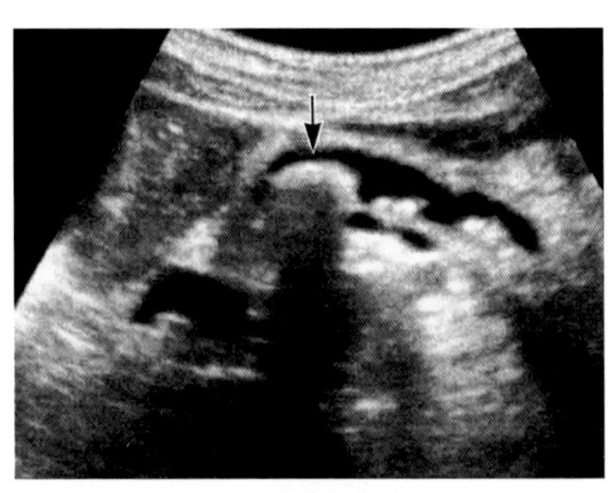

图 4–8　胰管扩张伴结石

↑：胰管结石

【诊断及鉴别】

典型的胰管扩张，超声显示清晰，结合临床，诊断并不困难。当超声显示不够典型时，应该紧密结合临床及超声图像进行诊断，可以获得满意的效果。

5. 胰腺囊肿

【病因及病理】

胰腺囊肿（pancreatic cyst）分真性囊肿和假性囊肿两大类。真性囊肿包括先天性囊肿、潴留性囊肿、寄生虫性囊肿及肿瘤性囊肿。胰腺囊肿以假性囊肿最多见，常见的病因为急性或慢性胰腺炎、胰腺外伤和胰腺手术后，胰周的组织渗液被大网膜包裹形成。假性囊肿较大时，可以占据整个上腹部。较大的假性囊肿可以超声引导下穿刺抽液治疗。

【临床表现】

胰腺真性囊肿临床表现与囊肿的种类、部位及大小有关，无特异性，多数无症状。胰腺假性囊肿可表现为上腹痛和消化道症状。

【声像图表现】

（1）先天性囊肿

胰腺实质内单发或多发的无回声，圆形或椭圆形，壁薄，后壁回声增强，体积小，常合并肝、肾、脾等囊肿。

（2）潴留性囊肿

由于胰管梗阻，胰液在胰管内滞留所致，囊肿一般较小，单房，超声可见胰管与囊肿相通。

（3）寄生虫性囊肿

多发生于肝脏包虫囊肿，偶见于胰腺内，囊内可见数目、大小不等的子囊或囊砂，囊壁的厚度与病程有关，囊壁上不规则的点片状强回声是重要的特点。

（4）肿瘤性囊肿

详见胰腺囊腺瘤和囊腺癌。

（5）假性囊肿

单个或2～3个，大者占据整个上腹部，形态类圆形，可有分隔，囊液清晰，坏死或继发感染者内部可见点片状中低回声。囊肿常挤压周围器官，使其受压或移位，并与周围器官粘连（图4-9，图4-10，图4-11）。

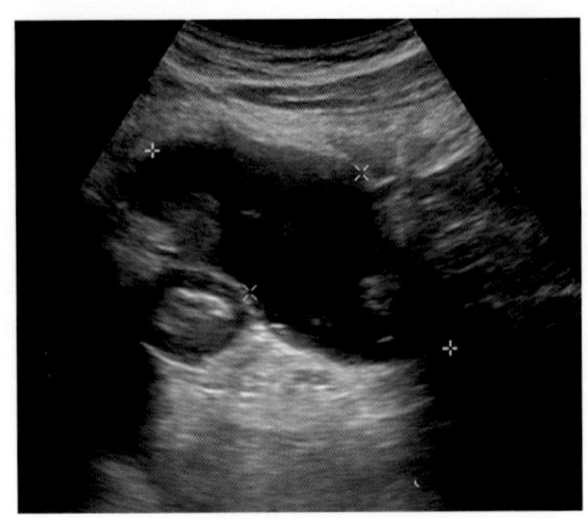

图 4-9　胰腺假性囊肿声像图（Ⅰ）
囊肿发生于胰体前方

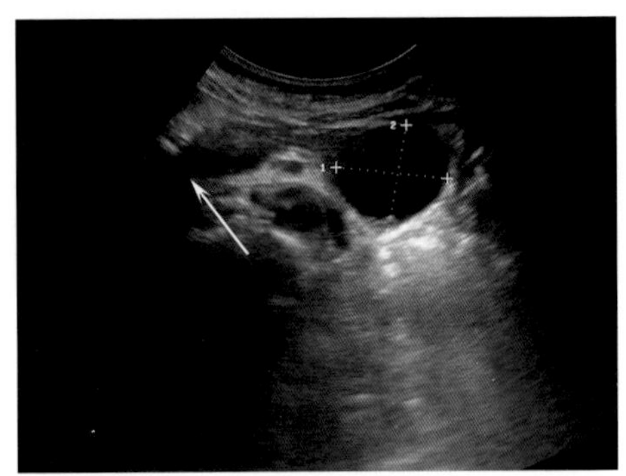

图 4-10　胰腺假性囊肿声像图（Ⅱ）
囊肿发生在胰体、尾交界区；游标所示：假性囊肿；↑：胰头

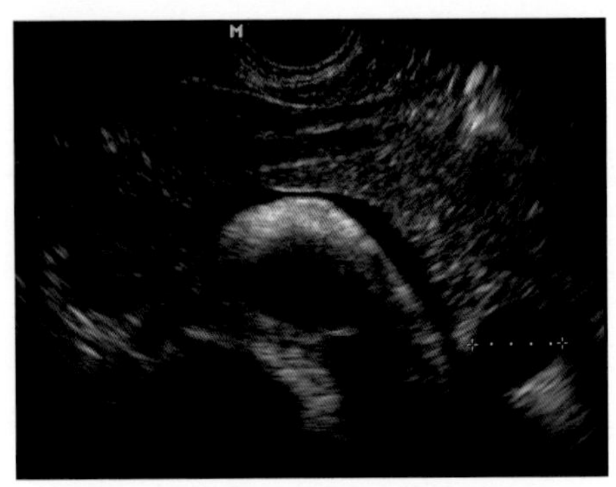

图 4-11　胰腺假性囊肿声像图（Ⅲ）
囊肿（+…+）发生于胰尾内

【鉴别诊断】

1）与真性囊肿的相鉴别：后者较小、壁薄、囊液清，无急性胰腺炎的发作史，无手术、外伤病史。

2）与胰腺外囊肿相鉴别：后者囊肿包膜与胰腺被膜不相连，深呼吸时囊肿运动与胰腺运动不一致。如胰头部囊肿，应与胆总管囊肿、肝囊肿及右肾囊肿相鉴别。胰体部囊肿应与胃内积液、网膜囊积液相鉴别。

3）与胰腺脓肿相鉴别：后者无其壁增厚、粗糙、不规则，透声性较差。与典型的单纯胰腺囊肿不难鉴别。

4）与胰腺囊腺瘤相鉴别：后者囊壁厚而不规则，呈囊实性，有较丰富的血流信号。

6. 胰腺癌

【病因及病理】

胰腺癌（pancreatic cancer）是常见的消化系肿瘤，高发年龄为45～65岁，男性多见，病因尚不明确。病理分为胰管上皮细胞发生的胰腺导管上皮癌、腺泡细胞发生的腺泡细胞癌和胰岛细胞发生的胰岛细胞癌，以及其他器官癌肿而来的转移癌等。胰腺导管上皮癌最多见。胰头癌容易侵犯胆总管和门静脉；胰体癌容易侵犯脾静脉、脾动脉、肠系膜上动脉和腹膜后神经丛；胰尾癌容易侵犯门静脉和脾血管。

【临床表现】

胰腺癌出现临床症状时往往已属晚期，因在病程早期患者可无症状或症状很不典型，70%～80%的胰腺癌发生在胰头部，体、尾部次之，有时全胰均有。

1）胰腺癌的主要症状是黄疸，特别是胰头癌。胰头癌引起的黄疸是进行性加重。胰体癌或全胰癌只是在病程的晚期才可有少数患者出现黄疸。

2）腹痛：因肿瘤部位的不同而异，胰头癌的患者往往可有进食后的上腹部胀满不适或腹痛，胰体、尾部癌腹痛往往在左上腹或脐周，后期因肿瘤侵及腹膜后神经组织而引起腰背痛，可呈束带痛。

3）食欲不振、消化不良，致使患者周身无力、体重减轻。

4）体征：在出现梗阻性黄疸时，可因胆汁淤积而肝脏肿大，胆囊肿大。少数患者可有锁骨上淋巴结转移。

【声像图表现】

1）二维灰阶超声

①胰腺内肿物小于 2 cm 时多为均匀低回声、圆形，随肿瘤增大部分可有钙化、液化，或呈高回声改变，肿物境界不清，呈浸润性生长，形态不规则，后方回声衰减（图 4–12）。②胰腺癌较大时胰腺形态异常，轮廓不清。③胰管不同程度均匀性扩张。胰头癌、肿大的淋巴结浸润或压迫胆总管可使胆管扩张。④胰周血管被肿瘤挤压、变形，或被肿瘤包绕。⑤周围器官的侵犯：常侵犯的器官有十二指肠、胃、脾、胆囊等，器官表面的正常浆膜界面消失。⑥淋巴结转移。⑦胰腺后方腹膜增厚：腹膜后组织回声减低，脾静脉背侧至肠系膜的垂直距离大于 0.7 cm，表明腹膜后神经丛和肠系根部受侵犯。

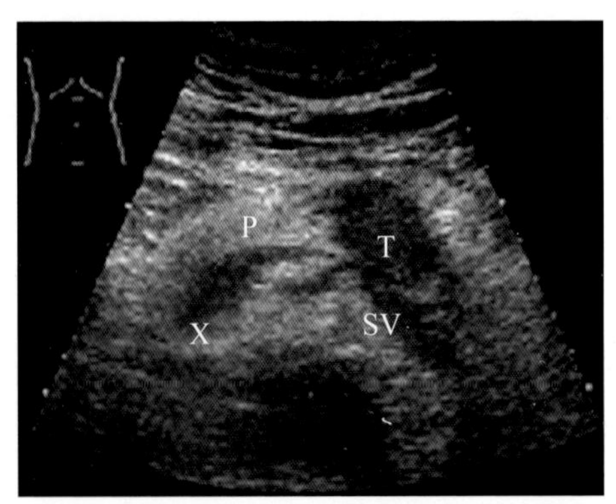

图 4–12　胰尾癌声像图

T：胰腺体尾交界处肿瘤；P：胰腺；SV：脾静脉；
X：脾静脉与肠系膜上静脉汇合处

2）彩色多普勒超声

直径 4 cm 以内的胰腺癌内很少能检测出血流信号，肿瘤增大时可于周边部分检出低速血流（图 4–13，图 4–14），远比肝癌、壶腹癌、肾癌和胰腺的其他类型的癌肿血流稀少。

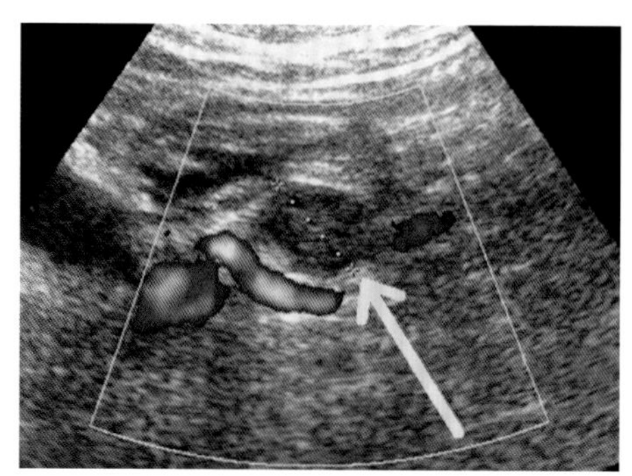

图 4-13 胰头癌声像图

胰头区低回声，边界不清；CDFI：周边见丰富条形血流信号；↑：胰头癌

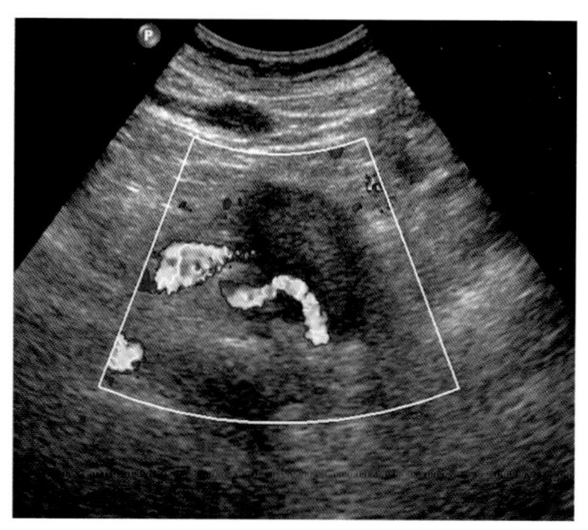

图 4-14 胰体癌声像图

胰体见低回声区；CDFI：周边可见较丰富血流信号

【诊断及鉴别】

胰腺内回声不均，边界不清、后方回声衰减、内部血供贫乏的肿物，是诊断胰腺癌最直接的证据。肿瘤不明显，以胰胆管扩张或胰腺局部肿大为主时，需进行进一步检查。

（1）假瘤型胰腺炎

主要特点：①与正常组织分界不如胰腺癌清楚，内部回声均匀，与正常胰腺组织相比回声性质不变，只是回声水平不同。②胰管扩张程度轻，胰管内径粗细不均。③有胰管穿通征。④有慢性胰腺炎的超声表现。⑤内有正常血管走行。

（2）胰腺囊腺瘤、囊腺癌

主要特点：①多生长在胰体或胰尾部。②肿瘤为多房性囊性肿物，囊壁厚，内壁不光滑。③部分肿瘤以实性回声为主，但透声性好，后方回声无衰减。④胰管扩张较少见。⑤肿瘤内血流较胰腺癌丰富。⑥出现转移较胰腺癌晚。

（3）胰岛素瘤

主要特点：边界平滑清晰，回声较胰腺癌高，内部血流丰富。

（4）壶腹周围癌

主要特点：①病灶较小即出现黄疸、胆管扩张。②肿瘤发生在管腔内，而非外压性。③肿瘤血供较丰富。④胰腺肿大不明显。

（5）腹膜后肿瘤

位于脾静脉的后方，成分叶状结构，与胰腺有一定的边界。胆管扩张较少见。

（6）慢性胰腺炎与全胰腺癌

慢性胰腺炎内部回声不均，形态基本正常，无浸润性生长，不侵犯血管。淋巴结小而少，内部回声均匀。

7. 胰岛细胞瘤

【病因及病理】

胰岛细胞瘤（islet cell adenoma）为胰岛细胞发生的肿瘤，多发生在胰腺的体尾部。肿瘤往往很小，质地均匀，有包膜。平均直径 1 ～ 2 cm，80% 为良性。

【临床表现】

胰岛素瘤很少见，分功能性和非功能性。好发于青壮年，女性多于男性。功能性胰岛素瘤典型的症状为低血糖发作，在清晨或傍晚空腹时或劳累后出现症状，出现的症状多样，这与低血糖的程度有关。大多数为良性。仅 10% ～ 20% 为恶性。

【声像图表现】

1）边界清晰、规则、光滑的圆形低回声肿瘤。少数为强回声，部分可有囊性变（图 4-15）。

2）肿瘤尾侧胰管无明显扩张。

3）肿瘤体积较小，体外超声常常不易显示，超声内镜检查有助于检出病变。

4）肿瘤内部血流信号丰富。

5）恶性胰岛细胞瘤体积较大，边界不整，有浸润性生长趋势，并向淋巴结和远处器官转移。

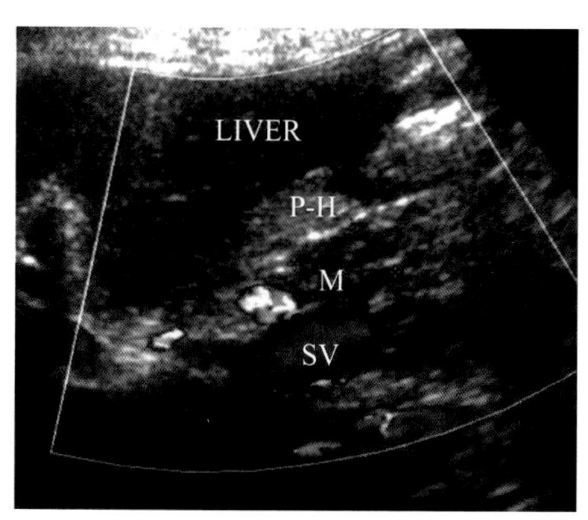

图 4-15 胰岛细胞瘤声像图

胰体部胰岛细胞瘤（M），呈圆形，边界清，包膜完整；

LIVER：肝脏；SV：脾静脉；P-H：胰头

【诊断及鉴别】

因胰岛细胞瘤很小，超声很难发现，故诊断本病的价值有限。如果胰岛细胞瘤长大到 2 cm 时，超声可以进行定位诊断。如果超声未能发现肿瘤，仍不能排除本病；还应进一步进行 CT、MRI 等检查，以明确诊断。如肿瘤很大，又无临床症状，应该考虑无功能性胰岛细胞瘤。

8. 胰腺囊腺瘤（癌）

【病因及病理】

胰腺囊腺瘤（癌）（cystadenoma of pancreas，cystadenocarcinoma of pancreas）是一种少见的胰腺外分泌肿瘤，本病多见于女性，平均年龄为 35 ～ 50 岁，胰腺囊腺瘤好发于胰体、尾部，起源于胰管上皮，组织学上分为浆液性囊腺瘤和黏液性囊腺瘤，浆液性囊腺瘤由数毫米大小的小囊聚集而成，小囊内壁覆盖有单层扁平上皮，肿瘤有完整的包膜，表面光滑，极少恶变。黏液性囊腺瘤由较大的单房和多房囊肿组成，囊壁厚薄不均，囊与囊之间有相当的实质成分，囊内表面覆盖有圆柱状上皮，如发生乳头状增生，则有较高的恶变倾向。囊腺癌约占胰腺癌的10%，可由囊腺瘤恶变而来或一开始即为恶性，转移较晚，预后比胰腺癌好。

【临床表现】

肿瘤生长缓慢，早期多无症状；最早出现的症状为疼痛、闷胀或不适，轻重不一，常不引起患者注意，随着时间推延，腹痛、闷胀症状亦逐渐加重，往往在餐后加重，服药无效。胰腺囊腺瘤与囊腺癌在临床表现方面和声像图上均难以鉴别。

【声像图表现】

1）二维灰阶超声

小的胰腺囊腺瘤呈多房或“蜂窝”状无回声，囊壁回声增强，也可表现为类似实性肿块的高回声或低回声病灶，但其透声性好，瘤体后方回声增强。大的囊腺瘤表现以囊性为主的肿物，内部呈无回声，常有分隔，并伴有实性部分的团块状高回声。囊壁回声增强，且不规则增厚，有的呈“乳头”状突向腔内。壁上可有点状强回声钙化，其后方伴声影。肿物呈类圆形或分叶状（图4-16）。

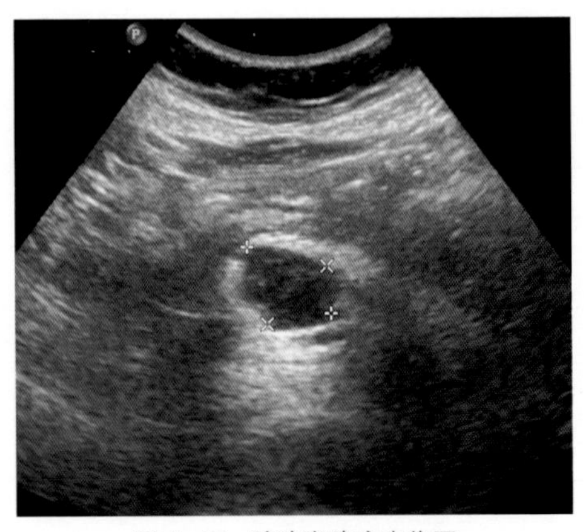

图4-16　胰腺囊腺瘤声像图

胰头部可见囊实性肿物，形态规则，边界清，内部呈无回声伴有团块状中等回声

胰腺囊腺癌的声像图表现与囊腺瘤十分相似，难以鉴别。但有时囊腺癌可显示边缘模糊、不整齐，内部回声杂乱，囊内乳头样增生明显，向邻近器官浸润性生长，周围淋巴结肿大。胰管部分可有轻度扩张，多数无明显变化。

2）彩色多普勒超声

囊腺瘤血供较胰腺癌丰富，肿瘤内可检测到动脉血流信号。囊腺癌内更易检出血流信号（图4-17），如肿瘤侵犯周围血管，出现相应的超声表现，可参考胰腺癌部分。

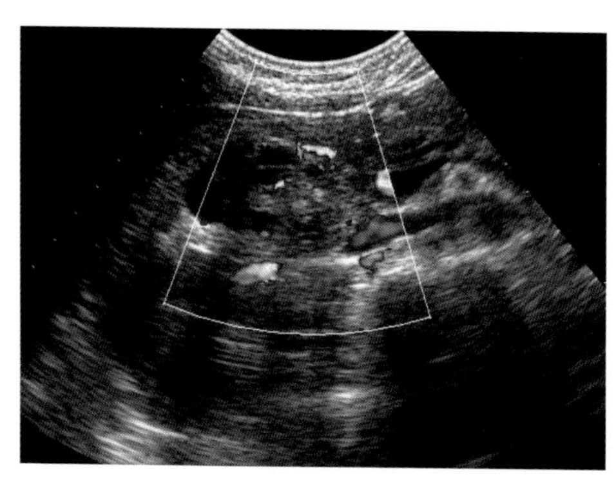

图4-17 胰腺囊腺瘤彩色多普勒超声图

显示内部及周边可探及血流信号

【诊断及鉴别】

胰腺内以多房囊性为主的囊实混合回声肿瘤提示囊腺瘤。肿瘤有浸润生长趋势，囊壁上有乳头状突起者，提示为囊腺癌。需与下列疾病鉴别：

1）胰腺癌　主要特点：好发于胰头部，内部为实性低回声，后方回声衰减明显，常伴胰管扩张，瘤内无血流信号；

2）胰腺假性囊肿　主要特点：囊壁相对厚薄均匀，呈圆形或类圆形，体积较大，有胰腺炎、外伤、手术病史；

3）胰腺包虫囊肿　包虫囊肿以肝脏多见，囊内可见囊砂或子囊，无乳头状突起。

9. 其他少见肿瘤

（1）胰腺实性假乳头状瘤

【病因及病理】

胰腺实性假乳头状瘤（solid pseudopapillary tumor of the pancreas）

亦称乳头状－囊性肿瘤或乳头状上皮性肿瘤，是一种少见的起源于胰腺外分泌腺，是良性或低度恶性肿瘤，其生长缓慢，可发生于胰腺的任何部位。

【临床表现】

多无明显症状，常表现为腹部无痛性包块，患者多以腹胀、腹痛就诊。当位于胰头区的病灶较大时，可出现胰胆管梗阻症状。

【声像图表现】

肿瘤多呈圆形或椭圆形，形态规则，边界清，多数有完整包膜。内部呈低回声间有形态不规则无回声（囊实性）或完全呈低回声（实性）（图 4-18），个别呈完全性无回声（囊性）。肿瘤多位于胰腺边缘，后方无衰减，部分后方有轻度增强。少数肿瘤周边可见钙化。彩色多普勒超声检查肿瘤可为少血流或血流丰富（实性血流较丰富，囊性或囊实性为少血流）。

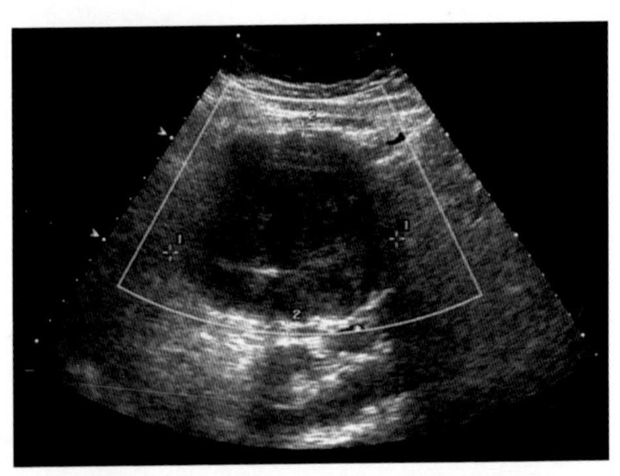

图 4-18　胰腺实性假乳头状瘤声像图

囊性为主的囊实性包块，并可见较大乳头状的结构突入囊腔

（2）胃泌素瘤

【病因及病理】

胃泌素瘤（gastrin adenoma）为具有分泌胃泌素功能的肿瘤。可发生于胃、十二指肠、胰腺及小肠等部位，最常见的发病部位是胃和十二指肠。胰腺胃泌素瘤发病率在胰腺内分泌肿瘤中占第二位，中青年男性好发，约 60% 为恶性肿瘤。

【临床表现】

有顽固性的上消化道溃疡、腹泻、脂肪泻及贫血等。实验室检查有高胃泌素血症。

【声像图表现】

肿瘤多位于胰腺头、尾部，位于胰体较少见，大多数患者肿瘤为多发且体积较小，呈低回声，边界清晰、规则，内部回声较均匀，胰管无扩张，常规超声难以发现，CDFI：内部常可见丰富的血流信号。

（3）*胰高血糖素瘤*

【病因及病理】

胰高血糖素瘤（glucagonoma）肿瘤分泌大量胰高血糖素，在胰腺内分泌肿瘤中较少见。多见于 50 ～ 60 岁，女性多见。

【临床表现】

主要表现为糖尿病，坏死性游走性红斑，贫血，体重减轻，静脉血栓，舌炎，胰高血糖素升高。恶性肿瘤占 87%。肿瘤恶性程度高，90% 发生肝转移，30% 发生淋巴结转移。

【声像图表现】

肿瘤多位于体尾部，为不均匀高回声，边界清晰，内部血流丰富。

（4）*胰母细胞瘤*

【病因及病理】

胰母细胞瘤（pancreatoblastoma）多见于儿童，好发年龄为 2 ～ 5 岁，男性多见，男女比为 1.2 ∶ 1，预后一般较好。形态学特征与人胚胎第 8 周的胰腺组织相似，瘤组织主要由上皮成分和间叶成分构成，细胞丰富。

【临床表现】

无特异性临床症状，最常见的临床表现是上腹部包块（70%），其次是上腹部疼痛，少部分病例还表现为腹泻、梗阻性黄疸、恶心呕吐、体重下降、发热等；部分新生儿患者还合并有 Beckwith-Wiedemann 综合征。值得提出的是约有 17% 的病例伴有血清 AFP 浓度升高。

【声像图表现】

肿瘤呈中等回声、低回声或强回声，内部回声不均匀，部分内部可见斑点状钙化和（或）形态不规则的无回声，肿瘤边界清或不清。

（5）胰腺淋巴瘤

【病因及病理】

胰腺淋巴瘤（pancreatic lymphadenoma）是一种较罕见的胰腺肿瘤，仅占胰腺肿瘤的 1%，可能与遗传、病毒感染、环境因素或继发于其他恶性肿瘤等有关，其主要病理类型是 B 细胞非霍奇金淋巴瘤。绝大多数病例是全身淋巴瘤累及胰腺，少数也可起源于胰腺，称为原发性胰腺淋巴瘤。

【临床表现】

以腹痛、黄疸和体重下降最常见，可伴有食欲不振、消化不良。来源于全身性淋巴瘤的病例还常可见浅表淋巴结肿大，2% 的患者存在发热、寒战、盗汗。

【声像图表现】

原发胰腺淋巴瘤在全部淋巴瘤中所占比例＜ 1%，占胰腺所有肿瘤的 1.5% ～ 3%，其预后较好。原发胰腺淋巴瘤的肿块相对较大，70% 大于 6 cm，大多数肿瘤表现为胰腺内均匀低回声，边界不清，局部浸润，一般胰管无扩张。部分肿瘤可浸润整个胰腺，表现为胰腺肿大，弥漫回声减低，胰管轻度扩张或无扩张。个别病例表现为胰腺内无回声，内有分隔，呈多房囊性（图 4-19），CDFI 显示肿瘤内及周围有点状血流（图 4-20）。

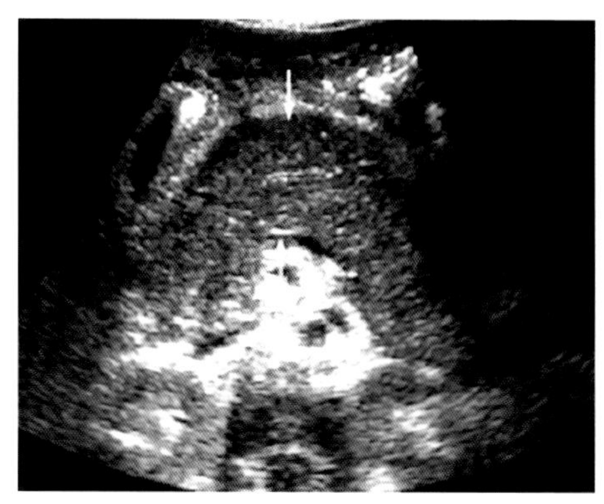

图 4-19 胰腺淋巴瘤声像图

↑：胰腺弥漫性肿大，弥漫性回声减低

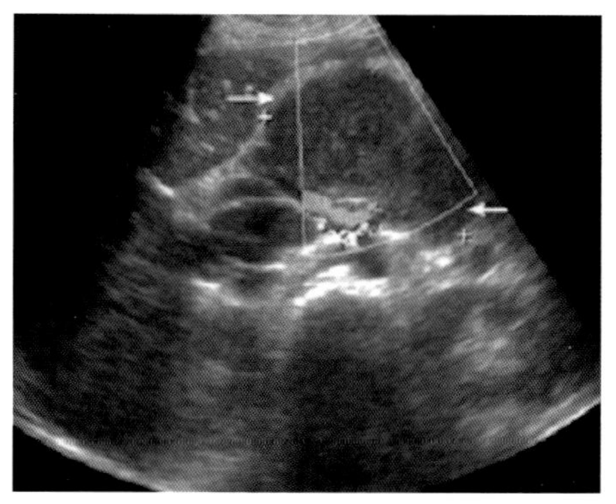

图 4-20 胰腺淋巴瘤 CDFI 血流图

胰头部可见一低回声包块（↑），周边少许血流信号

【诊断及鉴别】

胰腺淋巴瘤与胰腺癌均为低回声，两者超声图像很难鉴别。以下几点可帮助鉴别：①胰腺淋巴瘤病灶通常大于胰腺癌。②原发性胰腺淋巴瘤通常无明显胰管扩张和胰管受侵表现。③胰腺淋巴瘤较胰腺癌腹膜后淋巴结肿大常见，且常伴有浅表淋巴结肿大。

（6）胰腺肉瘤

【病因及病理】

胰腺肉瘤（sarcoma of pancreas）指来源于胰腺间叶组织的恶性肿瘤。包括平滑肌肉瘤、软骨肉瘤、恶性纤维组织细胞瘤、纤维肉瘤、横纹肌肉瘤、恶性神经鞘瘤、血管肉瘤、恶性血管外皮瘤等。本病好发于青少年，甚至婴幼儿。

【临床表现】

早期肿瘤较小时，没有任何症状。肿瘤长大时，可出现上腹部隐痛不适，压迫或侵犯腹腔神经时可出现腰背酸痛。半数患者就诊时上腹部可触及肿块，质地较硬，移动度差，肿瘤压迫或刺激胃肠道出现恶心，呕吐，病程晚期患者低热，消耗性体重下降。

【声像图表现】

肿瘤常常大于 10 cm，有包膜，边界清，呈低回声，内回声强弱不均，可见钙化或囊性变，CDFI：实性部分血流丰富。

10. 胰腺先天性疾病

（1）环状胰腺

环状胰腺（annular pancreas）较为罕见，胰腺是由腹侧原基（形成胰头）和背侧原基（形成胰体尾）融合而成。胰腺在胚胎组织发生第 5 ～ 7 周，由于胰腺分化和肠扭转等异常使胰腺组织环绕十二指肠而发生。环状胰腺依据临床症状出现的早晚分为：新生儿型、小儿型、成人型、无症状成人型四型。成人型多以消化性溃疡、胆道疾病、胰腺炎、十二指肠梗阻等合并症而发病。

声像图显示胰头增大，回声不均匀，胰头中部可见十二指肠降部通过，通过的十二指肠降部管壁增厚，回声减低，管腔变窄，十二指肠明显扩张。

（2）异位胰腺

异位胰腺（heterotopic pancreas）亦称迷走胰腺（aberrant pancreas）或副胰（accessory pancreas），凡在胰腺本身以外生长的、与正常胰腺组织既无解剖上的联系，又无血管联系的孤立的胰腺组织，均称为异位胰腺，属于一种先天性畸形。异位胰腺多数无任何症状，仅少数幽门前区的异位胰腺，可引起幽门梗阻症状。超声无特异性表现，难以明确诊断。

11. 胰腺外伤

胰腺外伤（pancreatic trauma）可为断裂伤或挫伤，胰腺断裂表现为包膜及实质连续性中断，断端间见无回声或混合回声，胰腺增大或无增大，小网膜囊内和（或）腹腔可见积液。胰腺挫伤表现为胰腺增大，回声减低或强弱不均，胰周见积液。胰腺外伤可形成胰腺假性囊肿。由于外伤患者移动受限和腹部胀气，影响超声检查，诊断符合率相对低，CT为胰腺外伤更好的影像诊断工具。

小结

总结胰腺异常声像图的分类及其常见原因如下：

■ 胰腺大小

①弥漫性肿大：急性胰腺炎、慢性胰腺炎、弥漫性胰腺癌等。

②局限性肿大：胰腺良恶性肿瘤（如胰腺癌、胰腺囊腺癌、囊腺瘤、胰岛细胞癌等）、胰腺囊肿、急性胰腺炎、慢性胰腺炎、胰腺脓肿和出血等。

③胰腺缩小：老年人胰腺、慢性胰腺炎及胰腺形成不全或异位胰等。

■ 胰腺轮廓

①形态规则：急性胰腺炎。

②表面呈波浪状，凹凸不平：慢性胰腺炎等。

③局部膨隆，形态失常：胰腺良、恶性肿瘤和慢性胰腺炎形成炎性假瘤等。

■ 胰腺内部回声

①弥漫性和不均匀性回声增强：慢性胰腺炎、胰腺脂肪沉着、弥漫性胰腺癌及老年人胰腺等。

②弥漫性回声减低：急性胰腺炎，慢性胰腺炎急性发作及胰腺良、恶性肿瘤等。

③局限性回声增强：胰腺钙化、结石，浆液性腺癌，其他胰腺良、恶性肿瘤。

④局限性回声减低：急性胰腺炎，慢性胰腺炎急性发作及胰腺肿瘤等。常合并胰腺局限性扩大，胰管扩张。

⑤点状和斑状强回声：胰腺钙化、结石和慢性胰腺炎等。

⑥无回声：胰腺囊肿，急性胰腺炎并发胰内积液、胰腺脓肿等。

■ 胰管扩张

①均匀性或“串珠”样扩张，胰管贯穿病灶：急性胰腺炎或慢性胰腺炎。

②均匀性扩张，胰管突然中断，不贯穿病灶：胰腺肿瘤、壶腹癌等。

③胰管内有双线强回声条：胰管蛔虫。

■ 其他所见

①胆道扩张：胰头癌等。

②胰周血管和脏器受压、浸润和转移：胰腺癌等。

③脾静脉、肠系膜上静脉等周围炎症、狭窄和栓塞：急性胰腺炎等。

④胰外积液、积血：急性胰腺炎、慢性胰腺炎急性发作和外伤等。

⑤胰腺周围淋巴结肿大：胰腺恶性肿瘤等。

⑥肠道异常积气、肠麻痹、腹水和胸水：急性胰腺炎等。

超声可显示胰腺形态、大小、内部结构，图像清晰，为早期诊断胰腺疾病提供了无创、有效的检查方法。

（王红燕　张缙熙　吕　珂）

第 5 章

脾脏

【脾脏解剖】

脾脏（spleen）位于左上腹部，是人体最大的淋巴器官，其长轴与第 10 肋接近平行，下方不超过左侧肋缘，前方不超过腋中线。膈面贴膈腹腔面，脏面前上方与胃底接触，后下方与左肾上腺邻近，下方与胰尾和结肠脾面接触，中部为脾门，有血管和神经出入，组成脾蒂。

脾动脉绝大多数起自腹腔动脉，仅少数起自肠系膜上动脉或腹主动脉，直径为 4 ~ 5 mm，大部分沿胰腺上缘迂曲走行至脾门处分成 4 ~ 7 个分支进入脾脏，进入脾实质后分为前支及后支。在脾门处，一些短小静脉支汇合成 2 ~ 6 支较大分支静脉后汇合成脾静脉，脾静脉在脾动脉下后方，沿胰腺上后方略弯曲走行，直径为 5 ~ 8 mm。

脾脏具有造血、贮血等生理功能，同时还是重要的免疫器官。脾脏的体积常随机体的生理及病理状况而变化，在进食后或血压升高时，因含血量增加而脾脏变大；在运动、饥饿或失血后，因排血量增加而脾脏变小；因炎细胞弥漫性浸润、淤血、纤维化或血细胞、淋巴组织和网状内皮系统的异常增生浸润等原因引起肿大。

【适应证】

脾先天性异常，左上腹痛，左上腹肿块，脾脏肿大，脾脏囊性病变，脾实性占位病变，脾外伤，脾血管病变，脾萎缩，脾脏移位，自体脾移植观察，脾脏占位性病变超声引导下介入性诊断与治疗。

【检查前准备】

一般不需要特殊准备，如检查前禁食 8 ～ 12 h 或前一天晚上进清淡饮食，第二天晨起空腹检查，则效果更好；急诊无需特殊准备，空腹检查后饮水 300 ～ 500 ml 再进行检查，有助于左上腹肿物的鉴别诊断。

【检查方法】

仪器条件：选择二维实时灰阶超声仪或彩色多普勒超声仪。

探头选择：选择凸阵或线阵探头，探头频率 3.5 MHz。儿童可以应用 5.0 MHz 线阵探头，肥胖者可以应用 2.5 MHz 凸阵或线阵探头。

患者体位：常规体位为右侧卧位或右侧 45° 卧位，左上肢上举使肋间隙增宽，有利于探测切面显示，亦可采用仰卧位，肋间及肋下观察；脾脏较小或右侧卧位、仰卧位显示不满意或找不到脾脏时，可辅以俯卧位。

扫查方法：①先从左第 7 肋间开始，顺序向下斜切至左肋下，然后用冠状位纵切，由左腋后线向前至左锁骨中线止；②右侧卧位左侧腋前线至腋后线间第 7 ～ 11 肋间，逐一进行斜切，通过脾门显示脾静脉时肋间斜切面图，测量脾脏厚度及长径；③左肋缘下扫查，观察脾肿大程度；④仰卧位于左锁骨中线至腋后线做冠状切面，了解脾脏位置。

注意事项：①选择探头及调节仪器条件设置适宜，使图像显示最佳；②上腹部超声检查应常规检查脾脏；③认真全面扫查脾脏避免盲区，辅以深吸气运动，有利于脾脏的全面观察；④动态观察脾脏及其周围脏器的情况，了解全身疾病的临床资料，进行综合分析判断；⑤对于腹部外伤怀疑有脾破裂的要注意动态观察、密切随访。

第 1 节　正常脾脏声像图

【观察内容】

1）脾脏的位置、形态、大小、包膜、实质回声；

2）脾内部有无局限性病变及病变的形态、大小、边缘、回声强弱、回声是否均匀、周围及内部血流情况；

3）脾动、静脉的血流情况，脾门处血管内径；

4）脾周围脏器有无病变及对脾脏的影响。

【脾脏的常规测量】

正常脾脏大小随年龄及含血量的多少而变化，个体差异较大。

1）脾脏长径：通过脾脏肋间斜切面上测量，脾下极最低点到上极最高点间的距离，正常＜ 11 cm；

2）脾脏厚度：通过肋间斜切面显示脾门及脾静脉，脾门至脾对侧缘弧形切线的距离，正常成年男性＜ 4.0 cm，女性＜ 3.5 cm；

3）脾静脉内径：正常＜ 0.8 cm。

【声像图表现】

脾脏位于腋中线 9 ～ 11 肋间，厚径小于 4 cm，长径小于 11 cm，肋缘下扫查不到脾脏。肋间斜切面呈“半月”形，冠状切面呈“三角”形，轮廓清晰，包膜呈中等线状回声，表面光滑，实质为均匀细密偏低回声，其回声强度，低于肝脏，高于肾脏实质。随年龄的增长，脾脏回声略有增强（图 5–1，图 5–2）。CDFI：脾门部脾动脉为红色血流信号，脾静脉为蓝色血流信号。频谱多普勒显示脾动脉为单峰宽带搏动性频谱，脾静脉为带状连续性低速血流频谱（图 5–3）。

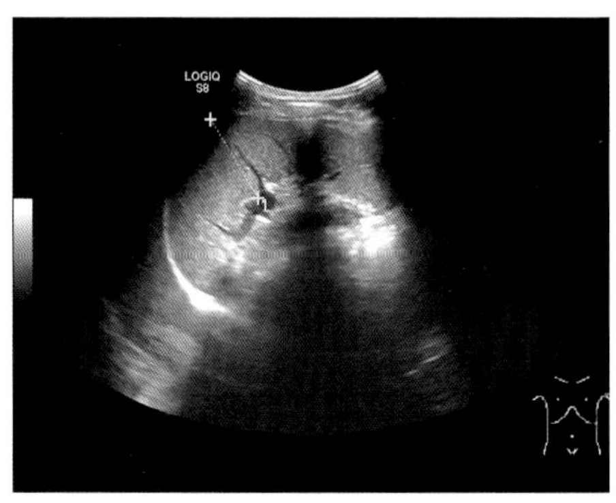

图 5–1　正常脾脏声像图

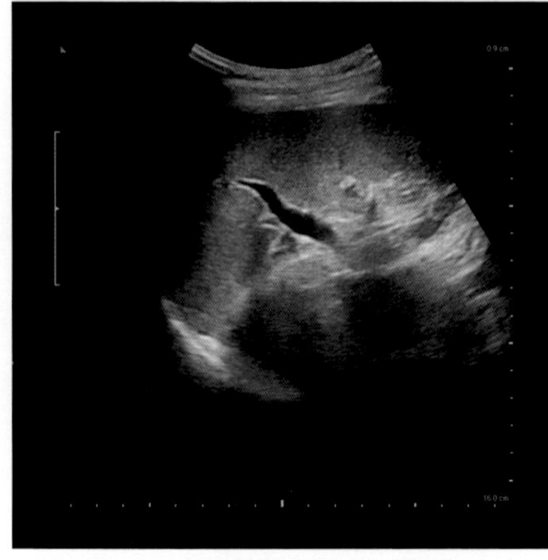

图 5-2　正常脾脏灰阶图（动态图）

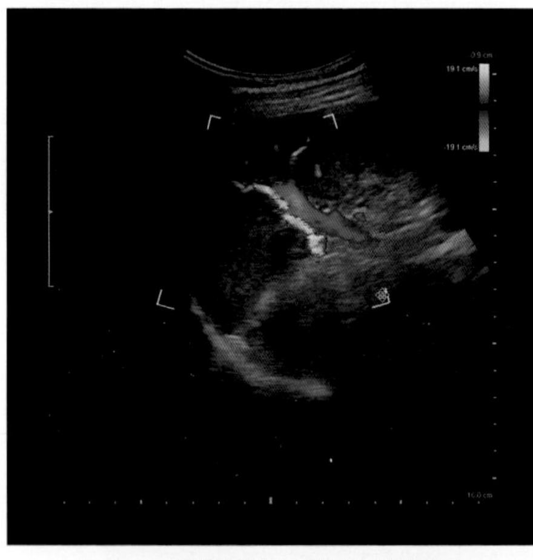

图 5-3　正常脾脏血流图（动态图）

第 2 节　脾脏病理声像图

1. 脾肿大

【病因及病理】

引起脾脏弥漫性肿大（splenomegaly）的原因：

1）各种感染性疾病，如肝炎、伤寒、传染性单核细胞增多症、全身性粟粒性结核、败血症等；

2）寄生虫病，如血吸虫病、疟疾、黑热病等；

3）淤血性疾病，如门脉高压性肝硬化、慢性充血性心衰、缩窄性心包炎、布加综合征、门静脉或脾静脉炎症、狭窄或血栓形成等；

4）血液性疾病，如白血病、恶性淋巴瘤、恶性网状细胞病、溶血性贫血、原发性血小板减少性紫癜等；

5）代谢性疾病，如高雪氏病、神经磷脂、网状内皮细胞病等；

6）结缔组织疾病，如系统性红斑狼疮、结节性动脉周围炎、皮肌病等。脾脏可因上述原因引起炎细胞弥漫性浸润、淤血、纤维化或血细胞、淋巴组织和网状内皮系统的异常增生浸润等原因而肿大。

【临床表现】

弥漫性脾肿大多为全身性疾病所致，临床表现具有引起脾肿大的系统性疾病的临床症状及体征，触诊检查成年人可于左季肋部触及肿大的脾脏。病因学诊断需要结合患者的超声所见、临床表现、实验室检查及影像学等特殊检查，进行综合分析判断，做出最后的诊断。

【声像图表现】

具有以下条件之一者，可考虑脾肿大：

1）脾脏厚度，成年男性＞ 4 cm、女性＞ 3.5 cm，或脾脏长径＞ 11 cm。

2）无脾下垂的情况下，脾下极超过肋下，或脾上极达到腹主动脉前缘。

3）仰卧位扫查，脾前缘贴近前腹壁，脾上极接近或越过脊柱左侧缘。

脾肿大的分度：平卧位深吸气时脾脏达左肋缘下 2 ～ 3 cm 为轻度肿大，3 cm 以上至平脐为中度肿大，达脐水平以下为重度肿大。

脾脏内部回声改变：脾回声一般无明显改变，或欠均匀，急性充血性脾肿大其实质呈低回声，慢性增生病变的脾肿大内部为分布均匀的密集等回声，纤维性增生病变的脾肿大内部回声增粗、不均。脾静脉及其分支的变化：一般脾静脉内径正常，淤血性脾肿大者，脾静脉扩张、迂曲，脾门部脾静脉内径> 0.8 cm。

（1）肝硬化引起脾肿大

由于各种慢性弥漫性肝炎或广泛肝实质损害，使肝实质大量减少，纤维组织增生收缩，再生肝细胞小结的压迫及纤维组织的收缩，使周围门静脉或肝静脉小支血管闭塞，导致门静脉高压。脾脏由于门静脉血流受阻而淤血、纤维化、增大。临床表现有不同程度的脾肿大外，主要关注肝脏疾病的表现。

声像图表现：脾脏中、重度肿大，边缘圆钝，包膜增厚、回声增强，脾实质内回声增粗、增强，脾实质内脾静脉属支增宽，脾门区脾静脉明显扩张，脾静脉内可有血栓形成的回声（图 5-4）。

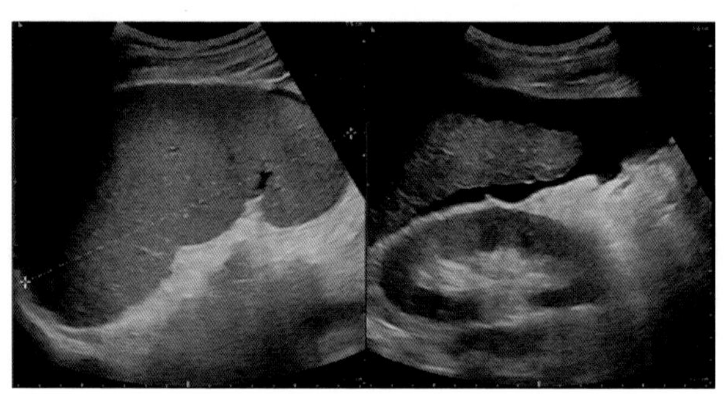

图 5–4　脾肿大，肝硬化伴腹水声像图

脾脏，厚度 6.0 cm，长度 15.0 cm

（2）感染性脾肿大

急性感染：脾内部回声较低，回声较均匀。急性肝炎时，肝脏肿大，血清谷丙转氨酶升高；伤寒时，肥达氏反应阳性；慢性感染：脾内部回声增密、增强、欠均匀，脾门区脾静脉内径可不同程度增宽。慢性肝炎时，肝肿大，边缘较钝，肝内静脉管壁回声减弱或显示不清；血吸虫病时，声像图上呈“地图肝”表现。

（3）淤血性脾肿大

脾脏中度或重度肿大，内部低回声或中等回声，脾门部脾静脉扩张，有时脾静脉内可见血栓回声（图 5–5）。肝硬化，门脉高压，脾肿大，同时有肝脏缩小，门静脉明显增宽，肝静脉内径变细、迂曲，胆囊壁呈“双层”，腹水征等；缩窄性心包炎，脾肿大，同时有心包增厚，心室缩小，舒张受限；布加综合征，显示脾肿大，同时有下腔静脉阻塞，病变段远侧下腔静脉扩张，肝静脉扩张，肝脏肿大等。

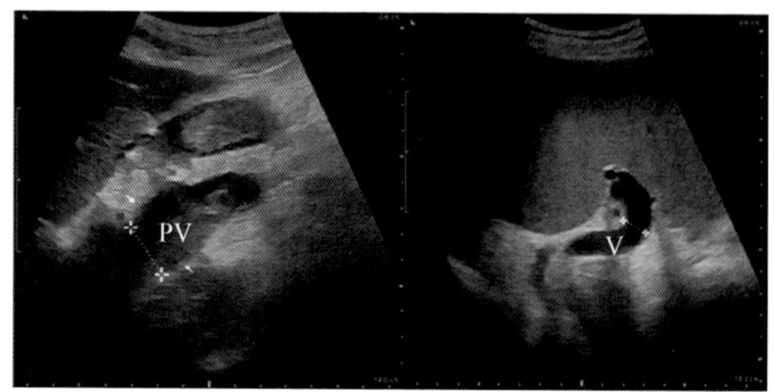

图 5-5 门静脉栓塞所致脾脏增大

PV：门静脉栓塞；V：脾静脉扩张

（4）血液病性脾肿大

脾脏普遍增大，甚至形成巨脾，内部回声减低，分布不均，脾门静脉一般不宽（图 5-6）。

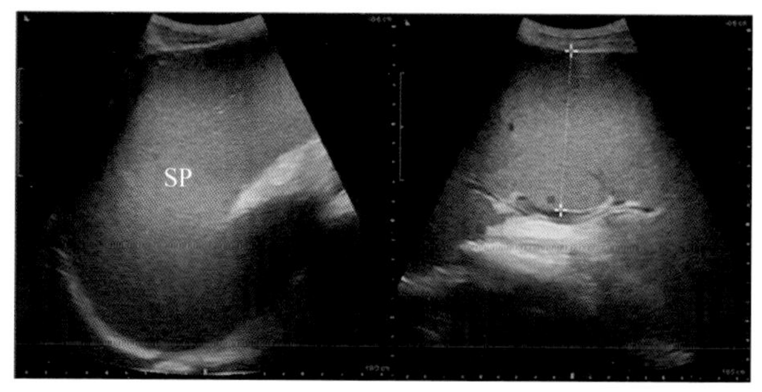

图 5-6 慢性粒细胞白血病 - 脾肿大声像图

SP：脾脏肿大；长径：24 cm；厚：8 cm

2. 脾脏含液性病变

【病因及病理】

脾脏含液性病变不多见，可为先天性或后天性。真性囊肿见于单纯性囊肿和多囊脾，内壁覆有内皮细胞；假性囊肿见于外伤性血肿、感染性疾病，如脾区的重度化脓性感染、粟粒性结核，以及脾梗死后组织坏死、出血、液化、囊性变等。表皮样囊肿偶见于儿童与青年，多为单发，囊内含胆固醇结晶，小囊肿常无症状；单纯性囊肿，一般为多发，直径数毫米至数厘米，位于被膜下，囊内为浆液，很少出现症状；假性囊肿临床多见，损伤为常见原因，囊内为浆液或血性液体，囊肿多为单发。

【临床表现】

脾囊肿无特殊临床表现，部分患者左上腹有钝性胀痛，当囊肿较大对周围脏器造成压迫或刺激时，可产生相应的症状，肋缘下可触及肿大脾脏，囊内并发感染可出现发热、腹痛。脾梗死所致的液化坏死或由外伤引起的血肿、继发感染所致的脾脓肿等，可表现左上腹痛、发热、白细胞数增多等。

【声像图表现】

脾实质内出现边界清楚的无回声区，囊肿壁较薄且厚度均匀，边界清晰。脓肿壁较厚不均匀，后壁回声增强，常有脾肿大和局部畸形。根据内部回声是否为无回声或微弱回声有漂浮现象，囊壁厚薄、囊壁内侧缘是否光滑整齐，以及病灶周围脾组织的变化，血供情况，可对含液性病变的性质和来源进行鉴别。

（1）**脾囊肿**

脾囊肿（splenic cyst）脾内可见大小不等的圆形无回声区，囊壁薄，内部回声均匀，边界清晰，合并出血、感染时，内部可有弥漫性低、中强度回声；囊壁钙化时，可见斑块状强回声伴声影，其后壁及后方组织回声增强；脾脏外形可不规则或畸形，囊肿周围的正常脾组织被挤压变形（图 5-7）。

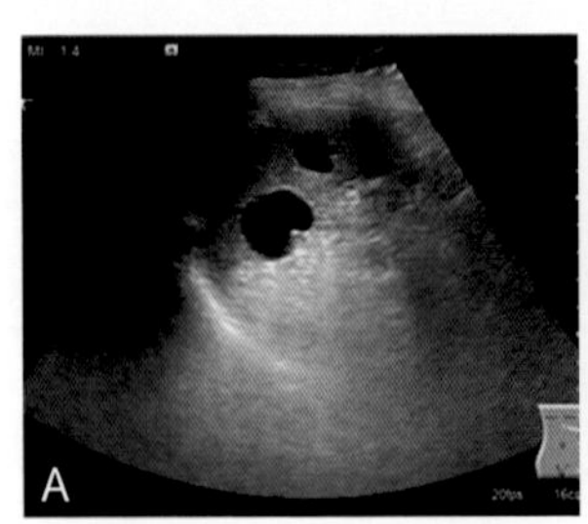

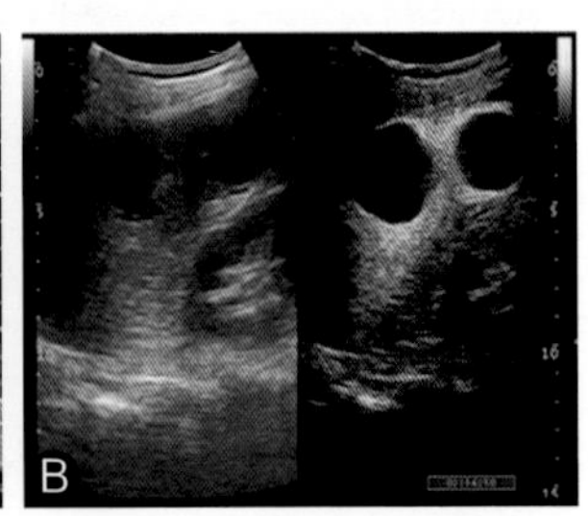

图 5-7　脾囊肿

A. 脾囊肿二维声像图；B. 脾囊肿超声造影无增强

脾囊肿的声像图一般比较典型，诊断不困难。超声诊断本病目的是为临床提供可能的病因诊断，以便临床对症治疗。

（2）多囊脾

多囊脾（multicystic spleen）脾脏明显肿大，脾内布满大小不等的囊性无回声区，囊肿之间无正常脾组织回声，常合并多囊肝、多囊肾。

（3）脾淋巴管囊肿

脾淋巴管囊肿（splenic lymphatic cyst）脾实质内见不规则形无回声区，无囊壁或囊壁不完整、中断，内有分隔的纤细强回声带呈“多房”样（图5-8）。

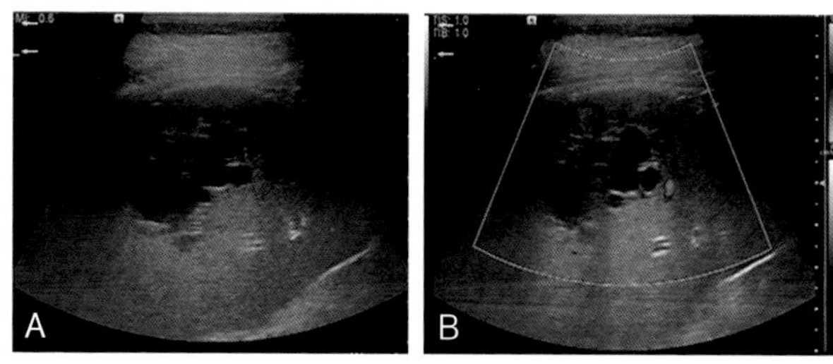

图5-8 脾淋巴管囊肿声像图

A.囊内可见分隔；B.CDFI：未见明显血流信号

（4）脾脏皮样囊肿

脾脏皮样囊肿（splenic dermoid cyst）又称畸胎瘤，脾实质内见不规则无回声区，壁厚薄不均，内见毛发、牙齿、骨骼、软骨形成的强回声团和强回声带，伴声影，或见脂质的粗大强回声点，受压后可见浮动，超声造影显示皮样囊肿内无强化（图5-9）。

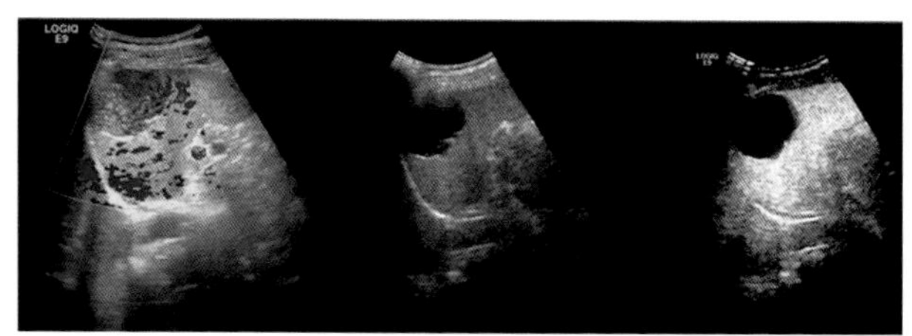

图5-9 脾脏皮样囊肿声像图

囊肿内见点状结晶回声，超声造影无强化

（5）脾包虫囊肿

脾包虫囊肿（splenic hydatid cyst）超声显示脾肿大，实质内见囊壁较厚的圆形无回声区，内部可见囊中囊及头节的线状较强回声及脱落的囊壁内层不规则的条索状强回声。常同时存在肝、肺等处的包虫囊肿，有牧区生活史或接触史。

（6）脾脓肿

脾脓肿（splenic abscess）超声显示脾肿大，实质内见不规则无回声区，壁较厚，内缘不整齐，内部可见粗大点状强回声、受压后可浮动（图 5-10）。超声引导下穿刺抽出脓液可明确诊断（图 5-11）。

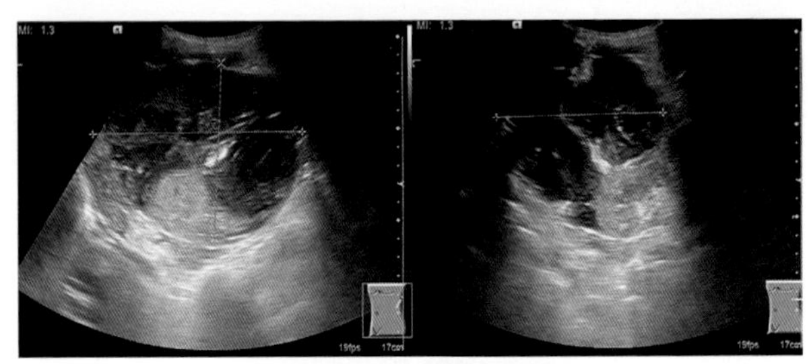

图 5-10　脾区脓肿声像图

囊液回声较混杂，囊内缘不整齐

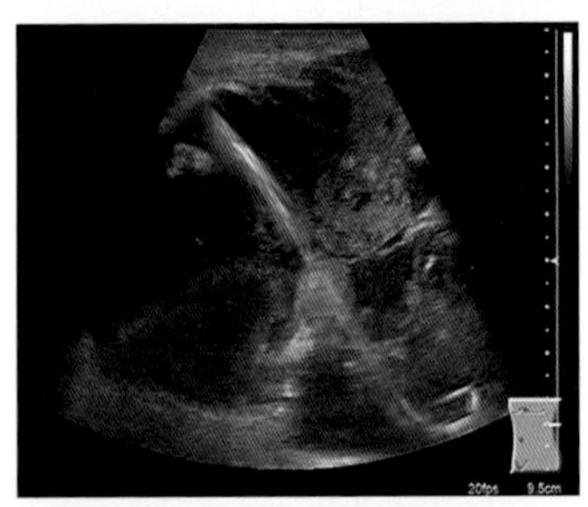

图 5-11　脾区脓肿声像图

超声引导下置管引流

（7）脾血肿

脾血肿（splenic hematoma）超声显示脾包膜不完整、中断，无回声区常位于脾实质内、常常位于脾周围、脾包膜下，超声造影显示血肿无强化。有明确的脾区外伤史（图 5-12）。

（8）脾梗死后假性囊肿

脾实质内见尖端指向脾门部的楔形异常回声区，坏死液化时，形成不规则无回声区，CDFI 可显示脾动脉血流中断部位，超声可见栓子回声，超声造影显示梗死节段区无强化。临床上有动脉栓子的病因及脾动脉、肝动脉栓塞术病史（图5-13）。

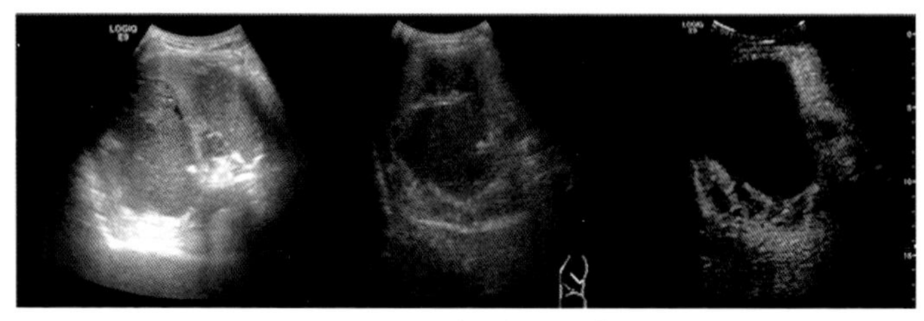

图5-12 脾上极区血肿

超声造影无强化

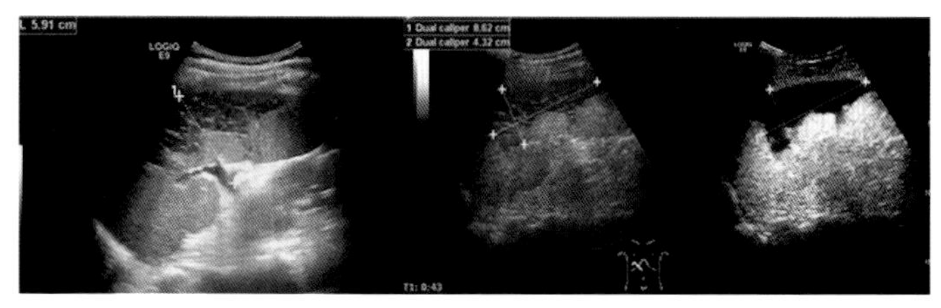

图5-13 脾脏局部梗死

超声造影后无强化

（9）脾脏囊性肿物的鉴别诊断

①脾肿瘤（splenic neoplasms） 脾恶性淋巴瘤、组织细胞肉瘤及转移癌可见无、低回声病灶。恶性淋巴瘤表现为低或无回声区，边界清楚，后方无明显增强，多个结节可融合呈“分叶”状，多发性结节状淋巴瘤呈“蜂窝”状无回声，间隔呈较规则的线状强回声；淋巴瘤超声检查可同时发现颈部、腋下及腹股沟等处的全身淋巴结肿大，实验室检查可见周围血象中淋巴细胞异常；脾肉瘤有液化坏死时，表现为在实性肿块内见无或弱回声，CDFI可显示瘤内的血流信号；脾转移癌的无回声病变，后方无明显回声增强，可有身体其他部位的原发病灶。超声造影增强可很好的鉴别囊性肿物和实性肿物，囊性肿物无造影强化，实性肿物可见造影强化。

②脾动脉瘤（splenic artery aneurysm） 常在脾门处出现圆形或类圆形的无回声区，CDFI显示无回声区内充满血流信号，PW可记录到动脉血流频谱。

③脾结核（splenic tuberculosis） 脾结核干酪样坏死时，声像

图显示脾脏中、重度肿大，内有大小不等、不均匀稍增强回声区及不规则的无回声区或混合性回声区。同时存在脾外结核，必要时可在超声引导下脾穿刺活检。

3. 脾脏实质性病变

【病因及病理】

脾脏的实质性病变较少见，原发于脾脏的恶性肿瘤更少见。脾脏的良性病灶有脾梗死、脾结核、脾血管瘤、脾错构瘤等，脾恶性肿瘤常见于脾恶性淋巴瘤和脾转移癌。

【临床表现】

脾脏的实质性病变的临床表现较隐匿，常在体检或由于其他疾病进行常规检查时或在手术中发现。临床症状多表现为非特异性，如脾血管瘤多表现为原因不明的贫血；脾脓肿表现为发热、白细胞数升高；脾结核多有全身的结核病表现；脾转移瘤，有原发病灶的局部及全身的临床症状及体征等。

【声像图表现】

脾实质内局部实性占位性病变，实质回声可为低、中、强或混合性回声，常有脾肿大或畸形。根据病变内部回声强弱、是否均匀、边缘是否清楚、有无包膜及病灶周围脾组织的变化、血供情况，周围脏器或全身病变，可对实质性病变的性质和来源进行鉴别。

（1）*脾血管瘤*

脾血管瘤（splenic hemangioma）超声显示脾实质内见圆形或类圆形不均质高回声，边界清楚，边缘不光滑（图 5-14）。CDFI 显示血管瘤周围或内部可有脾动脉或脾静脉分支绕行或穿行，超声造影显示血管瘤动脉期及延迟期均匀增强，延迟期较周边正常实质无显著消退（图 5-15）。脾血管瘤是脾良性肿瘤中最常见的一种，患者无明显临床症状。超声动态观察其生长速度极慢或无明显增长。

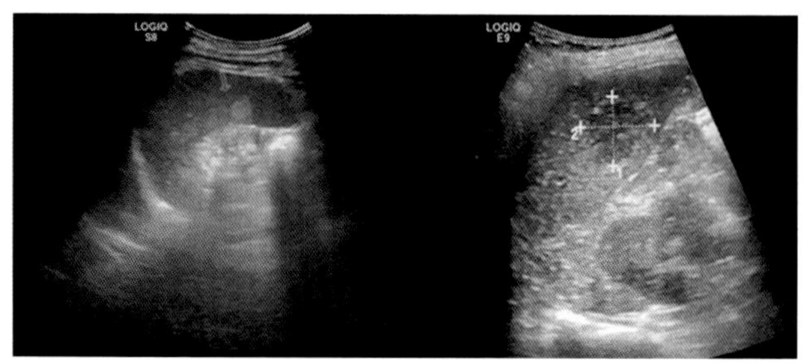

图 5-14 脾血管瘤声像图

脾内高回声或等回声结节

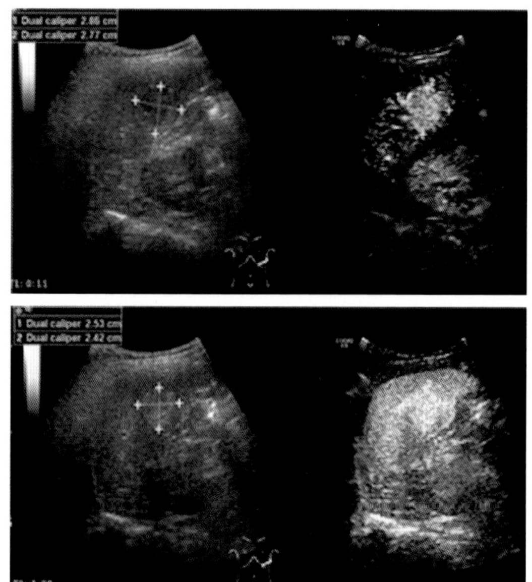

图 5-15 脾血管瘤增强模式

动脉期强化，延迟期强化无消退

（2）脾梗死

脾梗死（splenic infarction）超声显示脾脏实质内见楔形低回声区，内部回声不均，其间有弱回声或无回声，周围有带状强回声，楔形底部朝向脾包膜，尖端指向脾门，其周围回声减弱。CDFI 显示梗死区无血流信号，超声造影显示梗死区无强化（图 5-16），患者常有风湿性心脏瓣膜病或脾动脉栓塞术史。

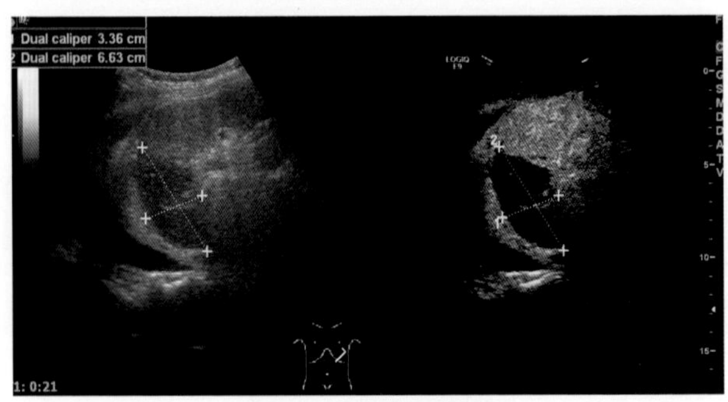

图 5-16　脾梗死声像图

尖端指向脾门的楔形无强化区

（3）**脾结核**

脾结核（splenic tuberculosis）超声显示脾实质内见单个或多个不规则形干酪样坏死低回声区，或混合回声区，有不规则形纤维化、钙化的点状、斑片状强回声。患者常有脾外结核病史。

（4）**脾脓肿**

脾脓肿（splenic abscess）未液化的脾脓肿病灶呈不规则形的强、等或弱回声区，边缘较厚，不规则，内部回声不均，后方回声增强，动态观察脓肿液化时弱回声区过渡为无回声区。患者有高热、脾区疼痛等表现。

（5）**脾错构瘤**

脾错构瘤（splenic hamartoma）超声显示脾脏增大或正常，实质内见圆形强或等回声，边界清晰，边缘光滑，内部回声不均匀。CDFI 可显示内部彩色血流信号。

（6）**脾恶性淋巴瘤**

脾恶性淋巴瘤（splenic malignant lymphoma）脾实质内超声显示单个或多个散在分布的低或弱回声（图 5-17），无包膜，内部回声均匀，后方无增强效应，肿瘤融合或呈“分叶”状，内部也可液化形成无回声区，肿瘤呈小结节弥漫分布时呈“蜂窝”状低回声（图 5-18），间有高回声条状分隔，超声造影显示脾脏不均匀增强，低弱回声结节呈低增强（图 5-19）。

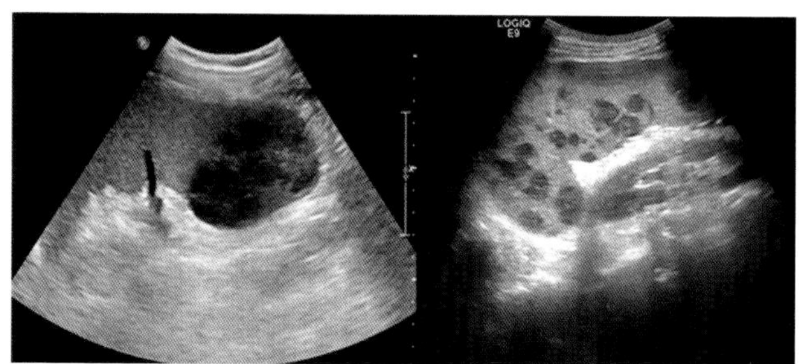

图 5-17　脾脏非何杰金恶性淋巴瘤声像图，属弥漫大 B 细胞型淋巴瘤

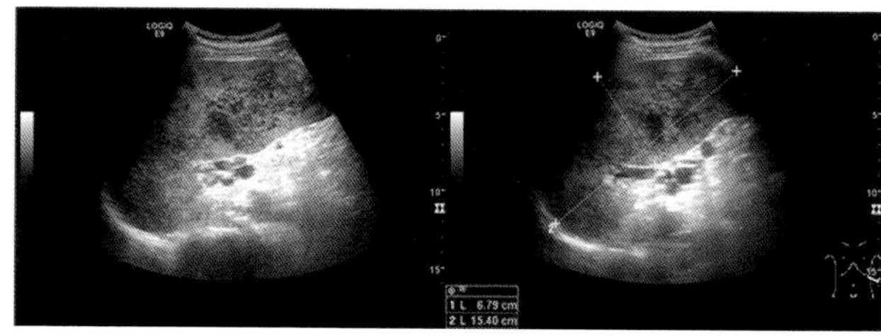

图 5-18　非何杰金恶性淋巴瘤 - 小结节弥漫呈“蜂窝”状（B 细胞型）

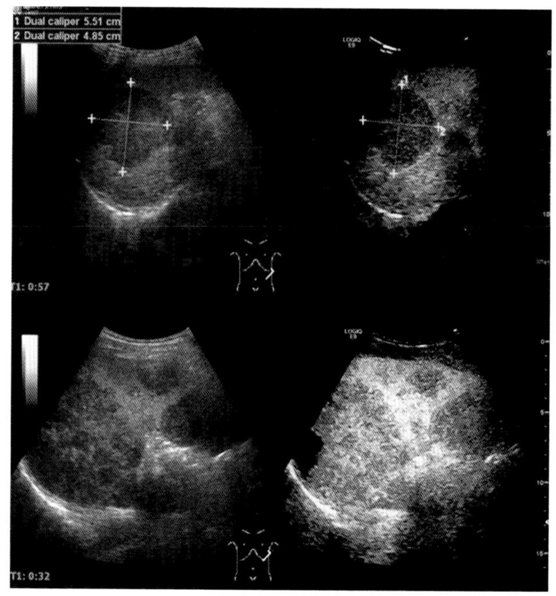

图 5-19　脾脏非何杰金恶性淋巴瘤超声造影

脾脏不均匀强化，结节呈低增强

（7）脾转移性肿瘤

脾转移性肿瘤（splenic metastatic tumor）脾脏供血丰富，全身的肿瘤通过血液循环，转移到脾脏内并不少见，如来自肝脏、胰腺、胃肠、腹膜后、卵巢等。其特点是脾实质内一个或多个圆形或不规则形病灶，内部回声随癌种不同呈多样表现，回声分布不均，周围可见环形无回声带（图 5–20，图 5–21），CDFI 可见肿瘤周边及内部彩色血流信号，超声造影显示转移结节动脉期呈高或等增强，延迟期快速消退（图 5–22）。

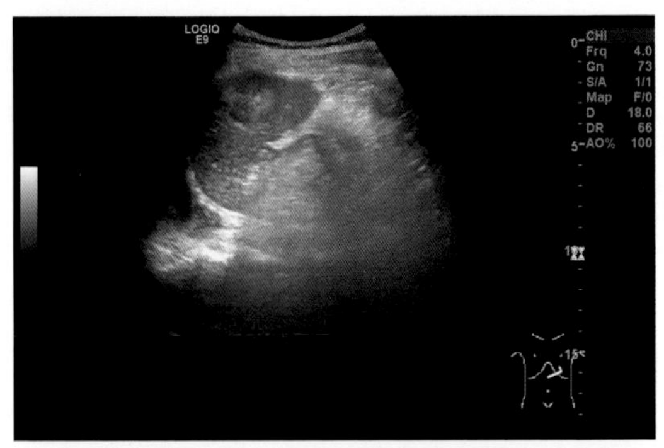

图 5–20　脾脏内腺癌转移结节

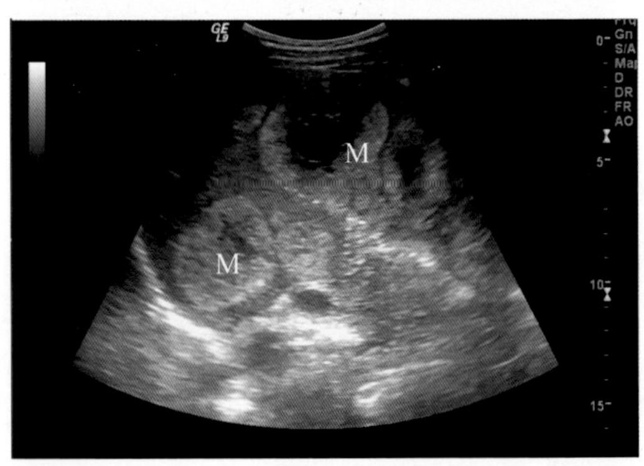

图 5–21　脾脏内肉瘤转移结节

M：占位

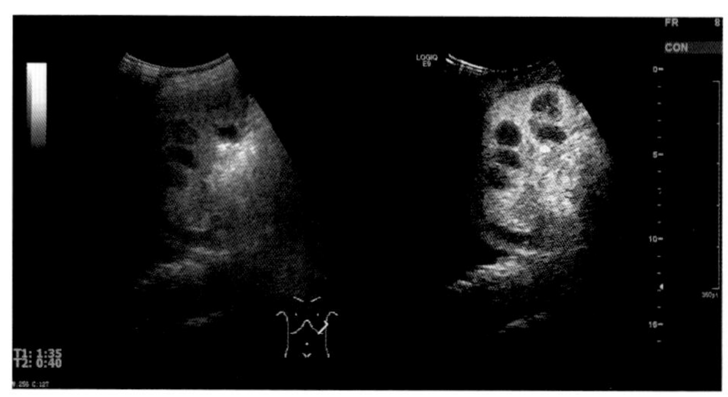

图 5-22 脾脏转移结节

超声造影呈轻度强化，延迟期显著消退

（8）脾实质钙化灶

脾实质钙化灶（splenic parenchyma calcification）常在脾粟粒性结核、脾非特异性感染、脾出血、腺癌脾转移等疾病后形成，较大钙化表现强回声后方伴有明显声影，小的局灶性钙化仅表现为小颗粒状强回声，常无声影。超声表现需结合临床资料综合分析判断。

（9）脾肿瘤与脾周围脏器肿瘤的鉴别

1）胃肠道肿瘤声像图呈“假肾”征表现，有消化道症状和体征。

2）左侧肾上腺肿瘤常呈圆形或椭圆形等回声团块，周围有包膜，壁薄，光滑，有相应的临床表现和实验室检查依据。

3）左肾肿瘤是在肾包膜轮廓内的实性肿物，临床有无痛性血尿等表现。

4）胰尾肿瘤位于脾静脉的前方，实验室检查有胰腺病变依据。

脾脏肿瘤位于脾包膜轮廓之内，易与以上肿瘤区别。

4. 脾破裂

【病因及病理】

脾脏供血丰富，质地十分脆弱，腹部闭合性损伤常致脾破裂，慢性脾肿大增加脾组织的脆弱性，可发生自发性脾破裂，多见于血液病性巨脾。

【临床表现】

腹部外伤后，脾破裂可发生在外伤早期，亦可表现为延迟性或隐匿性脾破裂，脾血肿可以位于脾包膜下、脾实质内和脾周围，左上腹有明显压痛。如原有慢性脾肿大史突发可疑腹腔内出血表现时，应考虑自发性脾破裂的可能。

【声像图表现】

脾外形正常或增大，包膜连续或中断，在脾包膜与脾实质之间或在脾实质内部及脾周围显示无回声区，底部常可见到条、块状沉积物。有时脾脏未见异常，但腹腔内有出血，也应该考虑脾脏破裂，引起出血的可能。脾外伤的常见类型有：

（1）**脾包膜下血肿**

脾包膜下血肿（subcapsular hematoma of spleen）超声显示脾外形正常或增大，包膜光滑、完整，包膜下可见“月牙”形无回声区，不随呼吸运动和体位改变而变化，期间可有细点状回声，脾实质受压表面呈凹陷状。

（2）**脾实质血肿**

脾实质血肿（splenic parenchyma hematoma）超声显示脾外形不同程度增大，轮廓清楚、完整，病变处呈不规则无回声区，可有散在低回声及飘浮现象。

（3）**脾真性破裂**

脾真性破裂（splenic true rupture）超声显示脾包膜回声连续性中断，中断部位显示不均匀回声增强，脾实质内见无回声区，延伸至脾包膜破裂处，边界清楚，无包膜，内有大小不一、形态不规则的强回声。脾周围显示无回声区，其宽度与脾周围积血量多少有关。腹腔内可探及无回声区，超声造影显示破裂区及包膜下血肿区无强化（图 5-23）。

【脾破裂的鉴别诊断】

1）胃内液体（liquid in stomach）：饮水后胃充盈或胃管抽液，可判断是否胃内液体，可与脾包膜下血肿相鉴别。

2）左肾囊肿（left renal cyst）：无回声区显示在肾脏包膜轮廓以内。

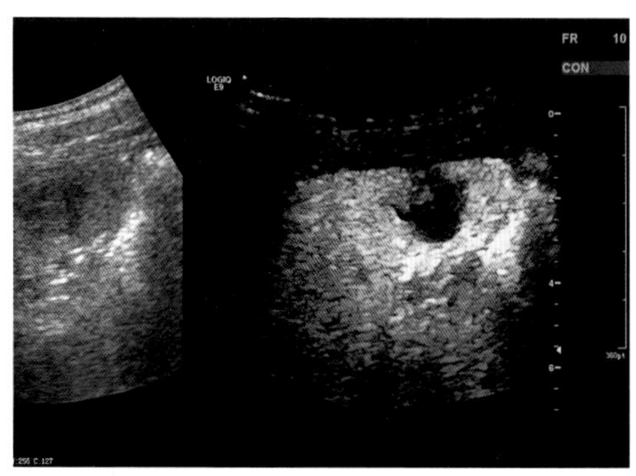

图 5-23 脾破裂声像图

患者外伤史，超声造影可见脾脏下极破裂低灌注区

3）脾脏囊性疾病（splenic cystic disease）：脾囊肿、脾包虫病、脾囊性淋巴管瘤表现为脾实质内圆形或椭圆形无回声区，边缘清晰、锐利，后方回声增强，结合外伤史和声像图的动态变化，可与脾破裂鉴别。

4）脾分叶畸形（splenic sublobe abnormalities）：脾切迹可表现为自脾表面向内延伸的裂缝状回声带，脾呈分叶状，内部回声正常。腹、盆腔内无液性暗区，结合病史动态观察可鉴别。

5. 脾脏先天性异常

（1）副脾

副脾（accessory spleen）指除正常位置的脾脏外，另有一个或多个，大小不等，与脾脏结构相似，功能相同的内皮组织存在。多位于脾门处，其发现位置依次为脾门、脾血管、胰尾部腹膜后、沿胃大弯的大网膜、小肠大肠系膜，女性的左侧阔韧带、子宫直肠窝、男性左睾丸附近。常无特殊临床表现。

■ 声像图表现

在脾门及其附近区域可见圆形或类圆形的等回声区，边缘清晰，包膜完整，内部为均匀细点状回声，回声强度与正常脾相似，与正常脾分界清楚，偶可见副脾有与脾门处动、静脉相通的血管分支（图 5-24），CDFI 可显示其血流信号。

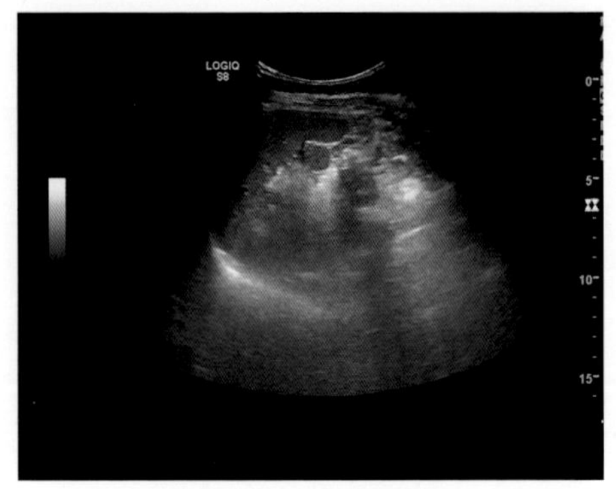

图 5-24　副脾声像图

脾门或脾下极类圆形等回声结节

■ 副脾的鉴别诊断

1）脾门淋巴结肿大（splenic hilar enlarged lymph nodes）：脾门周围可见数个大小不等、边缘完整的低或弱回声区，无与脾门血管相通的血管分支。单个淋巴结肿大，鉴别困难时，需结合超声引导下穿刺活检确诊。

2）左肾上腺肿瘤（left adrenal gland neoplasms）：多伴有肾上腺功能异常的临床表现，无脾门血管进入其内的特征。

3）腹膜后恶性肿瘤（peritoneum cancer）：肿瘤增大迅速，短期内复查变化较大，无脾门血管进入其内的特征。

4）腹部或胰尾肿瘤、子宫内膜异位症（neoplasms of abdomen or cauda pancreatis，endometriosis）：超声鉴别困难时，需结合放射性核素脾显像来发现副脾。

（2）游走脾

在脾区扫查不到脾脏的回声，在中、下腹部或盆腔发现实性肿块，其轮廓、形状和内部回声与脾脏相同，同时可显示脾门及其脾血管，CDFI 可显示脾血管的血流信号及其走行。游走脾（wandering spleen）要与脾下垂相鉴别，脾下垂时，站立位探测脾区，脾上极位于左侧第 10 肋间隙以下，脾下极位于左肋缘以下。

（3）多脾综合征

多脾综合征（polysplenia syndrome）超声显示在脾区可发现多个脾脏的回声聚合在一起，常合并先天性心脏畸形。

（4）脾分叶畸形

脾脏分叶畸形（splenic sublobe abnormalities）超声显示深陷的脾切迹可表现为自脾表面向内延伸的裂缝状回声带，脾脏呈“分叶”状，内部回声正常。

（5）无脾综合征

无脾综合征（asplenia syndrome）超声显示在脾区及腹腔内扫查不到脾脏图像，肝脏居中，常合并心血管畸形和内脏畸形。脾脏缺如，脾区扫查要除外脾萎缩、游走脾、内脏转位、脾切除术后等。

（6）脾萎缩

脾脏厚度小于 2.0 cm，长度小于 5.0 cm，脾区不易显示脾脏声像图

（7）先天性脾脏反位

先天性脾脏反位（congenital splenic antiposition）与肝脏反位或其他内脏反位同时存在，在右季肋区显示脾脏声像图。

小 结

超声可以较好地显示脾脏的大小、形态及内部结构，为脾脏检查的首选方法。

1）二维超声测量脾脏的长径、厚度均增大，超过正常值，即可诊断脾肿大。根据脾肿大的程度、形态、内部回声等结合病史、临床表现和其他实验室检查结果，多能确定脾肿大的原因；诊断脾肿大时需与肿大的肝左叶，左肾、左肾上腺、胰尾部的巨大肿瘤等相鉴别；肋下检测到脾肿大，要扫查脾上缘，测量脾厚度，排除由于脾脏下垂所造成的假性肿大。

2）脾脏的真性囊肿声像图具有特征性，超声造影可明确诊断。假性囊肿诊断要密切结合外伤、脾梗死等病史，必要时可在超声引导下穿刺抽液检查；某些脾脏的液性病变，常是全身性疾病的一种表现，需结合临床资料、实验室检查及某些特殊检查资料进行综合分析、判断；脾脓肿液化与脾结核干酪样坏死，可在超声引导下穿刺抽液，进行细菌学检查和治疗；怀疑肿瘤的液化坏死，可在超声引导下细针抽吸细胞学检查。

3）脾脏常见的实质性病变具有相应的超声表现特点，结合病

史及超声造影有助于病变的诊断和鉴别诊断。某些脾脏的实质性病变，常是全身性疾病的一种表现，需要结合临床表现、实验室检查及某些特殊检查结果进行综合分析判断；脾脓肿的早期，实质内表现为回声增强或减低区，动态观察随着病灶内坏死液化，出现无回声区，超声引导下细针抽吸细胞学检查可确诊；怀疑脾转移癌，要注意进一步检查其他脏器寻找原发病；对脾脏肿瘤良、恶性的鉴别，可采用超声造影、超声引导经皮脾脏细针抽吸细胞学检查、粗针穿刺活检组织学检查等以明确诊断。

4）脾外伤后，超声检查脾脏实质内、包膜下或脾周围出现无回声区，结合外伤史及左上腹疼痛等临床表现可诊断脾破裂。脾破裂同时需要常规检查肝脏、胆囊、胰腺、双肾、腹膜腔间隙、腹膜后区，以及观察有无胸腔积血；脾破裂表现不明显时，腹腔内有游离液体，应结合临床提示有脾破裂的可能；脾破裂在能清晰显示脾脏时，检查时应尽量减少患者翻动；外伤时间不长，超声检查脾破裂和血肿征象可表现不明显，需动态观察，定期随访；脾破裂程度较轻或行保守治疗时，要注意动态观察血肿大小有无变化，腹腔积血量有无增加。

5）脾脏的先天性异常主要有副脾和多脾，其内部回声与脾回声一致，常常在脾门附近。超声检查要注意与其他肿物相鉴别；副脾常数目不等，位置不定，发现副脾后要继续全面扫查，避免漏诊；单个淋巴结肿大或肿瘤与副脾鉴别困难时，可行超声造影或超声引导下穿刺活检确诊；脾先天性异常要注意结合放射性核素脾扫描、脾动脉灌注的资料进行判断。

（何发伟　姜　颖）

胃肠

【胃肠解剖】

胃是消化道中最膨大的部分，其大小、形态及位置随胃内容物的多少、体位、体型不同有很大的差别。胃有两门（入口为贲门，出口为幽门），三部（胃底部、胃体部、幽门部），两弯（胃大弯、胃小弯），一切迹（胃小弯低点处称角切迹）。胃的解剖部位划分：贲门水平线以上为胃底部，小弯侧距幽门约 5 cm 处的胃角与其相对应的大弯连线以下为胃窦部，胃底与胃窦之间为胃体部。贲门和幽门的位置比较固定。贲门位于第 11 胸椎与第 6、7 肋软骨之间胸骨左缘的高度，幽门位于第 12 胸椎右侧，胃底部可向上突到左侧第 5 肋骨的高度。

小肠是消化道中最长的部分，全长 5 ~ 6 m，上端起自胃的幽门，下端止于结肠回盲瓣，包括十二指肠、空肠和回肠。十二指肠位于第 1 ~ 3 腰椎水平，位置相对固定。十二指肠球部在门静脉、胆总管、胃十二指肠动脉的前方通过，降部在椎体右侧沿胰头部向下，水平部在肠系膜上动静脉前方，升部位于腹主动脉左前方。空肠、回肠由肠系膜相连于腹后壁。大肠起于回盲瓣，止于肛门，全长约 1.5 m。包括盲肠、阑尾、结肠和直肠。回盲部是回肠和盲肠的移行部，易发生各种病变，是检测的重点部位。

胃肠道超声解剖的特征：胃肠道在腹腔内处于游离状态，因而脏器的定位诊断有很大困难。十二指肠、升结肠、降结肠和直肠等部位比较固定，相对易于定位。胃肠道的部位可根据其周围邻近脏器的位置进行判断。

【适应证】

（1）胃肠肿瘤

进展期胃癌、结肠癌、黏膜下肿瘤（如平滑肌瘤、肉瘤等）。

（2）肠道炎症性疾病

急性阑尾炎、Crohn 病、肠结核等。

（3）肠道梗阻性疾病

肠梗阻、肠套叠。

（4）胃肠道其他疾病

胃内异物、先天性畸形等。

【检查前准备】

前一天晚上服清淡饮食，第二天晨起空腹进行超声检查。胃内超声检查，需要口服显影剂或纯净水 300 ～ 500 ml，作为透声窗，便于超声检查。

【检查方法】

仪器选择：选择通用的超声检查仪（彩色多普勒超声仪）。

探头选择：一般常规选择 3.5 ～ 5 MHz 凸阵或线阵探头。

患者体位：常规为仰卧位或半卧位，也可根据病变特点及部位采用站立位、侧卧位及坐位。

扫查方法：

1）胃及十二指肠扫查　经腹壁扫查，于上腹正中区先行横切，自上而下；然后纵切，从右向左，全面的检查整个胃脏，必要时斜切。

①上腹正中剑突下纵切，略向左上移动探头，贲门位于心脏下方、肝左外叶后方，腹主动脉前方，呈椭圆形，横切时贲门呈“喇叭口”形，外为纤细强回声浆膜层，内为肌层低回声，中心为黏膜层及气体的强回声，该切面可测量贲门上、下及前、后径，后壁厚度。

②探头纵切向下，在肝左外叶下方可见胃窦，呈椭圆形，周边胃窦壁为低回声或多条强回声带，中心为胃腔气体的强回声，该切面可测量胃窦上、下及前、后径。

③上腹向右横切，可显示幽门管及十二指肠球部及降部。随胃蠕动可见幽门管启闭；其略上见三角形暗区，内有液体流动，为十二指肠球部；其下方包绕胰头右侧的半球状暗区为十二指肠降部。

④中上腹稍偏左纵切，显示胃腔长轴切面，右前方肝左外

叶后方为胃体小弯侧，胃腔左下方为大弯侧，可显示胃角切迹及胃底。

2）小肠、大肠扫查　由于肠道气体的干扰，正常肠道一般不易显示，检查比较困难。当出现炎性包块（阑尾炎）、肠梗阻、肠道肿瘤时，超声可以显示异常回声区，便于诊断。变换体位或附加呼吸动作多切面扫查病变区及临近脏器，可对可疑病变区进行综合分析判断。

第1节　正常胃肠声像图

正常食管－胃连接切面（图6-1），贲门长轴切面呈“喇叭口”征，短轴切面呈“靶环”征，中间强回声为管腔气体及黏膜表面，前后两层低回声壁为黏膜下层及肌层，最外层强回声为浆膜层。

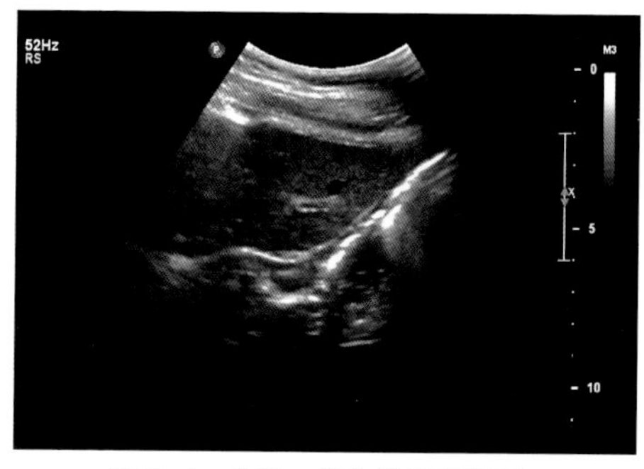

图6-1　食管－胃连接部声像图

贲门长轴切面呈“喇叭口”征

正常胃壁光滑，有5层结构，显示为“三强两弱”结构，即由内到外黏膜层为强回声，黏膜肌层为低回声，黏膜下层为强回声，肌层又为低回声，最外的浆膜层为强回声。正常胃壁厚度3～5 mm，各层次显示清楚，回声均匀，连续。并可观察到胃蠕动，正常人每分钟约3～4个蠕动波。口服胃超声显像液或纯净水，可以克服胃内气泡及黏液的影响，使胃超声显像更为清晰（图6-2）。经过胃角横切面胃体胃窦呈∞形（图6-3）。

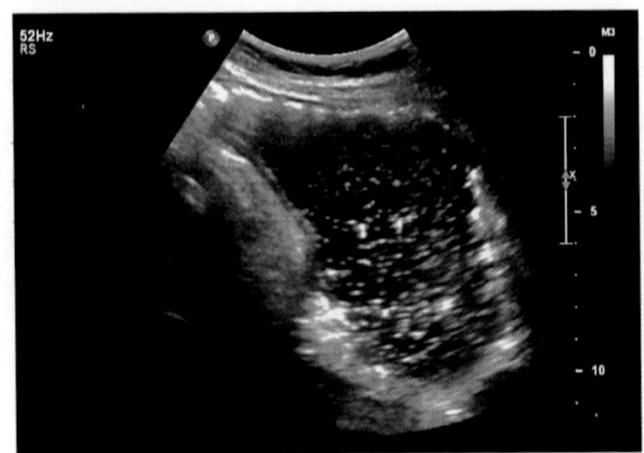

图 6-2 饮水后充盈的胃体

胃壁回声均匀、连续

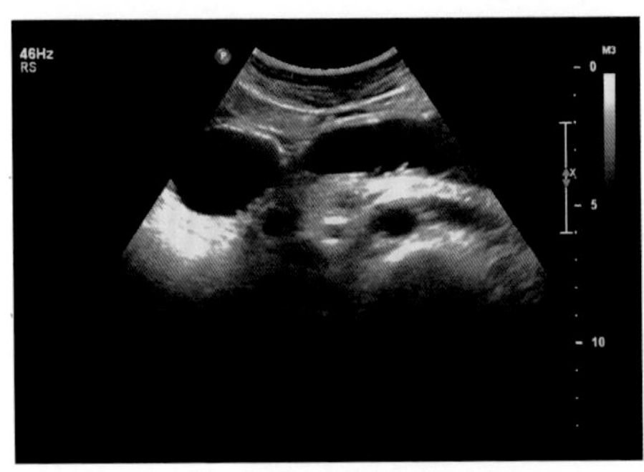

图 6-3 饮水后充盈的胃体胃窦

胃体胃窦横切面呈∞形

肠道内气体较多，超声全面显示困难。空腹经腹壁超声检查可显示十二指肠球部，位于胰头右上方，呈三角形或椭圆形，内可见“斑点”状强回声（图 6-4）。当胃排空时，幽门开放，可见液体充盈及流动。当肠内有内容物流动时，可观察到部分肠壁的“线”状回声。空肠黏膜环状皱襞密集，回肠相对稀少。当大肠腔内容物排空后，可观察到中心为强回声的圆形或椭圆形低回声结构，有内容物充盈时，表现为管状回声内充满杂乱回声，随肠蠕动，内容物流动，各段肠腔可见结肠皱襞突入肠腔形成不完全分隔的小囊状结肠袋（图 6–5），右半结肠多于左半结肠。结肠位于盆腔周边，直肠位于盆腔深处膀胱后方。正常肠壁厚度 3 ～ 4 mm，充盈管腔内径小于 3 cm。

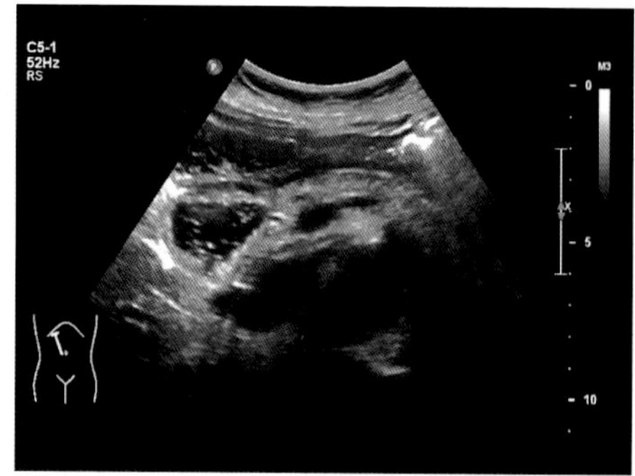

图 6-4　饮水后充盈的十二指肠球

充盈的十二指肠球呈三角形

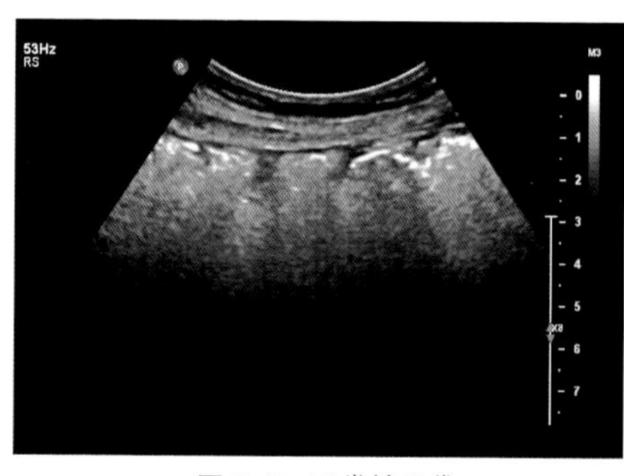

图 6-5　正常结肠袋

结肠皱襞突入肠腔内

第 2 节　胃肠病理声像图

1. 胃炎

【病因及病理】

胃炎（gastritis）是多种病因引起的胃黏膜急性或慢性弥漫性炎症。急性胃炎的主要病理改变有胃黏膜充血、水肿，严重者出现浅表糜烂。慢性胃炎分为慢性浅表性胃炎和慢性萎缩性胃炎。

【临床表现】

轻者可无任何症状。常见症状有食欲减退、上腹不适、疼痛、饱胀、嗳气、反酸等。

【声像图表现】

（1）急性胃炎

胃壁轻度增厚，多< 15 mm，呈弱回声。胃黏膜皱襞粗大、表面不平整、断续。彩色多普勒超声显示肥厚黏膜中血流丰富。胃壁蠕动多增强。

（2）浅表性胃炎

黏膜层可有毛糙、断续、增粗、黏膜下层回声增强。胃蠕动多无明显变化。

（3）萎缩性胃炎

黏膜层变薄，黏膜肌层增厚，黏膜下层回声增强。胃蠕动多无明显变化（图 6–6）。

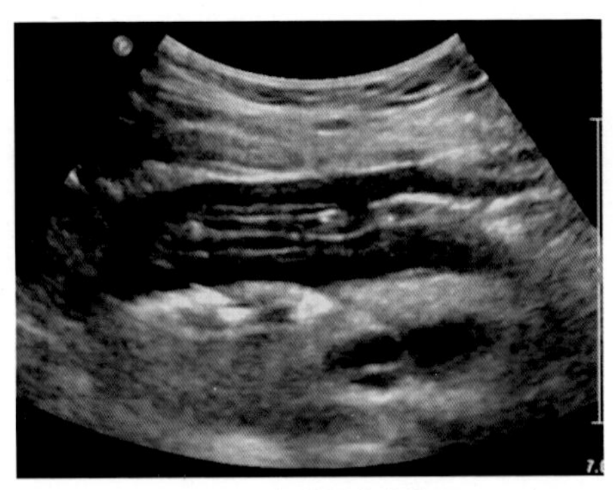

图 6–6　急性胃炎声像图

黏膜增厚，呈弱回声

【诊断及鉴别】

超声对急性胃炎诊断价值较高而对慢性胃炎诊断价值有限，伴胃壁增厚的胃炎需与胃癌鉴别。胃癌壁增厚更明显，回声低于胃炎所致增厚胃壁，胃壁正常结构消失或不清，蠕动减弱或消失。

2. 胃溃疡

【病因及病理】

胃溃疡（gastric ulcer）多见于胃小弯与胃角附近，其次为胃窦部。发病机制尚不甚明了。十二指肠溃疡多见于球部。病理改变主要是胃肠壁的溃烂缺损。溃疡口部周围呈炎性水肿。溃疡形态可分为浅表性及深凹性两种，前者局限于黏膜肌层及黏膜下层，后者多深达固有肌层，周围组织水肿、增生。一般十二直肠溃疡比胃溃疡小，直径多在 1 cm 以内，胃溃疡一般< 2.5 cm，偶见更大者。溃疡可合并穿孔、幽门梗阻、部分胃溃疡可恶变。

【临床表现】

胃、十二指肠溃疡表现为上腹疼痛，具有反复性、周期性与节律性的特点，此外有恶心、呕吐、嗳气与反酸等症状。严重者可有幽门梗阻，胃溃疡可恶性变。

【声像图表现】

（1）**浅表性溃疡**

黏膜表面可见局限、位置恒定不变的强回声斑，胃肠壁可轻度增厚或无明显增厚，层次结构尚清晰。

（2）**典型的胃溃疡**

胃壁局限性凹陷，周边胃壁增厚隆起呈“凹”样；增厚的胃壁呈低回声，部分层次结构消失；溃疡边缘多整齐锐利，形如刀割；溃疡底多为较厚的强回声斑覆盖（图 6-7）。

（3）**幽门管溃疡**

壁局限性增厚，厚度多< 1.0 cm，幽门收缩不规则，常伴有胃排空延迟、幽门痉挛或狭窄。

（4）**急性溃疡病穿孔**

在腹腔内探及游离气体的可移动回声，可见胃穿孔处胃壁回声缺损或中断，以及胃穿孔处周围的液性暗区和厚而模糊的包裹组织形成的较强回声。

（5）**十二指肠球部溃疡**

溃疡处黏膜显示凹陷，球部变形，壁增厚，黏膜粗大，回声增强，蠕动消失或减弱。

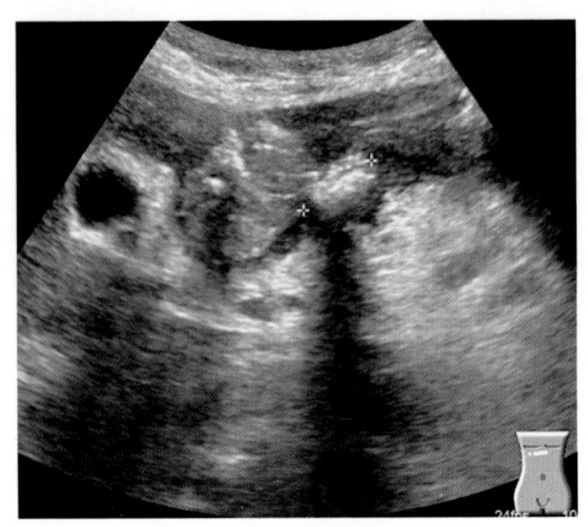

图 6-7　胃溃疡声像图

胃壁缺损，强回声斑

【诊断及鉴别】

1）胃溃疡需与胃内容物相鉴别　后者气体强回声，位于胃腔内，可随体位、胃蠕动变形或消失。

2）胃溃疡需与胃憩室相鉴别　后者内为正常胃壁回声，周边胃壁无增厚。

3）胃溃疡需与溃疡型胃癌相鉴别　后者的溃疡底部多为低回声，内散在分布不均匀性点状强回声或强回声斑，病变处胃蠕动波消失。

3. 胃癌

【病因及病理】

胃癌（gastric carcinoma）是我国最常见的消化道恶性肿瘤，以 40 ～ 60 岁发病率最高，男性多于女性。发病原因不明，可能与遗传因素、生活习惯、饮食种类、环境污染等有关。早期胃癌限于黏膜层及黏膜下层。中晚期胃癌癌肿突破黏膜下层达肌层及浆膜层，病理可以分为溃疡型、隆起型及弥漫型三类。

【临床表现】

常见症状为胃区不适或疼痛、恶心、呕吐，消化道出血常见于溃疡型胃癌。早期胃癌常无明显症状。晚期胃癌引起腹水、恶病质。

【声像图表现】

（1）早期胃癌

早期胃癌病变较小，超声检出相对困难，主要依靠胃镜活检确诊。

（2）进展期胃癌

①胃壁局限性或广泛性不规则增厚或肿块形成（图 6-8A）；②肿瘤表面黏膜不平整，胃壁层次不清晰或消失；③肿瘤多呈弱回声，欠均匀。较大肿瘤回声可强弱不均；④胃腔变窄，合并溃疡时，肿瘤表面回声增粗、增强，典型者呈“火山口”样；⑤胃壁蠕动减弱或消失；⑥胃窦明显狭窄者出现梗阻征象，胃内可见大量潴留物，往返流动；⑦彩色多普勒超声检查于较大肿瘤内可见不规则血流信号（图 6-8B）；⑧胃癌易向周围器官，如肝、胰及周围淋巴结转移，淋巴结转移多呈弱回声，单发或融合状。

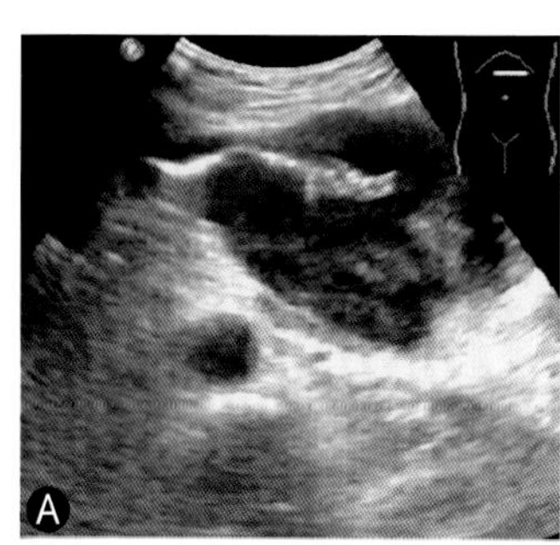

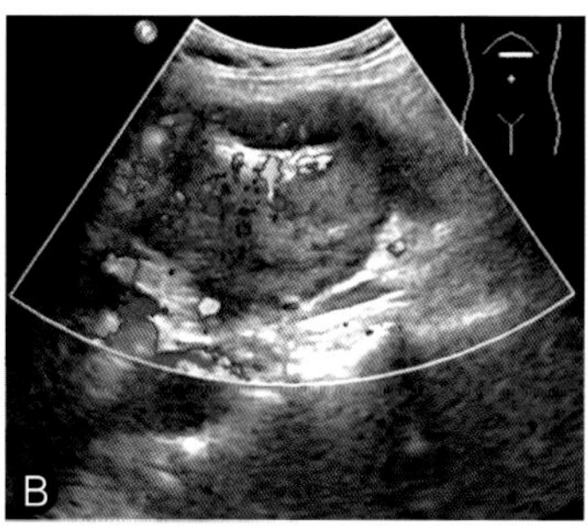

图 6-8 胃癌

A. 胃癌二维声像图，胃壁不规则增厚；

B. 胃癌彩色多普勒声像图，肿物内不规则血流信号

【诊断及鉴别】

超声发现胃壁上出现低回声肿物，不论是溃疡型、弥漫型、肿块型，均应该考虑胃内占位病变。由于胃内气体的干扰，超声对于 1 cm 大小的肿瘤，可能会遗漏。因此，胃镜检查仍然是胃癌的首选的检查方法，超声作为胃脏的辅助检查，仍有其重要的价值。

1）胃癌与胃肉瘤鉴别：后者肿物呈圆形，不均质低回声区，并向外突出，应该考虑肉瘤；

2）与胃黏膜巨大肥厚及胃黏膜脱垂相鉴别：后者胃黏膜层完整；胃壁隆起随蠕动波变形或移位；

3）与胃石症相鉴别：后者胃内强回声团后伴声影，随重力改变或手加压推挤在胃腔内移动；

4）与胃憩室相鉴别：后者多好发于贲门区后壁及幽门区，呈“袋”状突出于胃壁，其中充满液体，胃壁结构与厚度正常，无蠕动波。

4. 胃平滑肌瘤

【病因及病理】

胃平滑肌瘤（gastric leiomyoma）起源于胃壁肌层，好发于胃窦近幽门部，大约 20% 恶变为胃平滑肌肉瘤。胃平滑肌肉瘤瘤体多较大，血供丰富，内部可发生出血、坏死、囊性变。按肿瘤生长方式不同可分为三型：胃内型、胃外型及胃壁型。

【临床表现】

胃平滑肌瘤的主要症状是腹痛与出血。胃平滑肌肉瘤有上腹不适、呕吐、上消化道出血、贫血等症状，多无特异性。

【声像图表现】

1）胃壁局限性肿物呈圆球状、分叶状，可向胃腔内和胃腔外突出（腔内型、腔外型），或胃壁局限性增厚呈菱形、位于肌层（壁间型）。形态不规则，多考虑恶性。

2）肿物内部多呈低回声，回声增强或液化，多考虑恶变。

3）胃黏膜层多完整，隆起太高，表面不平及出现深、大，以及不规则溃疡时，多考虑恶变。

4）平滑肌瘤直径一般＜ 5.0 cm，平滑肌肉瘤一般＞ 5.0 cm。合并周围淋巴结肿大或出现肝转移，多考虑恶性。

【诊断及鉴别】

胃平滑肌肉瘤主要和良性平滑肌瘤鉴别，良恶性肿瘤声像图有不同的表现（表 6-1）。①如肿瘤直径＞ 9.0 cm，并有直径≥ 1 cm 以上的囊肿者为平滑肌肉瘤；②直径 3 ～ 8.9 cm 者，如边缘不整，内部回声不均和有直径≥ 1 cm 以上的囊肿者为平滑肌肉瘤。

表 6-1 胃良、恶性肿瘤鉴别

	良性	恶性
肿瘤形态	规则	不规则
周围胃壁	正常	可浸润增厚
黏膜表面	多连续光滑	多间断不平
远隔脏器及淋巴结	无转移	可有转移

5. 胃肠淋巴瘤

【病因及病理】

胃肠淋巴瘤（gastrointestinal lymphoma）是结外淋巴瘤最常见的发病部位。大多数为非霍奇金淋巴瘤。最常见病理类型：弥漫大 B 细胞淋巴瘤。受累部位：胃＞小肠＞回盲部＞直肠。

【临床表现】

中老年患者，纳差、消瘦、腹痛、腹块、腹泻。年轻的肠梗阻患者。不明原因肠道功能改变或吸收不良。肠道淋巴瘤可并发肠梗阻和肠套叠。

【声像图表现】

胃淋巴瘤：（1）浸润型，胃壁局限性或弥漫性增厚（图 6-9A），呈均匀性低回声，部分病例在增厚的黏膜面可见“斑片”状溃疡强回声；（2）肿块型，中上腹腔内低回声肿块，边界清晰，其内回声欠均质；（3）单纯溃疡型，超声较难分辨。

小肠淋巴瘤：（1）浸润型常见，表现为小肠壁局限性或弥漫性环形增厚（图 6-9B），呈低回声，伴发溃疡时，多大而表浅。肠道淋巴瘤体积较大时，管腔常呈动脉瘤样扩张，狭窄少见，因为病变侵及固有肌层内的植物神经丛，导致肠壁肌层张力下降，引起肠腔扩张；（2）肿块型少见，表现为单发或多发的低回声肿块。肠道淋巴瘤常伴有腹腔或腹膜后多发低回声肿大淋巴结，体积常较大，常融合成团。

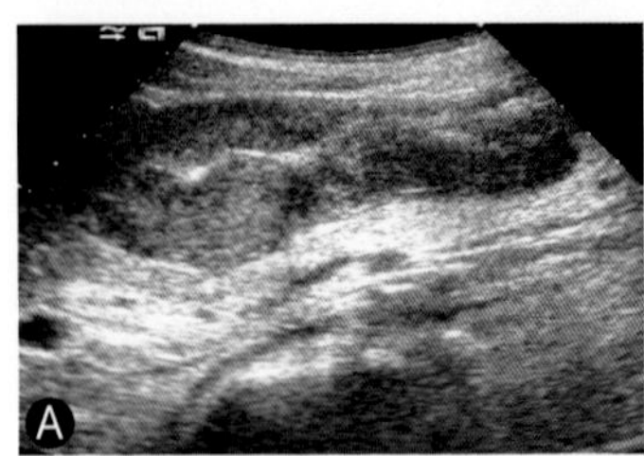
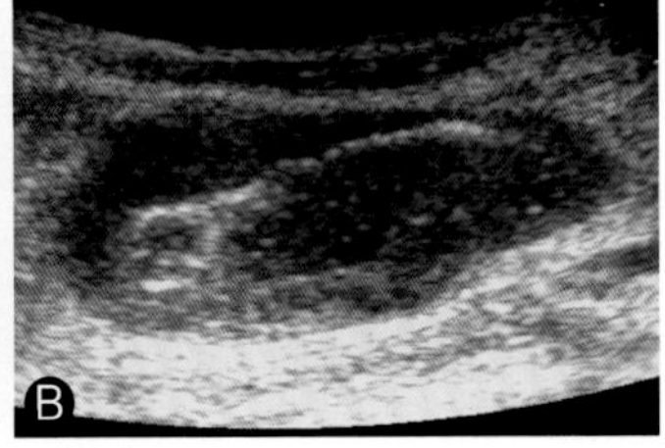

图 6-9　胃肠淋巴瘤

A. 胃淋巴瘤，胃壁弥漫性增厚；B. 小肠淋巴瘤，小肠壁环形增厚

【诊断及鉴别】

胃淋巴瘤与胃癌鉴别：（1）胃淋巴瘤增厚胃壁尚存一定柔软度和扩张度，病变部位不宜发生液化、坏死，常呈均匀低回声；（2）胃癌起源于黏膜层，受累局部管壁僵硬，管腔狭窄，坏死液化常见，回声常不均匀；（3）胃淋巴瘤浆膜面光滑，不易侵犯邻近器官，胃癌邻近器官发生侵犯较早；（4）胃淋巴瘤引起的胃周淋巴结肿大，尤其是腹膜后淋巴结肿大比胃癌多见，而且体积较大；（5）胃淋巴瘤发展到晚期，全胃累及，与胃癌引起的"皮革胃"难以鉴别。

肠道淋巴瘤与肠道腺癌鉴别：肠道腺癌常较局限，局部管壁僵硬，管腔狭窄。可伴周围淋巴结肿大，但体积常较小。

6. 胃肠间质瘤

【病因及病理】

胃肠间质瘤（gastrointestinal stromal tumors，GIST）源于胃肠道 Cajal 细胞，胃肠道间叶源性肿瘤，非上皮来源，非淋巴造血组织来源，特征性的表达 CD117 和 / 或 CD34 阳性。95% 以上 GIST 遗传学上有 c-Kit 基因突变。潜在恶性病变。

【临床表现】

GIST 占消化系统肿瘤 1%，可发生于消化系统任何部位（食管至直肠），好发于胃部，占 60% ～ 70%。其次为小肠，占 25% ～ 35%。小肠间质瘤比胃间质瘤具有更高的恶性度。多见于中老年，平均年龄 50 ～ 60 岁，40 岁以前罕见，无明显性别差异。临床症状无特异性。向浆膜面突出的肿瘤多无症状；向腔内生长的肿瘤易导致黏膜表面溃疡、出血，表现出黑便和腹痛。GIST大多数为恶性，可通过血行和种植转移到肝、腹膜和肺等部位。淋巴结转移少见。

【声像图表现】

起源于固有肌层。肌壁间生长，较小者可局限于壁内。黏膜下或突向黏膜腔生长（腔内型）。也可突向浆膜外，甚至主体在壁外，只有少许细蒂与固有肌层相连（腔外型）。GIST倾向于向腔外生长，多膨胀性生长。声像图特征（图6-10）多圆形或椭圆形，少数呈分叶状。常边界清晰，侵犯周围组织时边界不清。回声多样：易发生坏死、出血、黏液样变而使回声不均。肿瘤内血流丰富程度不一，频谱无特异性。

高度危险GIST特征：GIST的良恶性是临床医师最关注的问题。恶性较良性者多见，且预后差。肿瘤直径（胃＞5.5 cm，肠＞4.0 cm），肿瘤的增大，恶性风险升高。回声不均匀，坏死、液化。合并有钙化，尤其是细小钙化。肿瘤分叶亦多提示恶性。最可靠的征象：转移、浸润到邻近的器官，或出现网膜、肠系膜、腹膜等处转移。GIST与胃壁接触部以外的管壁层次清晰正常。

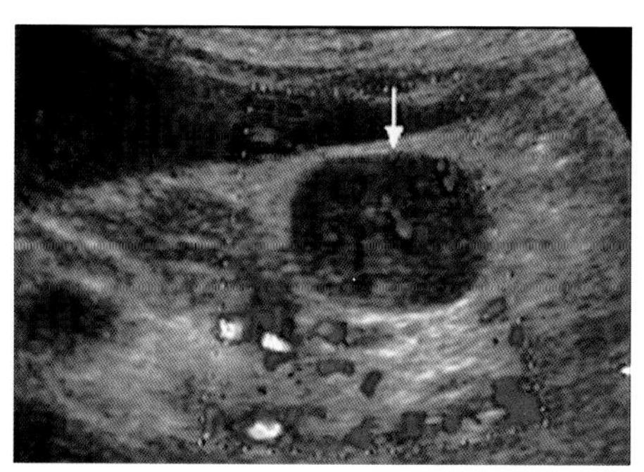

图6-10 GIST瘤

↑：胃肠间质瘤呈类圆形、低回声肿物

【诊断及鉴别】

（1）胃腺癌或肠腺癌均起源于黏膜上皮，多浸润性生长，其黏膜面溃疡较GIST浅而广，边界多不清晰，胃肠道管壁不规则增厚，典型征象为“假肾”征，常伴肠腔狭窄，淋巴结转移。

（2）胃肠道淋巴瘤：胃多见，其次为小肠，多回声均匀，较少出现囊变或坏死，常伴有淋巴结增大，多表现为局部肠壁增厚或肠腔内肿块，侵犯范围广，常侵犯多节段肠管，多为环周全层增厚，较少导致肠梗阻。

（3）平滑肌源性、神经源性肿瘤，GIST 与其在影像学上表现极为相似，确诊只有靠病理检查。

7. 先天性肥厚性幽门狭窄

【病因及病理】

先天性肥厚性幽门狭窄（congenital hypertrophic pyloric stenosis）及梗阻是新生儿常见的一种疾病，可能与遗传因素有关，有家族发病的倾向。患者幽门环状肌过度生长、肥厚，致使幽门管狭窄，胃内容潴留。

【临床表现】

多数病儿在出生后 2 ～ 3 周内出现症状，主要为呕吐，多在哺乳后发生。右上腹扪诊时可触及橄榄形肿块。

【声像图表现】

1）婴幼儿幽门管壁呈全周性、均匀性增厚，短轴切面呈“靶环”征（图 6-11B），长轴切面形如子宫颈，故称为“子宫颈”征（图 6-11A）。正常幽门肌层厚度 ≤ 3 mm，幽门管前后径 ≤ 14 mm，幽门管长度 ≤ 16 mm。超过上述正常值的情况就可诊断先天性肥厚性幽门狭窄或梗阻。

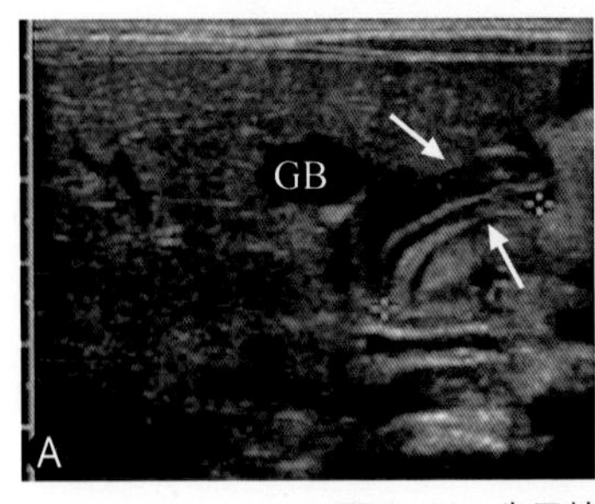

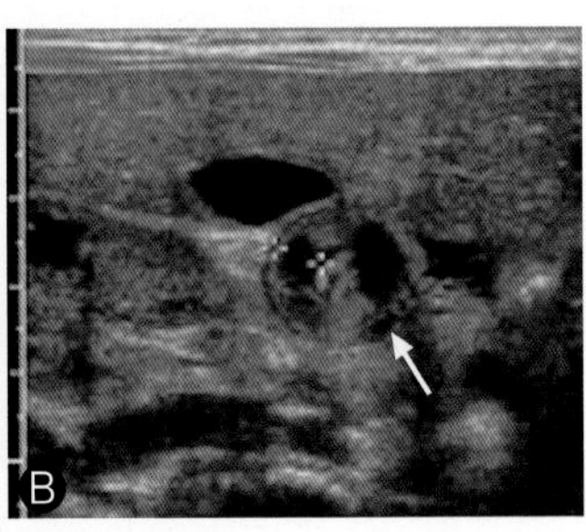

图 6-11　先天性肥厚性幽门狭窄

A. 纵切面，肥厚的幽门管呈“子宫颈”征（↑）；GB：胆囊

B. 横切面，肥厚的幽门管呈“靶环”征（↑）

2）幽门管狭窄，胃内容物通过困难，胃腔内见潴留物。

【诊断及鉴别】

新生儿患者，进食后呕吐，应该想到本病。超声是本病首选的检查方法。本病应与幽门痉挛鉴别，后者为暂时性并可自行缓解，幽门管不延长肥厚，无胃扩张及液体潴留表现。

8. 胃异物

【病因及病理】

胃异物（gastric foreign body）可分为外源性和内源性异物，如吞食的牙，硬币等。此外，长期进食柿子类食物或钙剂等药物在胃内聚集形成特殊的凝固物或与胃黏液凝集形成硬块，不能被消化而形成异物，称胃石症（bezoar）。

【临床表现】

本病患者均有近期明确食入致病食物或异物的病史。常见症状为上腹部不适、饱胀、疼痛、食欲不振等。体积较大的胃石可引起胃梗阻，患者呈周期性恶心、呕吐，长期机械性刺激可引起胃黏膜充血、水肿，甚至糜烂、溃疡。

【声像图表现】

1）胃腔内异物形态各异，多呈等－强回声，后方常伴声影（图 6-12）；

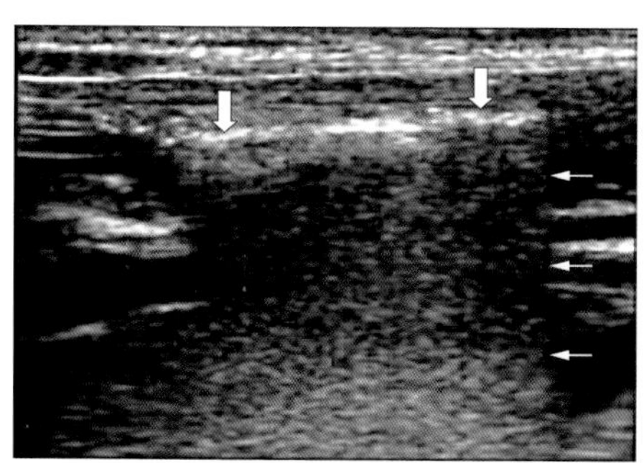

图 6-12 胃内异物声像图（图像来自 Dr. Ravi Kadasne，UAE.）

⇧：胃内硬币；↑：后方声影

2）异物随体位改变或胃蠕动而移位；
3）胃壁回声层次清晰，黏膜光滑完整。

【诊断及鉴别】

本病的特征为异物的可移动性，较易与其他隆起性病变鉴别。

9. 急性胃扩张

【病因及病理】

由于手术后或暴饮暴食所致。短期内由于大量气体和液体积聚，胃和十二指肠上段的高度扩张而致的一种综合征。

【临床表现】

腹胀、腹痛、呕吐为主。

【声像图表现】

1）胃内有大量潴留物，胃腔极度扩张（图 6-13），下缘可达盆腔内，部分引起十二指肠扩张；
2）早期胃壁变薄，黏膜变平。后期胃壁可因炎性水肿轻度均匀性增厚；
3）胃蠕动减弱或蠕动波消失。

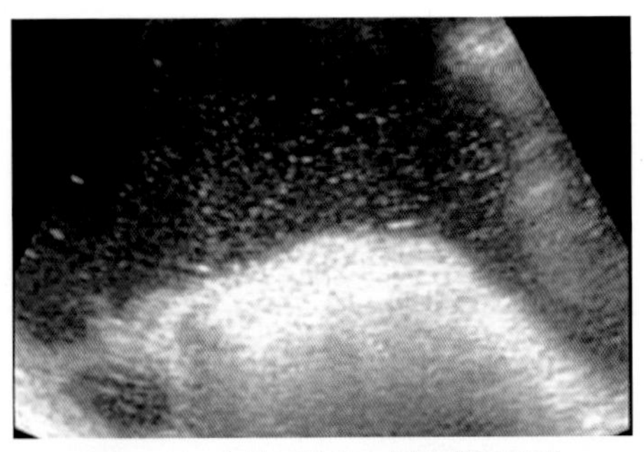

图 6-13　急性胃扩张，胃腔明显扩张

【诊断与鉴别】

除胃扩张外，还可有小肠、大肠不同程度的扩张，扩张的肠腔内以积气、积液为主，胃肠蠕动波增强。幽门梗阻病变，起病缓慢，幽门或胃窦可发现原发病灶，胃扩张程度轻，可见反复逆蠕动波。

10. 大肠癌

【病因及病理】

大肠癌（carcinoma of large intestine）好发于直肠及乙状结肠，其次为升、横、降结肠。形态分为肿块型、溃疡型及浸润型。

【临床表现】

大肠癌以 40 ～ 50 岁男性多见，主要症状有腹部不适、胀气、隐痛，肠梗阻时可出现腹痛加剧或阵发性腹痛。排便习惯异常，可出现腹泻与便秘交替。粪便带有黏液、脓血。有时在结肠部位可触及肿块。患者可有不明原因的体重减轻。

【声像图表现】

1）空腹时可见结肠区有形态不规则低回声环绕强回声形成的“假肾”形肿块（图 6-14）；

2）肠腔充盈时显示肠壁局限性、不规则增厚，内部呈低回声，肠壁层次结构紊乱；

3）管腔狭窄或梗阻；

4）肠壁僵硬，蠕动消失；

5）肿瘤近端肠管扩张，可局部增厚；

6）部分可见肠套叠征象。

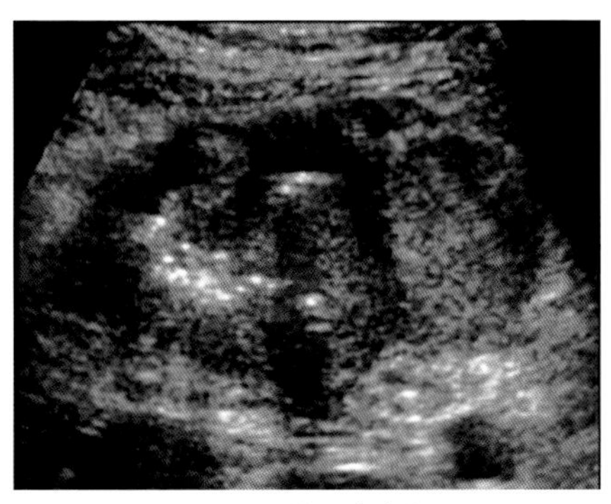

图 6-14　结肠癌声像图

结肠壁增厚，肠腔狭窄，呈“假肾”征

【诊断及鉴别】

超声对于本病的诊断比较困难，常常在中晚期才能发现。但超声是一种无创的检查方法，作为一种辅助的检查手段，仍有一定的价值。结肠癌及乙状结肠癌，超声可以显示实性包块，呈“靶环”征或“假肾”征。根据所在的位置不同，可以在腹部不同的区域显示，并进一步确定诊断。直肠癌的位置较低，超声难以显示，偶然可以经直肠超声发现肿瘤。对于手术切除肿瘤后复发的患者，肠镜难以放入，超声仍然是一种有效的检查手段。

11. Crohn 病

【病因及病理】

病因未明，好发于小肠末端及回盲部。病理为纵行性溃疡，肉芽肿性炎症，纤维化和淋巴管阻塞，病变呈节段性或跳跃性分布。

【临床表现】

多见于青年人，女性略多于男性。疾病早期可无症状，临床病程缓慢。间歇性腹痛和腹泻，在排气和排便后可缓解为最常见症状、腹痛部位与病变发生部位有关。常见并发症有肠梗阻、窦道和瘘管形成、腹腔脓肿、消化道出血、穿孔和癌变。

【声像图表现】

1）节段性肠壁不规则增厚，内为低回声，结构层次紊乱（图 6−15A）。

2）病变肠管管腔狭窄，近端管腔扩张。

3）可伴周围脓肿或淋巴结肿大。

4）CDFI：活动期血流信号增多（图 6-15B），缓解期血流信号减少或不变。

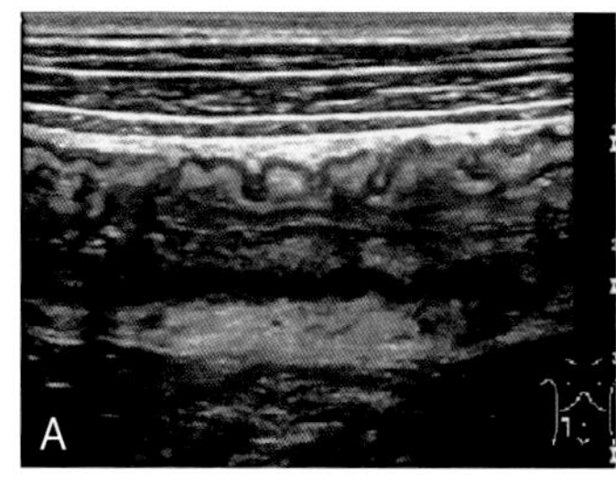

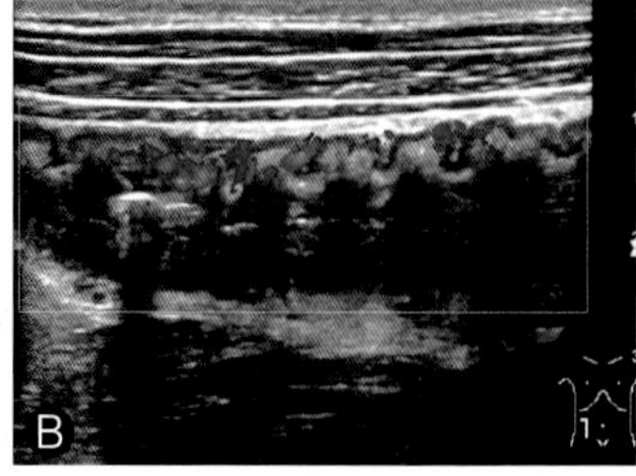

图 6-15 Crohn 病

A. 二维声像图，肠壁不规则增厚，肠腔狭窄；

B. 彩色多普勒声像图，肠壁血流信号增多

【诊断及鉴别】

1）肠道肿瘤：恶性肿瘤多为单发、局限性肠壁不均匀增厚；良性肿瘤多为形态规则，边界清晰的肿块。

2）肠道炎症：肠黏膜广泛性、均匀性增厚，肠壁结构正常，蠕动正常。

12. 小肠良性肿瘤

【病因及病理】

小肠肿瘤较少见，小肠良性肿瘤（benign small intestinal tumor）根据发病率依次为腺瘤、平滑肌瘤、血管瘤及脂肪瘤。腺瘤多发生在近端小肠，平滑肌瘤多发生在空肠与回肠。恶性肿瘤主要为恶性淋巴瘤和腺癌。

【临床表现】

可有腹痛、腹部包块、部分患者可有大便潜血阳性或黑便，严重时可产生肠套叠及肠梗阻。

【声像图表现】

1）多形态规则，黏膜层抬高，内部回声均匀，边界清晰，肠腔可变窄（图 6-16）；

2）平滑肌瘤：肿物呈类圆形或分叶状，低回声，边缘光滑，内部回声均匀，位于固有肌层或突入肠腔内或外，多小于 5 cm；

3）平滑肌肉瘤：肿瘤体积较大，形态不规则，内部回声不

均，肿瘤有坏死、液化时，可见不规则无回声。周围淋巴结可有转移性肿大及出现临近脏器的转移性病灶；

4）恶性淋巴瘤：小肠壁弥漫性增厚及呈结节状低回声，横断面可见“假肾”征及“靶环”征。

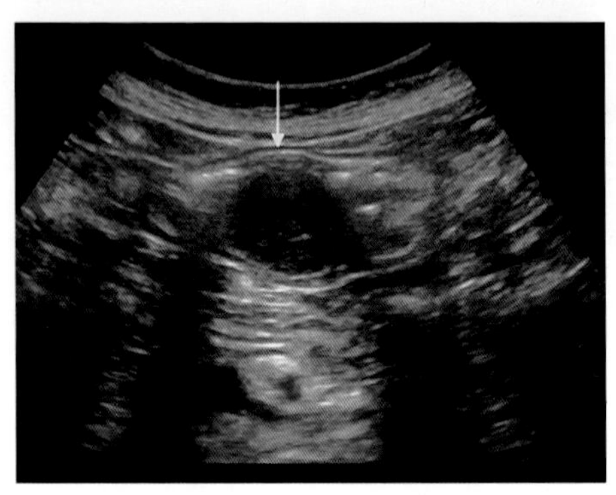

图 6-16　小肠良性肿瘤

↑：小肠良性肿瘤形态规则，低回声

【诊断及鉴别】

1）小肠良恶性肿瘤鉴别：恶性肿瘤肠壁多呈不规则增厚，黏膜面破坏。良性肿瘤如平滑肌瘤、脂肪瘤等，一般形态比较规则，黏膜面光滑，大肠息肉多带蒂、形态规则，肠壁结构清晰。

2）肠结核：好发于回盲部；肠壁增厚范围广，壁厚不明显，周围肠系膜可同时受累；常伴腹水。

3）肠道炎症：肠黏膜广泛性、均匀性增厚，黏膜回声增强，肠壁结构正常，蠕动正常。

4）Crohn 病：多发于回盲部，节段性肠壁不规则增厚。

13. 肠梗阻

【病因及病理】

肠梗阻（intestinal obstruction）常见病因：①机械性，包括各种原因引起的肠腔阻塞，如肿瘤、粘连、嵌顿、套叠、扭转等；②神经性，包括麻痹性和痉挛性；③血运性，包括动静脉血栓形成。按部位可分为高位小肠梗阻、低位小肠梗阻及结肠梗阻三类。按程度可分为完全性和不完全性梗阻。病理改变为肠管扩张、积液、积气，最终发生肠穿孔、坏死。机械性肠梗阻时，其上端肠管蠕动亢进；麻痹性肠梗阻时，无排便及排气。

【临床表现】

腹部阵发性绞痛伴肠鸣音亢进、呕吐、腹胀。完全性肠梗阻时停止排气和排便。

【声像图表现】

1）肠管扩张伴积气、积液。梗阻以上肠管扩张，小肠内径大于 3 cm，大肠内径大于 5 cm，并可显示肠腔内的液体、气体及肠内容物，呈无回声、低回声及中强点“斑片”状回声（图 6–17）。

2）肠黏膜皱襞水肿、增厚，可见与肠壁近乎垂直的线状黏膜皱襞回声，由两侧肠壁向肠腔内延伸，呈“键盘”征改变。

3）机械性梗阻时，梗阻上段肠蠕动加强，可见肠内容物逆流或漩流，麻痹性梗阻时，肠蠕动减弱。

4）肠坏死时，局部肠管管壁张力下降，管壁线平直，弹性消失。

5）可有腹腔积液。

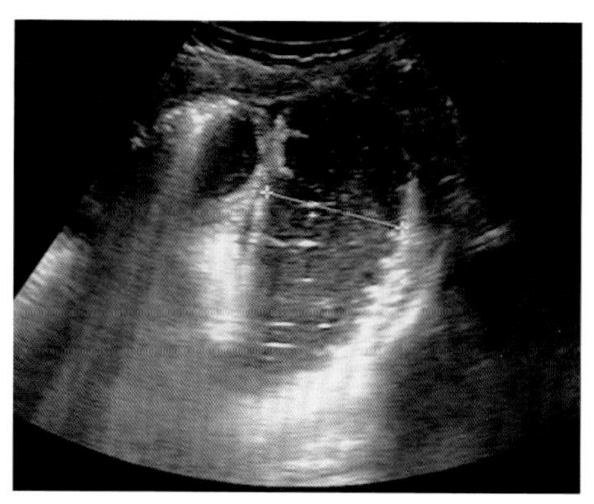

图 6–17　肠梗阻

扩张小肠肠管，内径 4.1 cm

【诊断与鉴别】

肠梗阻发生 4 ～ 6 h 后，X 线平片可呈多数气液平面及积气肠曲，但在早期或梗阻肠腔内积气不多时，X 线检查无气液平面，超声扫查即可显示积液扩张的肠管。超声检查不仅可以判定梗阻的有无，还可以观察肠管功能和扩张状态，判断梗阻类型及部位。

14. 肠套叠

【病因及病理】

一段肠管套入其相连的肠管腔内称为肠套叠（intussusception）。本病引起的是肠道梗阻，2 岁以下婴幼儿多见。由于婴幼儿的回盲部活动度较大，容易产生蠕动的紊乱，而造成原发性肠套叠。成人多由于肿瘤引起继发性肠套叠。病理类型以回盲型最多见，即回盲部套入结肠，占 50% ～ 60%；回结型，发病率占 30%；回结肠型，占 10%。

【临床表现】

典型症状是阵发性腹部绞痛，“红果酱”样血便和腹部肿块。此外，还有呕吐、腹胀、发热、休克等一般肠梗阻症状。

【声像图表现】

常常在患者的右侧腹部，见一包块，超声检查显示为“同心圆”征，外缘为低回声区，为鞘部，内缘为套入部，呈中强回声区，边缘轮廓不规则。套叠部位的纵断面呈“套筒”征（图 6-18A）或“假肾”征（图 6-18B）。

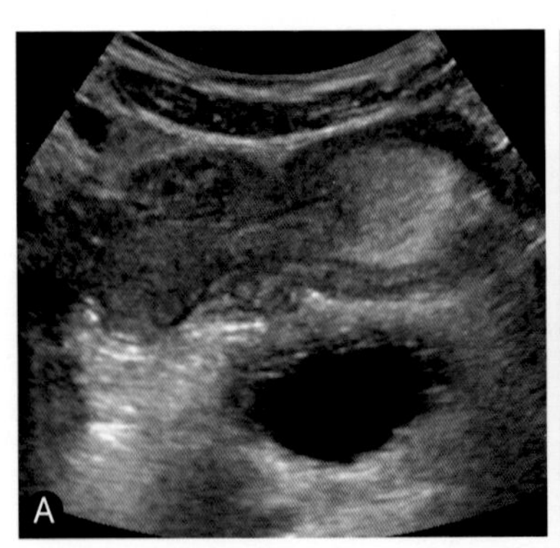

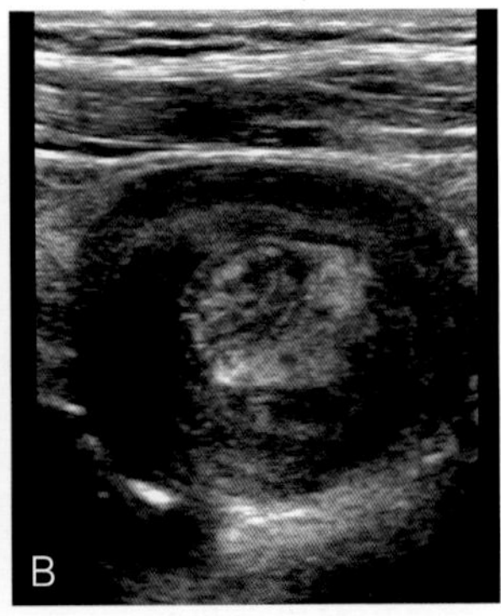

图 6-18　肠套叠

A. 长轴声像图，套叠部位呈“套管”征；B. 短轴声像图，套叠部位呈“靶环”征

【诊断及鉴别】

当发现婴幼儿右侧腹部包块，超声发现“同心圆”时，诊断即可成立。但是对于成人，必须进一步检查，排除肿瘤引起的继

发性肠套叠。

15. 急性阑尾炎

【病因及病理】

急性阑尾炎（acute appendicitis）是最常见的急腹症。阑尾处于回盲部的盲端，当回盲部阑尾处发生感染时，往往引流不畅，形成急性阑尾炎。病变的早期，阑尾有充血、水肿和白细胞浸润，表现为轻度肿胀，腔内有少量积液或积脓。本病进一步发展，形成化脓或坏疽，合并穿孔，而导致腹膜炎。

【临床表现】

临床典型表现是转移性右下腹痛，其次是恶心、呕吐，少数患者有便秘、腹泻。当阑尾化脓、坏死或穿孔时有体温升高。腹部检查：麦氏点有压痛，炎症累及腹膜则有腹肌紧张和反跳性触压痛。

【声像图表现】

超声检查一般不能显示正常阑尾，如因梗阻和发炎，阑尾肿胀时超声显示。

1）腰大肌前方探及肿大的阑尾，呈肿胀的管状结构，短轴切面直径大于6 mm，壁明显增厚，中心腔内为无回声。阑尾腔内合并粪石可见强回声及后方声影（图6-19A）。管壁僵硬，探头加压管腔不能被压瘪。阑尾炎症血流信号可增多，但缺少血流信号不能除外阑尾炎。

2）化脓性阑尾炎可见阑尾肿胀呈囊状，壁增厚，周边模糊，内为低或无回声（图6-19B），可见大量脓性物质形成的“点”状、“斑片”状强回声。

3）坏疽性阑尾炎的阑尾边缘无连续性，壁明显增厚，轮廓不清，内部回声杂乱。

4）阑尾周围炎性渗出可探及游离无回声，与大网膜粘连包裹右下腹可显示低回声包块。

5）阑尾穿孔形成弥漫性腹膜炎时可探及腹、盆腔积液。

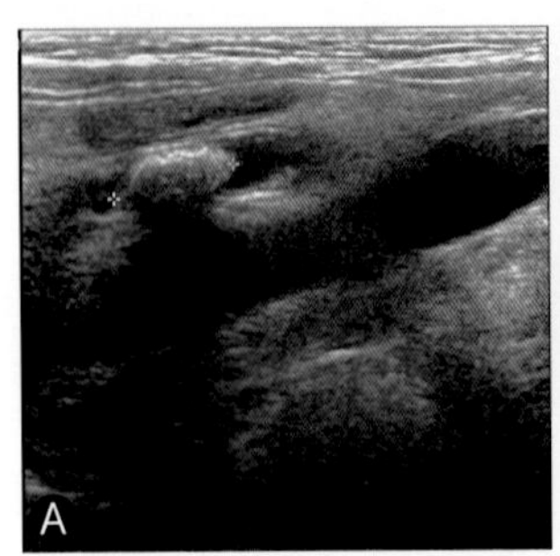

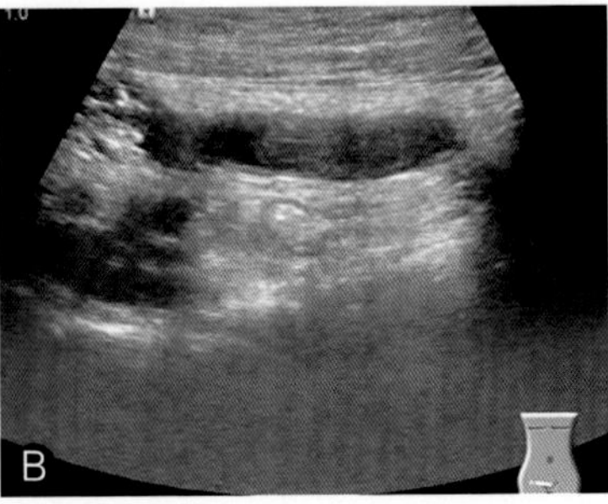

图6–19 急性阑尾炎

A. 急性阑尾炎合并粪石强回声，后伴声影；
B. 急性化脓性阑尾炎，阑尾肿大，壁结构不清

【诊断及鉴别】

虽然阑尾炎是最常见的急腹症，但在早期，局部改变较小时，超声往往显示为正常。因此，早期急性单纯性阑尾炎，超声诊断价值不大。但是，当炎症进一步发展，形成化脓或坏疽时，超声可发现异常，有助于临床诊断。

小结

胃肠道的超声诊断因受肠管内气体的影响，除特殊病例外，从体表探测常得不到满意的声像图。进入20世纪90年代，先后出现了粉剂型、颗粒型造影剂，由于其具有独特的显像效果，增加了声学造影对比度，可提高病灶的显示率，提高了胃肠超声诊断的准确性。

超声最大的特点是无创伤、简便易行、可重复进行，患者容易接受，同时不需特殊准备和要求，并可用于胃肠疾病的普查工作。胃肠超声不仅能发现胃肠黏膜的病变，而且能清晰显示胃肠黏膜肿瘤，观察肿瘤的内部结构特征及病变范围，浸润深度，进行肿瘤TNM分期诊断，并能显示周围脏器的病变，是胃镜、肠镜和X线钡餐造影检查的最好的补充。

胃肠道超声几十年的发展，完善了腹部超声的范围，实践证明了它有一定的实用价值。但是，超声的不确定因素很多，较小病变和位置深的容易漏诊，慢性胃炎等的诊断不是超声的强项。对于有些病灶，如管壁增厚的图像，仅能提到形态学的诊断。总之，要正确、客观评价胃肠道超声检查在临床中的作用。

（冉　旭　姜　颖）

第7章 肾上腺

【适应证】

肾上腺皮质醇增多症，原发性醛固酮增多症，嗜铬细胞瘤，肾上腺囊肿，肾上腺癌，肾上腺转移癌。

【检查前准备】

检查肾上腺一般无需特殊准备。

【检查方法】

仪器选择：选择通用超声检查仪（彩色多普勒），或腹部专用的超声检查仪（彩色多普勒）。

探头选择：肾上腺位置较深，成人宜选择 2.5 ~ 3.5 MHz 探头，儿童及新生儿则采用 5.0 ~ 7.5 MHz 探头。对于较肥胖的患者，应注意调节仪器条件，以优化对深部肾上腺扫查的图像质量。

患者体位：最常用的体位为侧卧位，其次可采用仰卧位，尤其是检查右侧肾上腺时；有时也可采用立位，以利用肝或脾脏作为透声窗进行扫查。

扫查方法：最佳扫查切面为仰卧位时的冠状切面，其次为肋间斜切面、腹部纵切与横切面等。检查技巧上应注意多个切面、多个体位的联合扫查，以提高肾上腺的显示率，避免漏诊。

第1节　正常肾上腺声像图

正常肾上腺由于位置较深，厚度仅 2 ～ 3 mm 和内含脂肪等原因，超声显示不够清楚。但在新生儿，因缺乏皮下脂肪和肾上腺存在临时皮质等原因，高频超声可清楚显示其大小、厚度和结构。超声声像图上，通常右侧肾上腺位于右肾上极、肝脏及下腔静脉之间，左侧肾上腺位于左肾上极、脾脏与腹主动脉之间。正常新生儿肾上腺外层皮质呈低回声，中心髓质呈中强回声（图 7-1）。成人正常肾上腺成带状或三角形低回声区，但声像图表现与扫查切面有很大关系，并不仅表现为单一形状，可有较大变异，应多切面观察其延续性。

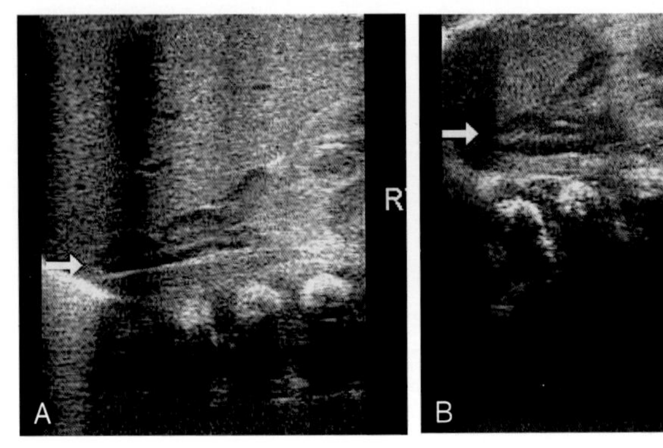

图 7-1　新生儿正常肾上腺声像图

A. 右侧肾上腺（↑）；B. 左侧肾上腺（↑）外层皮质呈低回声，中心髓质呈中强回声；R：右侧；L：左侧

第 2 节　肾上腺病理声像图

1. 肾上腺皮质肿瘤

【病因及病理】

肾上腺皮质肿瘤（adrenal cortical tumor）主要包括皮质腺瘤、皮质腺癌、醛固酮瘤等。皮质腺瘤常为单侧单发性，有薄层包膜，镜下多为类似束状带的泡沫状透明细胞，富含类脂，瘤细胞排列成团，由含有毛细血管的少量间质间隔。皮质腺癌较少见，多为功能性，肿瘤内常见出血、坏死及囊性变。镜下可见瘤细胞大小不等，分化差异性高，核分裂象多见。肿瘤呈浸润性生长，破坏正常肾上腺组织，可侵犯周围脂肪组织及肾脏，也可转移到淋巴结、肝、肺等处。

【临床表现】

皮质腺瘤和皮质腺癌的典型临床症状表现为满月脸、水牛背、向心性肥胖、水肿和多毛等。醛固酮瘤的典型临床症状表现为高血压、低血钾、肌无力及多尿等。无功能性肿瘤多无明显临床表现。

【声像图表现】

肾上极内侧前上方的圆形或椭圆形肿块，呈低回声或中等回声，内部回声多均匀，周边有包膜回声。肿瘤的大小依次为：醛固酮瘤最小，为 1 ～ 2 cm；库欣氏瘤次之，为 2 ～ 3 cm；皮质腺癌最大，发现时常已达 6 ～ 8 cm，内部回声不均匀，可有囊性变区。由于位置较深，常难显示彩色血流（图 7–2）。

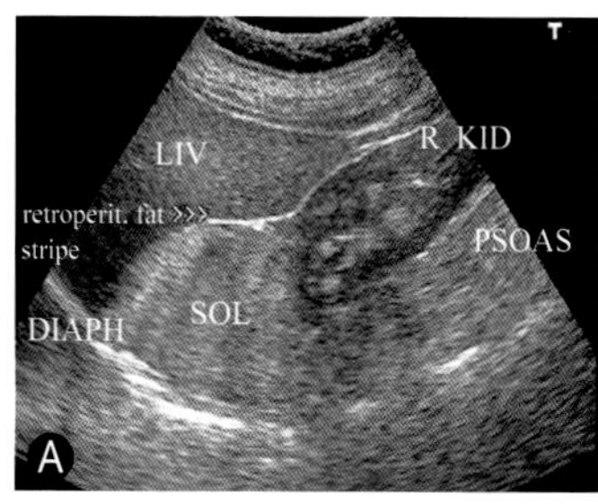

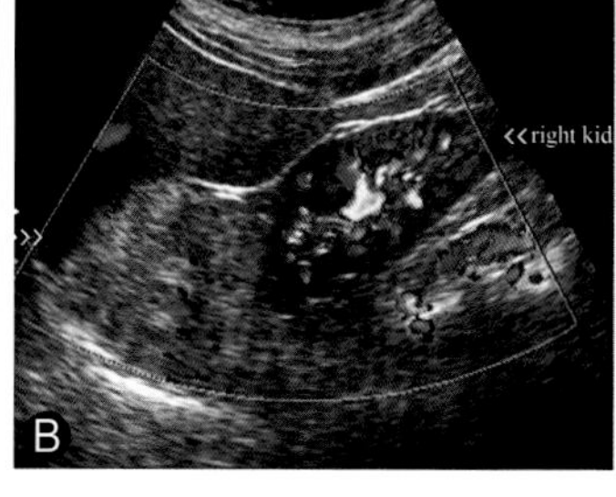

图 7–2　肾上腺皮质恶性肿瘤声像图

A. 右侧肾上腺区可见中等回声肿物（SOL），内部回声欠均，未见明显钙化，边界欠清，右肾位置下移。腹膜后脂肪（>>>）前移，表明肿物为肾上腺来源，而非肝脏来源；B. 彩色多普勒显像表明肿物内血流信号稀疏。病理证实为肾上腺恶性肿瘤；LIV：肝脏；R KID/right kid：右肾；SOL：肿瘤；PSOAS：腰肌；DIAPH：膈肌；retroperit.fat stripe：腹膜后脂肪带

【诊断及鉴别】

结合肾上腺区肿物及临床症状，肾上腺皮质肿瘤的诊断并不困难。肾上腺肿瘤与肝脏后叶肿瘤、肾脏肿瘤由于部位的关系有时易混淆，特别是瘤体较大时鉴别比较困难。由于肾上腺肿瘤周边有脂肪组织囊，所以往往边界为强回声光带，而肝脏肿瘤边界回声则较弱或有声晕。呼吸运动时，肾上腺肿瘤与肝脏、肾脏之间有相对运动或彼此活动不同步；而肝脏肿瘤则与肝脏活动完全同步，肾脏肿瘤与肾脏活动完全同步。肾上腺肿瘤之间可根据大小、内部回声、形态、皮下脂肪厚度、部位、患者年龄以及临床症状进行鉴别。醛固酮瘤较小，一般大小为 1 ～ 2 cm，肾上腺库欣瘤一般为 2 ～ 3 cm，嗜铬细胞瘤一般为 3 ～ 5 cm，而且三者临床表现和生化指标也有差异，可以帮助鉴别。

2. 肾上腺髓质肿瘤

【病因及病理】

肾上腺髓质肿瘤（adrenal medullary tumor）主要为嗜铬细胞瘤，90% 以上为良性，有包膜，呈灰红色、灰褐色，常见出血、坏死、囊性变及坏死灶。3% ～ 6% 的嗜铬细胞瘤为恶性，可转移到肝、肺、骨骼、淋巴结等处。其他包括婴幼儿中可见的神经母细胞瘤。

【临床表现】

嗜铬细胞瘤好发于青壮年，主要表现为阵发性或持续性高血压。阵发性高血压多见于女性，以发作性心悸、气短、剧烈头痛、大量出汗、脉搏加快、血糖升高和恶心呕吐等为典型症状，发作通常持续 15 min 左右。神经母细胞瘤好发于婴幼儿，主要表现为侧腹部包块。

【声像图表现】

嗜铬细胞瘤的声像图表现为肾上极内侧前上方的圆形或椭圆形实性肿块，呈低回声或中等回声，合并出血、坏死时可见呈无回声的囊性变区域，周边有包膜回声（图 7-3，图 7-4）。大小差别较多，但多数在 4 ～ 5 cm。CDFI 常能显示丰富的肿瘤内彩色血流。恶性嗜铬细胞瘤的瘤体一般较大。神经母细胞瘤的声像图表现为肾脏上方较大实性包块，呈不均匀的低回声区；可合并出血、坏死和钙化等而呈部分强回声，亦可因合并出血坏死囊性变而呈液性暗区。

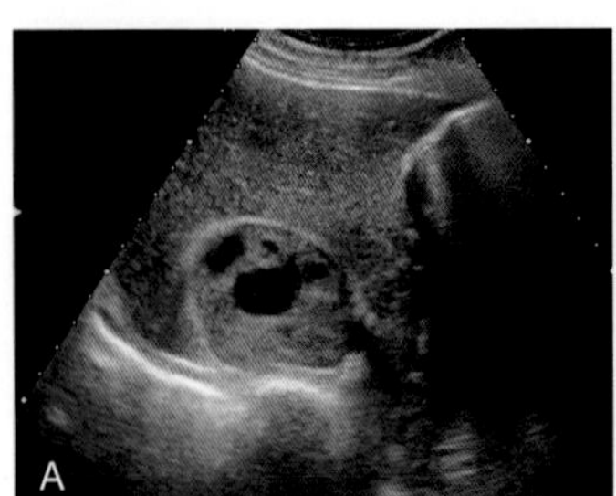

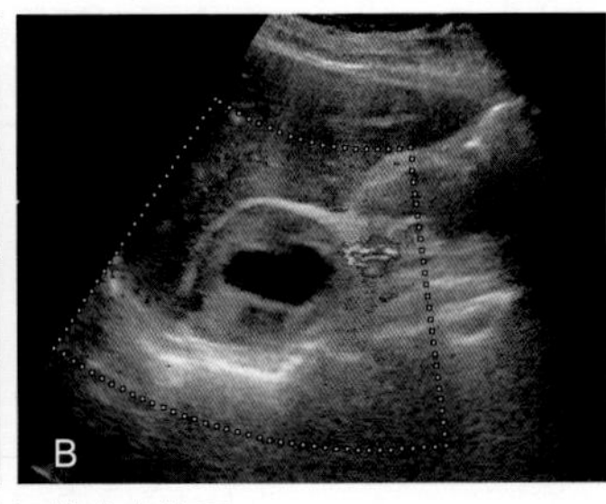

图 7-3　嗜铬细胞瘤声像图

A. 右肾上腺区可见椭圆形肿物，6.4 cm × 5.2 cm，边界清，内部可见多处无回声区；B. 彩色多普勒显像提示肿物内血流信号稀疏；经病理证实为嗜铬细胞瘤

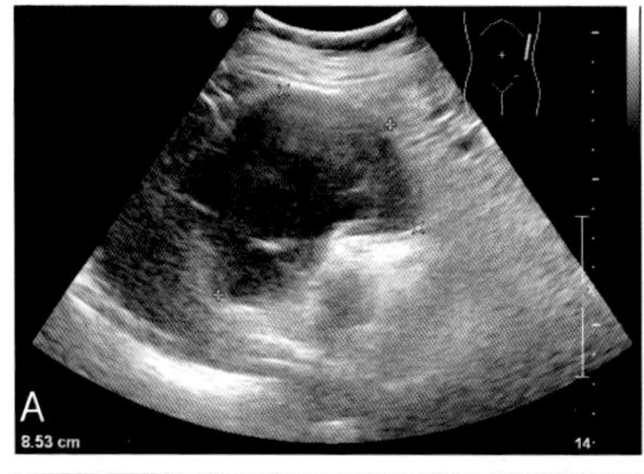

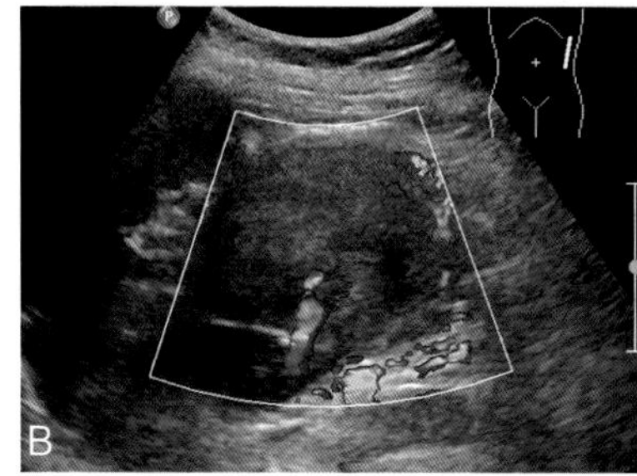

图 7-4　嗜铬细胞瘤声像图

A. 左肾上腺区可见肿物（光标之间），直径 8.5 cm×6.7 cm，边界清，内部回声不均，可见无回声区；B. 彩色多普勒显像显示肿物内血流信号；经病理证实为嗜铬细胞瘤

【诊断及鉴别】

结合肾上腺区肿物及临床症状，嗜铬细胞瘤与神经母细胞瘤的诊断并不困难，但嗜铬细胞瘤也可发生于交感神经系统的其他部位，包括肾门周围、腹主动脉旁、髂动脉旁、膀胱内及胸腔等。异位嗜铬细胞瘤的超声表现与肾上腺区嗜铬细胞瘤的声像图特点一致。因此，临床高度怀疑嗜铬细胞瘤，但肾上腺区未见病灶时，应仔细寻找这些可能的异位部位，以避免漏诊。

3. 肾上腺转移瘤及其他肿瘤

【病因及病理】

肾上腺转移瘤（metastatic tumors of adrenal gland）较少见。常见的原发肿瘤包括肺癌、乳腺癌、肠癌、黑色素瘤和相邻的肾脏肿瘤，通过血行转移或局部浸润侵犯肾上腺；可双侧受累，也可单侧受累。肾上腺原发的髓样脂肪瘤为无功能良性肿瘤，多发生于髓质，与肾上腺的内分泌功能无关，由成熟脂肪组织和数量不等的正常骨髓外造血组织组成。

【临床表现】

肾上腺转移瘤症状包括各种原发癌症的临床表现。几乎所有转移癌均无肾上腺皮质、髓质功能异常之表现。髓样脂肪瘤临床多无症状，当肿瘤增大对周围脏器压迫和肿瘤坏死出血可引起腰、腹部不适和疼痛。偶可因肿瘤破裂引起急腹症或肿瘤压迫肾脏产生血尿等。

【声像图表现】

肾上腺转移瘤常呈圆形、椭圆形或分叶状，也可呈不规则形，边界清晰的低回声区或中低回声区，与周边呈强回声的脂肪组织分界明显（图 7-5），大小不等，多数体积较小，合并出血、坏死时可见呈无回声的囊性变区域。髓样脂肪瘤的声像图表现特异，为圆球形高回声（图 7-6），内部回声均匀细密，也可呈网状结构。肿瘤组织柔软，呼吸运动时能发生变形，少部分肿瘤因内

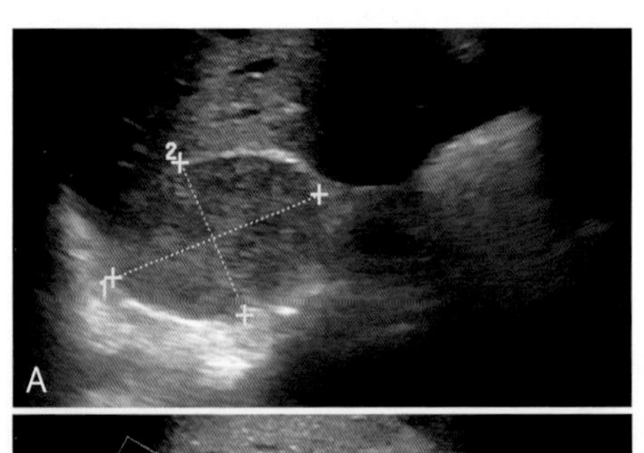

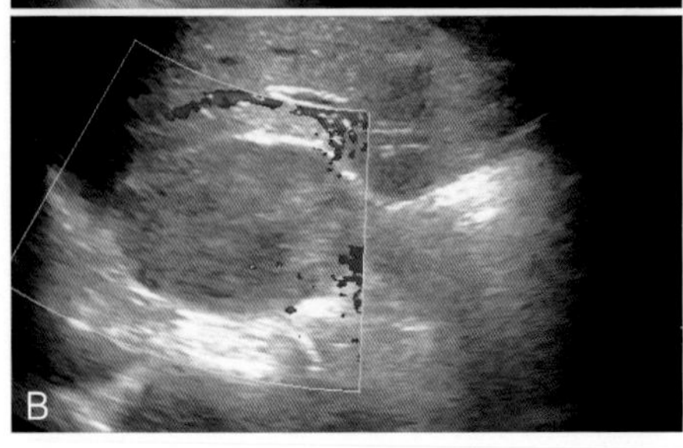

图 7-5 肾上腺转移癌声像图（来源非小细胞肺癌）

A．右侧肾上腺可见一低回声肿物，5.6 cm × 4.0 cm，形态规则，边界清；B．彩色多普勒显像显示肿物内血流信号

部出血而出现无回声区。

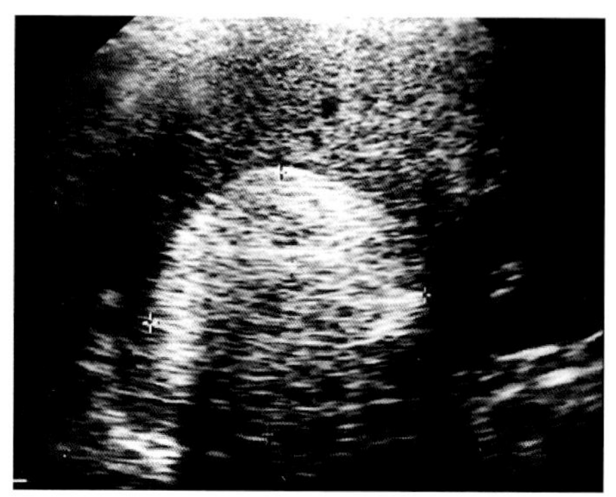

图 7-6　髓样脂肪瘤声像图

右侧肾上腺可见一高回声肿物；经病理证实为髓样脂肪瘤

【诊断及鉴别】

结合患者病史及超声表现可诊断。肾上腺转移瘤需与原发性肿瘤相鉴别，CT、MRI 和肾上腺皮质闪烁显像均有助于鉴别。肾上腺髓样脂肪瘤注意与肾脏脂肪囊鉴别，有些体型较胖的患者中，肾脏脂肪囊比较厚，容易误诊为肾上腺髓样脂肪瘤。其鉴别点为脂肪囊左右对称，髓样脂肪瘤左右不对称，脂肪囊无包膜，髓样脂肪瘤有包膜，脂肪囊形态不规则，髓样脂肪瘤多呈球形。

4. 肾上腺囊肿

【病因及病理】

肾上腺囊肿（adrenal gland cyst）大部分为内皮性，起源于血管上皮或淋巴管上皮。也有一些囊肿可能源于肾上腺出血。

【临床表现】

临床上少见，一般无症状，常在查体时为超声所发现。

【声像图】

无回声区，壁薄而光滑，后方回声增强（图 7-7），有钙化时可见壁上强光点，合并出血或感染时囊内有细小回声光点，呈漂浮状。

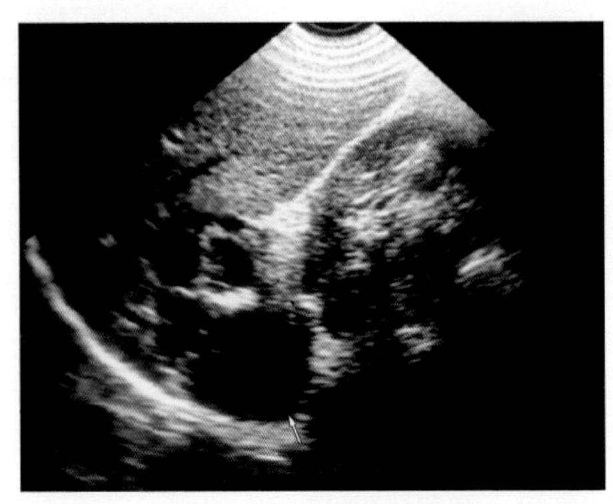

图 7–7　肾上腺囊肿声像图

右肾上腺可见无回声（↑），内可见中等回声分隔。经病理证实为淋巴囊肿

【诊断及鉴别】

除极少数肿瘤源性肾上腺囊肿外，肾上腺囊肿并不影响肾上腺功能。实验室检查多无异常改变，故目前诊断肾上腺囊肿主要依靠超声、CT、MRI 等影像学检查。肾上腺囊肿主要应与起源于右上腹肾上腺邻近部位的囊肿，如肾囊肿、肝囊肿和胰腺囊肿等予以鉴别。

5. 肾上腺结核

【病因及病理】

肾上腺结核（adrenal tuberculosis）是原发慢性肾上腺皮质机能减退 Addison 病的常见病因，一般只有当双侧肾上腺破坏 90% 以上才会出现临床症状。

【临床表现】

肾上腺皮质机能减退表现，醛固酮缺乏表现为潴钠、排钾功能减退。皮质醇缺乏表现为多系统症状，如消化不良、神情淡漠、血压降低、低钠血症、代谢障碍、色素沉着、对应激的抵抗力下降、性功能减退等。结核病灶活跃者常有低热、盗汗等症状，体质虚弱消瘦更严重。

【声像图表现】

可表现为肾上腺体积增大，呈形态不定的低回声区，包括三角形、“V”字形或其他不固定的形态，内部回声多不均匀，其内彩色血流减少或消失，可伴有液性坏死。有钙化时可见强回声，后伴声影。

【诊断及鉴别】

对怀疑本病者可行肾上腺皮质功能测定。超声对本病的诊断准确性低于CT。肾上腺结核的CT表现包括双侧或单侧肾上腺增大，呈炎性或肉芽肿样肿块；或者出现肾上腺萎缩，萎缩的肾上腺多伴有不同程度的钙化。肾上腺结核应与肾上腺皮质腺瘤、囊肿、转移瘤、嗜铬细胞瘤及皮质癌等相鉴别。

小结

超声检查无创、简便、快捷，诊断肾上腺疾病具有优势，绝大多数大于1 cm的肾上腺肿瘤，无论是否有功能，均能为超声所检出。根据肿瘤的大小、形态、内部回声、与周围脏器的毗邻关系等，部分肿瘤可提示出良、恶性。超声检查的不足是小于1 cm的病灶不易检出，肥胖患者中漏诊可能性增加，肾上腺增生难以显示和诊断。

（赖兴建　孝梦甦）

第8章 肾脏

【适应证】

肾先天发育异常，肾结石，肾积水，肾外伤，肾炎，肾脏肿瘤，移植肾，血尿等。

【检查前准备】

检查肾脏一般无需特殊准备。

【检查方法】

仪器选择：选择通用超声检查仪（彩色多普勒），或腹部专用的超声检查仪（彩色多普勒）。

探头选择：常规选用3.5 MHz探头，儿童选用5.0 MHz探头，肥胖者选用2.5 MHz探头。

患者体位：常规选用仰卧位或俯卧位，必要时也可用左侧或右侧卧位。

扫查方法：纵切寻找肾脏长轴，测量长径，将探头旋转90°，在肾门处测量横径及厚径。必要时，测量肾脏实质的厚度，以了解肾脏的功能。

第1节　正常肾脏声像图

正常肾脏呈椭圆形，边界光滑、整齐。肾脏皮质呈低回声，较肝脾回声低，肾锥体回声较肾皮质回声更低。中心处的肾窦为高回声，内可见条状低回声为肾静脉回声（图8-1）。膀胱充盈时或大量饮水后，肾盂回声常有轻度分离，但排尿后肾盂分离可减轻。正常肾在呼吸时能随呼吸活动。彩色多普勒血流显像（CDFI）可见彩色肾血管树，自主肾动脉、段动脉、叶间动脉、弓状动脉直至小叶间动脉及各段伴行静脉均能显示。彩色血流分布直到肾皮质，呈充满型（图 8–2）。肾脏正常大小：长径 9 ～ 12 cm，横径 5 ～ 7 cm，厚径 4 ～ 6 cm，实质厚 1.4 ～ 1.8 cm，皮质厚 0.8 ～ 1.0 cm，依人种及身高略有差异。

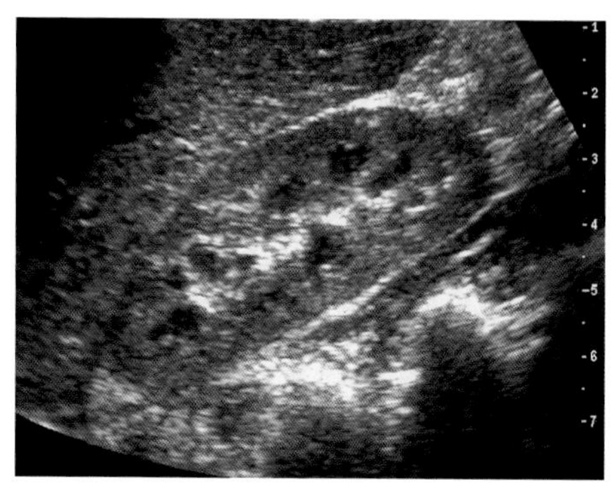

图 8–1　正常肾脏二维声像图

右肾呈椭圆形，边界光滑、整齐。肾脏皮质呈低回声，较肝回声低，肾锥体回声较肾皮质回声更低，中心处的肾窦为高回声

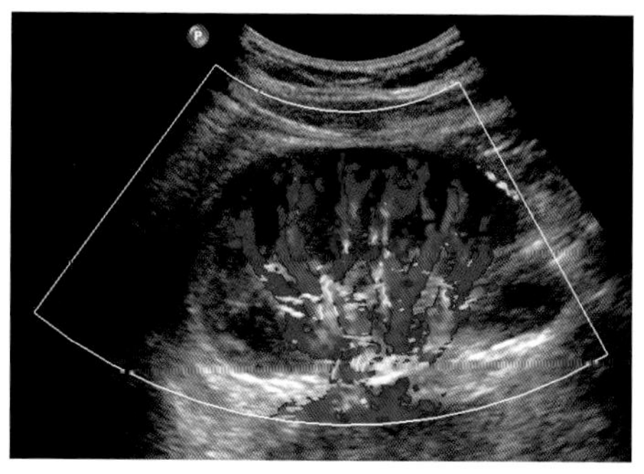

图 8–2　正常肾脏彩色多普勒声像图

CDFI 显示右侧的彩色肾血管树，红色朝向探头的为动脉，蓝色背离探头的为静脉

第 2 节　肾脏病理声像图

1. 马蹄肾

【病因及病理】

马蹄肾（horseshoe kidney）又称蹄铁形肾，有 90% 为肾脏下极相连，形状像马蹄而得名。本病由胚胎早期两侧肾胚基在两脐动脉

之间融合在一起而导致，融合部分称为峡部，由肾实质或结缔组织构成。其肾盂因受肾融合的限制，不能正常旋转，输尿管越过融合部前面下行，由于引流不畅，易出现积水、感染和结石，也易并发膀胱输尿管反流。

【临床表现】

患者可无任何症状，在体检中偶然被发现。或可出现肾盂积水、尿路感染或结石，因脐周痛、胃肠不适和下腹部肿块而就诊。

【声像图表现】

超声显示肾脏位置低，一侧或双侧肾脏均不位于肾窝内；形态失常，增大增长；双肾下极相连，横跨脊柱，肾脏功能及血流均属正常（图 8-3）。

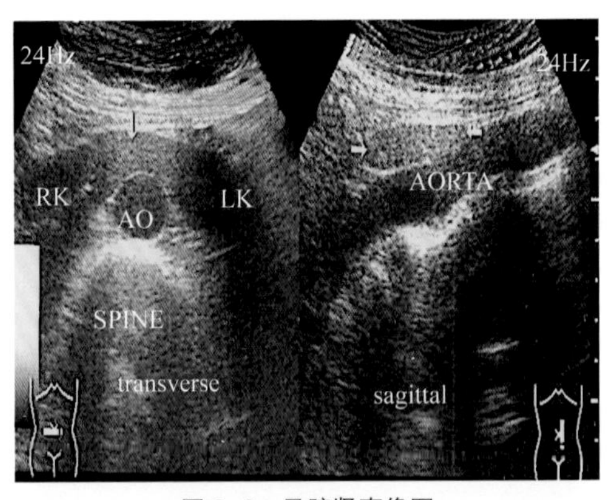

图 8-3　马蹄肾声像图

双肾位置偏低，双肾下极指向内侧，并由峡部相连，峡部（↑）横跨主动脉。诊断为马蹄肾；RK：右肾；LK：右肾；AO/AORTA：腹主动脉；SPINE：脊柱；transverse：横切面；sagittal：矢状面

【诊断及鉴别】

本病属先天性异常中比较常见的一种，声像图比较典型，容易诊断。马蹄肾需与“S”形肾相鉴别，“S”形肾也是融合肾的一种，中腹部纵切面和横切面声像图所见与马蹄肾相同，都能找到融合部位即峡部，而背部纵切面及侧卧位冠状切面则见双肾位置高低不一，相差甚多，一侧肾位于正常高度，对侧肾的位置接近盆腔，根据两肾位置的高低，不难鉴别。

2. 异位肾

【病因及病理】

肾脏可形成于泌尿生殖嵴的任何部位，若形成后未能上升到正常位置，即为异位肾（renal ectopia），以髂腰部、盆腔、对侧多见，极少进入胸腔。

【临床表现】

患者常伴有生殖器、胃、肠、肝、脾等先天性异常。临床上一般无症状，在体检中偶然被发现，少数患者可有腹部疼痛，并可发现肿块。

【声像图表现】

单侧或双侧肾脏位于腹腔或盆腔中（图 8-4），盆腔异位肾多发生于左侧，常有形态上的改变，大部分位于正常肾脏水平以下，表面可呈分叶状，外形有三角形、盆形、圆形或大端朝下的水滴形，常伴有转位不全，肾盂向前，肾动脉发源在主动脉分叉上方或由其他分支发出，且常伴有其他复合畸形，部分可呈囊性变。

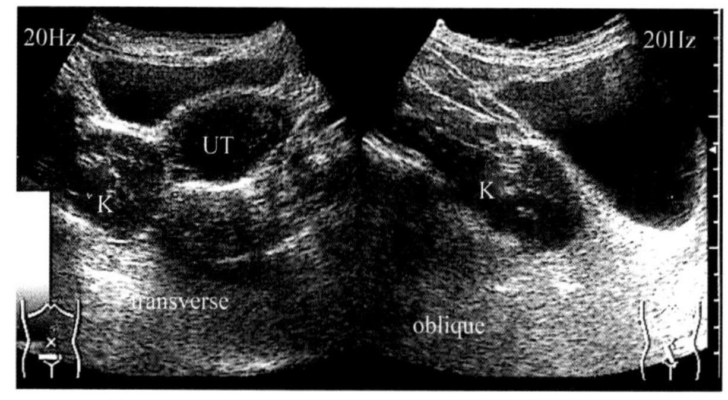

图 8-4 盆腔肾声像图

患者女性，超声发现右肾（K）紧邻子宫（UT）上方，右侧肾窝未探及肾脏。诊断盆腔肾，盆腔肾位置如此低很少见；transverse：横切面；oblique：斜切面

【诊断及鉴别】

本病属正常变异，一般不需治疗，但要注意的是异位于腹盆腔的肾脏，不要误认为肿瘤给予切除，而造成不应该的错误。本

病需与孤立肾相鉴别。一侧肾区未能探及肾脏时，必须仔细探查髂腰部、盆腔、对侧肾下极及同侧横膈附近，以排除异位肾的存在。同时，先天性孤立肾常有代偿性增大，而异位肾的健侧肾脏大小正常。异位肾还应与游走肾或肾下垂鉴别，后两者均可纳回肾窝。

3. 肾囊肿

【病因及病理】

肾脏囊性病变分为先天性肾囊性异常、单纯性皮质囊肿、肾盂旁囊肿、肾盂源性囊肿、肾髓质囊肿等。各种肾脏囊性病变的发病机制有所不同，囊肿可发生于皮质、髓质或皮髓质连接处，并与全身潜在性疾病的发展进程密切相关。单纯性皮质囊肿又可分为单发性肾囊肿、多发性肾囊肿、出血性及感染性肾囊肿、囊壁钙化型肾囊肿、胶冻样肾囊肿、含胆固醇结晶肾囊肿。此处讨论的肾脏囊肿（renal cyst）不包括先天性肾囊性异常。

【临床表现】

大多数肾囊肿患者常常无任何症状，往往在体检中偶然被发现。肾盂源性囊肿多为一侧肾脏发病，临床表现多数症状轻微，或有腰部不适及腰疼，或长期镜下血尿。

【声像图表现】

单纯性肾囊肿呈圆形无回声区，囊壁薄而光滑，后方回声增强，常向肾表面凸出，大小不一。多房性肾囊肿囊内可见菲薄的隔，呈条带状高回声，各房中囊液相通。肾盂旁囊肿位于肾窦回声内，容易压迫肾盂或肾盏，造成肾积水。肾盂源性囊肿位于肾实质内，囊腔内可有砂样结石形成，改变体位时，结石在囊腔内向重力方向移位，声像图显示为一个无回声囊肿，在其重力方向出现“彗尾”征（图 8-5）。

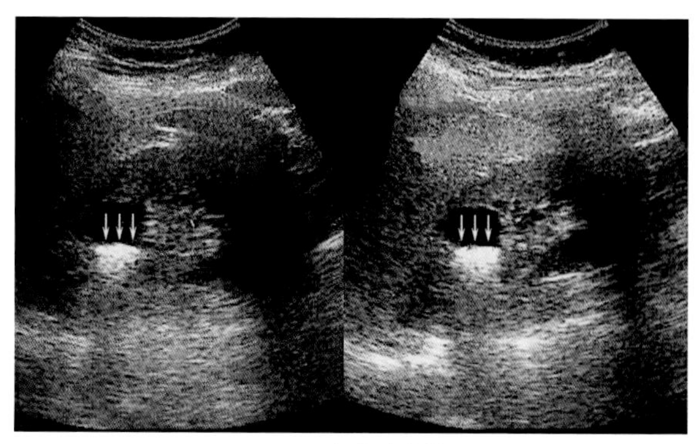

图 8-5　肾囊肿声像图
右肾实质可见无回声，内可见强回声沉积（↑），
后伴彗星尾，为肾囊肿内钙乳的典型图像

【诊断及鉴别】

肾脏囊性病变常见，如果肾脏功能正常，患者无需治疗，当囊肿很大，有压迫症状，或引起肾脏功能障碍时，可以抽液治疗。不典型囊肿需与囊性肾细胞癌相鉴别。肾囊肿为规则的球形或椭球形无回声，边界光滑、清晰，囊性肾细胞癌多数形态欠规则，边界不清，壁厚薄不均，内可有分隔，合并出血等，还可有点状回声。CDFI 在后者的囊壁及内部分隔上可能会探及血流信号。此外，如发现肾静脉、下腔静脉内有栓子形成，腹膜后淋巴结肿大等高度可疑的转移征象时，更提示肾内囊性占位的恶性可能。

4. 多囊肾

【病因及病理】

先天性肾囊性异常又可分为婴儿型多囊肾、青年型多囊肾、成人型多囊肾、多囊性肾发育不全、多房性肾囊肿病。婴儿型多囊肾为常染色体隐性遗传病，成人型多囊肾为常染色体显性遗传病。

【临床表现】

成人型多囊肾患者多在 30 ～ 50 岁发病，可出现血尿、腹痛和腹部肿块等表现，部分有高血压及肾功能不全表现，还可有肾盂肾炎史。婴儿型多囊肾以发病年龄不同可分为围产期型、新生儿型、婴儿型、少年型。大部分患者出生后不久即因呼吸功能衰竭或肾功能不全而死亡。此病常可合并其他异常，如羊水偏少、先天性肝纤维化病变等。

【声像图表现】

成人型多囊肾往往双肾明显不规则增大，全肾布满大小不等的囊肿，正常肾实质难以显示，甚至无法分清肾实质回声与肾窦回声（图 8–6）。婴儿型多囊肾往往仅见两肾增大和肾结构失常，皮髓质分界不清，实质回声增强，很少见到无回声的囊肿（因为囊肿体积较小，超声不能识别，大量的小囊界面使实质回声增强）（图 8–7）。

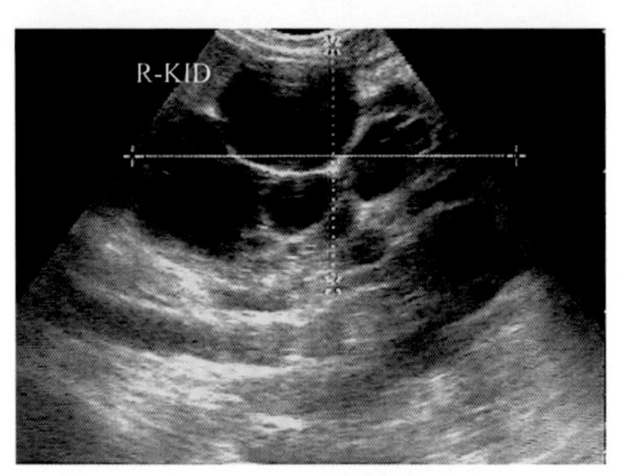

图 8–6　成人型多囊肾声像图

患者男性，55 岁；以血尿就诊，超声检查发现双侧肾脏增大（长 14 ～ 16 cm，宽 8 ～ 10 cm）。肾脏内可见多个直径为 2 ～ 5 cm 的囊肿，未见明显肾实质。囊肿之间无交通，因此可排除肾积水。诊断为成人型多囊肾，即常染色体显性多囊肾；R-KID：右肾

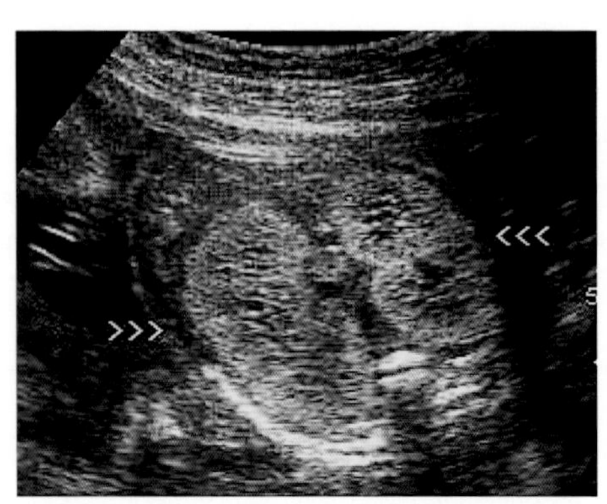

图 8–7　婴儿型多囊肾声像图

胎儿中孕超声检查发现，双肾增大，几乎充满整个腹腔。双肾回声明显增强。此外还发现羊水减少和膀胱偏小。诊断为婴儿型多囊肾，即常染色体隐性多囊肾

【诊断及鉴别】

婴儿型多囊肾、成人型多囊肾有家族遗传史，常累及双侧。婴儿型多囊肾多在婴幼儿发病，仅表现为双肾增大，实质回声增强，囊肿并不多见；成人型多囊肾多在成年发病，可见大量囊肿，两者鉴别并不困难。多囊性肾发育不全没有家族遗传史，常累及单侧，由胚胎时输尿管或肾盂闭锁引起梗阻所致，受累肾脏形态失常，代之以多房囊性包块，囊肿大小不等，互不相通，若梗阻发生于妊娠较晚时期，可以表现为非典型的肾盂积水形态，可与多囊肾相鉴别。

5. 肾脏结石

【病因及病理】

肾脏结石（renal calculus）是由于患者代谢障碍、饮水过少等，尿液中的矿物质结晶沉积在肾盂、肾盏内。根据结石成分的不同，肾结石可分草酸钙结石、磷酸钙结石、尿酸（尿酸盐）结石、磷酸铵镁结石、胱氨酸结石及嘌呤结石六类。大多数结石可混合两种或两种以上的成分。

【临床表现】

临床表现个体差异很大，决定于结石的病因、成分、大小、数目、位置、活动度、有无梗阻感染，以及肾实质病理损害的程度。轻者可以完全没有症状，严重的可发生无尿、肾功能衰竭、中毒性休克甚至死亡。由于结石对黏膜损伤较重，故常有肉眼血尿。疼痛和血尿常在患者活动较多时诱发。结石并发感染时，尿中出现脓细胞，有尿频、尿痛症状。当继发急性肾盂肾炎或肾积脓时，可有发热、畏寒、寒战等全身症状。双侧上尿路结石或肾结石完全梗阻时，可导致无尿。

【声像图表现】

典型的声像图为肾盂或肾盏内一个或多个强回声团，后方伴有声影（图 8-8）。因结石梗阻而致肾积水者，出现肾盏或肾盂积水声像图。

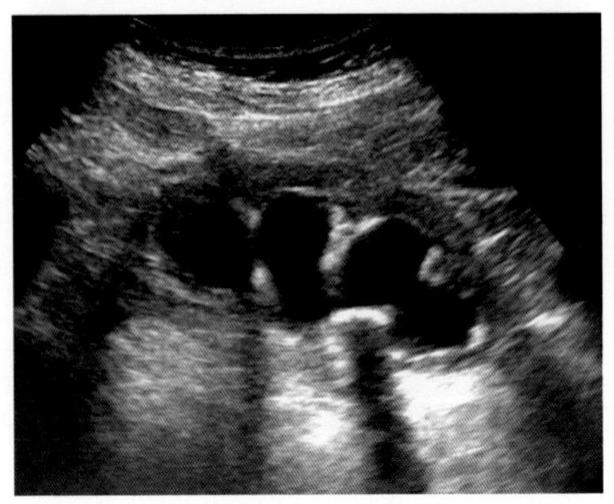

图 8-8 肾脏结石声像图

患者因左侧腰部疼痛就诊。肾脏超声检查发现集合系统内强回声，后伴声影，直径 1.4 cm，同时发现肾盂、肾盏扩张，表明存在尿路梗阻

【诊断及鉴别】

因肾小结石与肾内钙化灶均表现为肾内强回声伴有声影，故应注意肾结石与肾脏钙化灶的鉴别诊断。小结石常位于集合系统周边，若同时伴有肾小盏局限性积液，则是肾小结石典型征象。肾钙化灶多位于肾实质区，为肾弓状血管壁钙化所致，钙化沿管壁形成，呈短条状，平行等号状，患者无任何症状。反复超声观察肾钙化灶恒定，肾小结石可以发生移位、消失。

6. 肾脏弥漫性病变

【病因及病理】

肾脏弥漫性病变（diffuse pathological change of kidney）指各种原因造成的肾实质的损害。急性期病变包括急性肾小球肾炎、过敏性紫癜、药物或毒物引起的中毒性肾炎等，主要的病理变化为肾实质充血、肿胀、炎性细胞的浸润，肾脏常有不同程度的增大。慢性期病变包括慢性肾小球肾炎、慢性肾盂肾炎、高血压肾病、狼疮肾、糖尿病肾病等，疾病早期病理变化多样，但后期病理变化比较一致，均为肾毛细血管腔逐渐狭窄、闭塞，引起肾小球缺血、萎缩、硬化，肾小管、肾单位也随之萎缩，间质纤维化，肾实质明显变薄，肾脏小而硬。

【临床表现】

临床可表现为蛋白尿、血尿、水肿、高血压等，但每位患者临床表现的轻重程度不同。后期可发展为肾功能不全甚至肾功能衰竭，患者可出现贫血、心力衰竭等。

【声像图表现】

急性期肾脏体积增大，膨隆饱满，被膜回声模糊不清，肾内回声弥漫性改变，结构模糊，似轻雾遮盖，肾实质增厚，皮髓质分界不清。亚急性期肿大有所改善，结构较前略为清晰。晚期体积缩小，表面不平整，被膜回声增强、增厚，实质回声增强、变薄，结构难以辨别，肾窦回声散乱（图 8-9）。

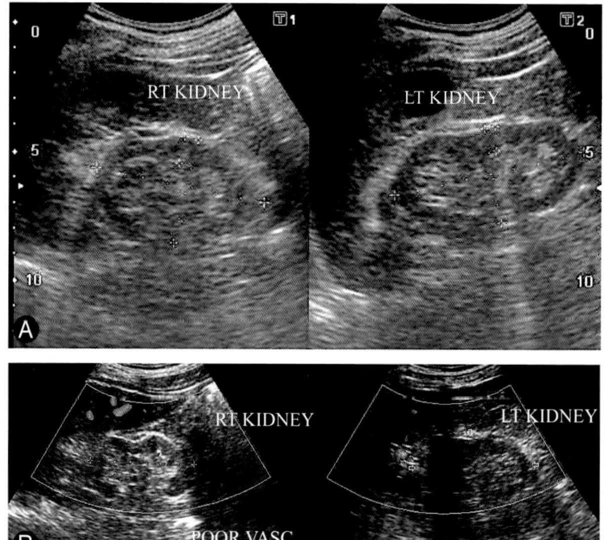

图 8-9 肾脏功能衰竭声像图

A. 双肾皮质回声增强，右肾长 6.9 cm，实质厚 1.0 cm，左肾长 7.8 cm，实质厚 1.0 cm，皮髓质分界欠清；B. CDFI 显示双肾血流减少。上述表现均提示慢性肾功能衰竭；RT KIDNEY：右肾；LT KIDNEY：左肾；POOR VASC：血流减少；POWER：能量多普勒

【诊断及鉴别】

超声诊断肾脏弥漫性病变，必须排除占位性（肿瘤）病变及先天性异常。超声检查对肾脏弥漫性病变不能鉴别出疾病类型，

许多疾病虽病因不同，但能够以相同的方式侵犯肾脏，使肾脏的病理过程类似，因而其声像图表现可比较一致，故声像图表现与肾脏疾病的类型无对应关系。

7. 肾脓肿

【病因及病理】

肾脓肿（肾周脓肿）（renal abscess）为各种原因引起的细菌经血运进入皮质导致的严重感染，或肾结石引起局部梗阻导致继发感染，也可形成肾包膜下脓肿。早期阶段为水肿，伴有为数不等的小脓肿，随病程进展，小脓肿可联合形成感染性肿块，重者坏死液化明显时即形成典型的肾脓肿。

【临床表现】

患者多发病急，病程短，2 周～6 个月内有过体表疖、咽炎及上呼吸道感染病史。局部症状明显重于全身症状，腰部疼痛剧烈，伴有发热，初期临床可呈周期性发热，后期多伴有持续高热；白细胞升高，尿内可有脓细胞。

【声像图表现】

早期肾脏体积形态正常，肾内可见单发或多发低回声结节，边界欠清晰，形态欠规则，可见小透声区（图 8-10）。CDFI 显示动脉自然走行于脓肿内或其边缘，血流峰值速度明显高于正常区域或对侧肾脏相同部位。中晚期肾脏体积增大，可有形态失常，肾内可见混合性包块，形态不规则，无包膜，可向外突破肾包膜，其内可见不规则无回声区，其周边有厚而毛糙的壁，似虫蚀样，集合系统无明显受压征象。肾周脓肿表现为肾周围见梭形或椭圆形低回声区。CDFI 显示包块区血供较丰富。

【诊断及鉴别】

患者症状典型，尿内有脓细胞，超声显示肾脏内有低回声区，考虑肾脏脓肿；如发现肾脏包膜下出现低回声或无回声区，则考虑肾周脓肿。一般诊断并不困难，本病需要与肾癌相鉴别。肾癌占位病变多是圆形或椭圆形，有良好的球体感，肾局部隆起，肾窦回声受压；内部可出血、坏死、囊性变，因此回声不均匀，声像图在短时间内无明显变化。肾脓肿球体感不明显，声像图在 1 周内就有较明显的变化：肾体积明显增大，包块回声由早期的低或无回声变为中晚期的杂乱回声。

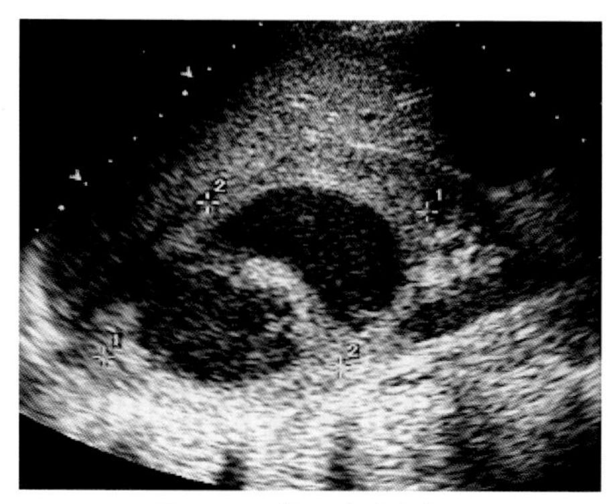

图 8–10 肾周脓肿声像图

右肾上极椭圆形混合回声包块，壁厚薄不均，压迫皮质

8. 肾外伤血肿

【病因及病理】

开放性损伤和闭合性损伤均可引起肾脏出血，临床上闭合性肾损伤更常见。损伤仅局限于部分肾实质的肾挫伤可形成包膜下血肿，肾实质部分裂伤的肾部分损伤常伴有肾包膜破裂，可致肾周血肿。肾全层裂伤向外可及肾包膜，向内达肾盂肾盏黏膜，此时常引起广泛的肾周血肿、血尿和尿外渗。肾横断或碎裂时，可导致部分肾组织缺血，甚至坏死。肾蒂或肾段血管的部分或全部撕裂时，可引起大出血、休克，常来不及诊治，就会死亡。血肿、尿外渗可引起组织纤维化，压迫肾盂输尿管交界处导致肾积水。

【临床表现】

肾损伤的临床表现与损伤程度有关，不完全相同，尤其在合并其他器官损伤时，肾损伤的症状常被忽视，或不易被察觉。肾损伤的主要症状有休克、血尿、疼痛、腰腹部肿块、发热等。

【声像图表现】

肾包膜下血肿表现为肾脏稍大，肾被膜完整，平滑而连续，肾内结构基本正常，肾实质与肾窦回声无明显改变，损伤局部被膜下可见较小的无回声或低回声区，同时常可见该处被膜被血肿挤压外凸，肾实质则向内凹陷，血肿较局限，围绕肾脏呈弧形、月牙形或楔形等。肾周血肿表现为肾脏有不同程度的结构改变甚至模糊不清，肾被膜回声连续性中断，肾周间隙内出现形态各异的无回声或低回声区，多位于肾脏后外侧，也可包绕肾脏，但很少越过中线，血肿较大时可出现肾脏移位（图 8-11）。

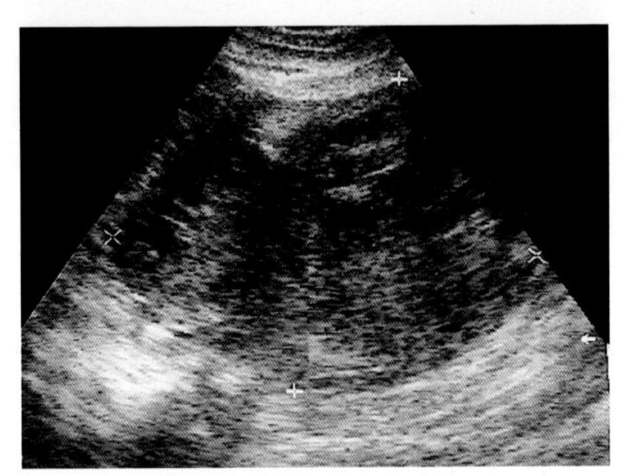

图 8-11　右肾破裂声像图

患者受到汽车撞击后，超声发现：右侧肾窝中等回声，肾脏形态失常。手术证实为右肾破裂伴血肿

【诊断及鉴别】

车祸、腰部外伤后如发现血尿，腰痛，超声显示肾内结构异常，肾脏内或包膜下可见低回声区，形态不规则，应该考虑肾脏外伤破裂后引起的出血。同时应检查是否伴有脾破裂、腹腔内积血等。

9. 肾积水

【病因及病理】

肾盂或输尿管梗阻，尿液不能流入膀胱，可以造成肾积水（hydronephrosis）。肾积水多由上尿路梗阻性疾病所致，常见原因为先天性肾盂输尿管连接部狭窄、输尿管结石等；长期的下尿路梗阻性疾病也可导致肾积水，如前列腺增生、神经源性膀胱功能障碍等。

【临床表现】

因梗阻的原因、部位和程度的差别，不同肾积水患者的临床表现和病情转归并不一致。轻度肾积水多无症状；中重度肾积水可出现腰部疼痛，有些患者以腹部肿块就诊，特别是小儿。先天性病变，如肾盂输尿管连接部狭窄、异位血管或纤维束压迫输尿管引起的肾积水，发展比较缓慢，可长期无明显症状，达到一定体积时才出现腹部肿块。泌尿系统结石、肿瘤、炎症和结核所引起的继发性肾积水，临床表现主要为原发疾病的症状。肾积水合并感染时可出现脓尿和全身中毒症状，如寒战、发热、头痛，以及胃肠道功能紊乱等。

【声像图表现】

肾积水分为轻、中、重三种程度。轻度肾积水时，肾窦前后分离超过 15 mm，肾盂、肾盏均有轻度扩张，但肾实质厚度和彩色血流不受影响。中度肾积水时，肾盂、肾盏明显扩张，肾盏扩张较为明显，积水的各个肾盏彼此分开，呈“花朵”样或“烟斗”样，肾实质回声正常（图 8–12）。重度肾积水时，肾体积增大，形态失常，肾盂、肾盏明显扩张，肾实质明显变薄，肾实质内彩色血流明显减少或消失。

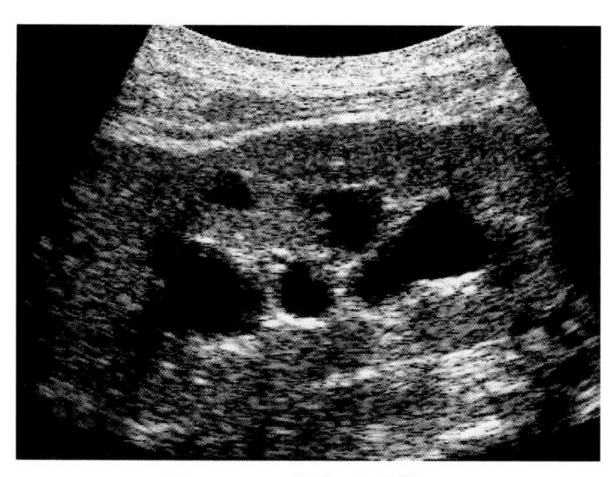

图 8–12　肾积水声像图

右肾肾盂、肾盏分离，肾实质厚度不受影响

【诊断及鉴别】

肾盂、肾盏增宽大于 15 mm 时，应该考虑肾脏积水。在生理情况下，膀胱过分充盈和／或大量饮水（或利尿药、解痉剂的应用），可使肾盂内贮有少量尿液，声像图出现肾窦回声分离，但通常小于 10 mm，在排尿后或等利尿期过后，肾窦回声分离现象消失，有别于病理性肾积水。妊娠妇女常有双侧对称性轻度肾窦回声分离，也属生理现象（因黄体酮作用）。

10. 肾细胞癌

【病因及病理】

肾细胞癌（renal cell carcinoma）好发于中老年，男性多于女性；多为透明细胞癌，起源于肾小管上皮细胞，可发生于肾实质的任何部位，但以上、下极为多见，少数可侵及全肾；左、右肾发病机会均等，双侧病变占 1% ～ 2%。肾癌的发病原因目前不清，研究认为通过肾脏排泄的化学致癌物质可诱发肾癌，激素、放射线、病毒感染、吸烟、长期服用非那西丁类药物、长期接触含铅物质，以及某些慢性肾脏疾病可能与肾癌的发生有关。

【临床表现】

早期患者无症状，常常在体检中被发现。肾细胞癌的症状主要是无痛性血尿，进展期可出现腹痛，腹部可触及包块。偶尔伴有恶性肿瘤的全身症状，如消瘦、体重减轻、低热、贫血、高血压、血沉加快等。肿瘤引起蔓状静脉丛回流障碍或侵犯下腔静脉后，可出现精索静脉曲张和下肢水肿。

【声像图表现】

肾区出现占位性病灶，局部向肾表面隆起或明显凸出，呈圆形或类圆形，也可呈不规则形。肿瘤有假包膜，与正常组织分界清楚，内部回声多变，多以中低回声为主。2 cm 以下肿瘤多为高回声，但通常低于肾窦回声；2 ～ 4 cm 中等大小肿瘤常为中等回声，偶呈高回声及不均匀回声，常因肿瘤内出血或液化所致；5 cm 以上的大肿瘤为低回声或等回声，也可为高回声或杂乱回声（图 8-13）。肾癌的彩色血流图有四种表现：抱球型最多见，肿瘤周边可见动脉血流环绕，并有部分动脉进入肿瘤内，多见于 3 ～ 4 cm 中等大小的肿瘤；星点型，表现为肿瘤内仅有星点状彩色血流，多见于 2 ～ 3 cm 肿瘤和 4 ～ 5 cm 肿瘤，也可见于因体胖等原因，致血流显示差者；少血管型，多见于 1 ～ 2 cm 小肿瘤和

5 cm 以上大肿瘤；血管丰富型，肿瘤内彩色血流丰富，呈“火球”状，见于 3 ～ 4 cm 中等大小的肿瘤。

【诊断及鉴别】

超声发现肾脏肿瘤的敏感性较高，可以作为首选的检查方法。肾实质内的团块状回声是超声诊断肾癌的直接征象。但也应注意，2 cm 以下的肿瘤或囊性肾癌的声像图无特异性，尤其是声像图不典型者，诊断有一定困难，需密切结合临床及其他检查结果。小肾癌应与肾柱肥大、分叶肾等肾脏先天变异鉴别：肥大的肾柱在纵向断面上呈圆形或椭圆形的低回声区，常见于肾脏的中部、上极，酷似肾肿瘤的回声，与肾窦分界清楚，内部呈分布均匀的细小点状低回声，横断面显示肾柱低回声与肾皮质相连续，相互之间无明确的分界。肾癌横断面与肾皮质有明显的分界，有明显的球形感。分叶肾呈异常分叶状，使肾轮廓局部隆起，常见于左肾中下部外侧，严重者为肾融合不全。其隆起范围较大，但与肾皮质回声无分界，无肿瘤的球形感。高回声的小肾癌也应与错构瘤相鉴别，后者回声强度相当于肾窦，一般较小肾癌的回声高，CDFI 无血流信号。

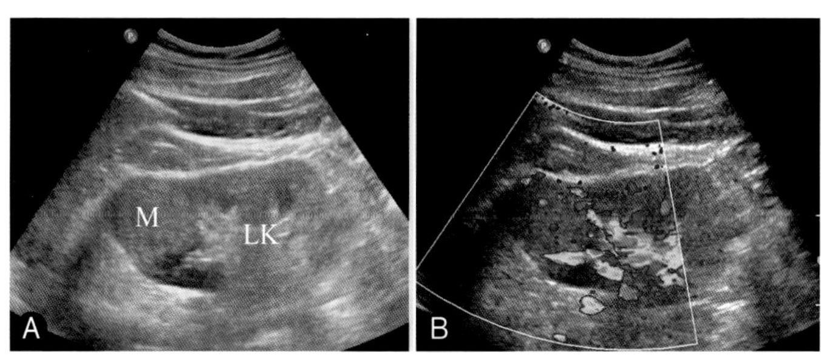

图 8-13 肾细胞癌声像图

患者中年男性；体检发现左肾占位 20 天。A. 超声检查左肾（LK）上极可见中等回声肿物（M）；B.CDFI：周边内部可见点条状血流，病理证实为肾透明细胞癌

11. 肾盂癌

【病因及病理】

肾盂癌（renal pelvic carcinoma）系发生在肾盂或肾盏上皮的一种肿瘤，约占所有肾肿瘤的 10%，主要为肾移行细胞癌，左右侧发病无明显差异，两侧同时发生者，占 2% ～ 4%。本病多发生

于 40 岁以后的中老年，男性多于女性，单发或多发，也可与输尿管、膀胱等多部位并发。

【临床表现】

70%～90% 的患者临床表现为无痛性、间歇性、肉眼全程血尿；少数患者因肿瘤阻塞肾盂输尿管交界处可引起腰部不适、隐痛及胀痛，偶可因凝血块或肿瘤脱落物引起肾绞痛；因肿瘤长大或梗阻引起积水出现腰部包块者少见；尚有少部分患者有尿路刺激症状。晚期患者出现贫血及恶病质。

【声像图表现】

典型超声表现为肾窦内的实性低回声区，部分肾窦强回声中断或扩张，或直接看到分离的输尿管、肾盂内有不规则实性肿物存在（图 8-14）。CDFI：血流不丰富。

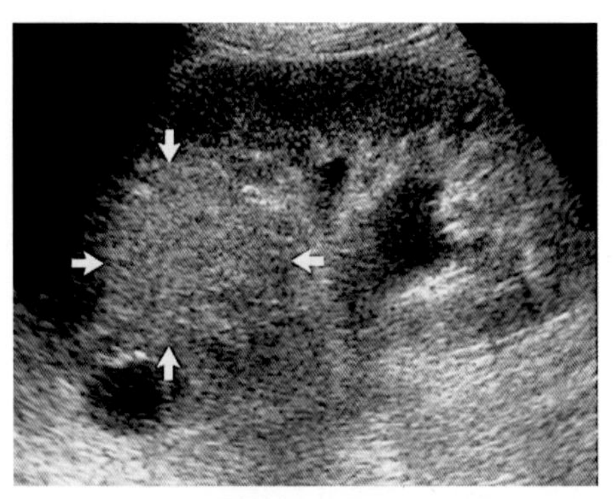

图 8-14　肾盂移行细胞癌声像图

肾窦可见一中等回声肿块（↑），强于周边的皮质回声，但低于肾窦脂肪回声。病理证实为肾盂移行细胞癌

【诊断及鉴别】

肾盂癌小于 1 cm 或呈浸润性生长的扁平状肿瘤时，超声检查难以发现，当超声检查阴性时，并不能排除肾盂癌，还应进一步做其他检查。超声诊断肾盂癌不是强项，对于体积较小的肾盂肿瘤敏感性较差，但是患者有血尿时，超声检查具有辅助诊断的作用。肾盂癌需与肾盂腔内血凝块鉴别，后者为扩张的无回声暗区内的不规则中等回声团，与肾盂肿瘤十分相似，但在患者体位变动时可有移位，而肾盂癌不会因为患者体位变动而发生变化。

12. 移植肾

【病因及病理】

肾移植（transplanted kidney）通常是把一个健康的肾脏植入患者右下腹的髂窝内。因为右侧髂窝的血管较浅，手术时容易与新肾脏血管连接。一般多选择髂内动脉进行吻合，如果右髂内动脉管腔内出现动脉硬化、管腔狭小，术后恐血流量不足，亦可以与患者髂外动脉做吻合，血管吻合后，放开全部阻断血管的血管钳，待新的肾脏供血良好，便逐层缝合腹壁，完成手术。由于移植肾为外来物，可出现排异反应。

【临床表现】

主要是指术后常见并发症排异反应的临床表现，表现为全身乏力、发热、腹痛、尿量减少或无尿、浮肿、血压升高及移植肾肿大等。按照出现排异反应的时间早晚，患者可在术后 24 h 内移植肾功能迅速遭到破坏，或移植肾功能缓慢减退。此外，患者还可出现感染、消化道出血、高血压、精神症状等。

【声像图表现】

正常的移植肾位于髂外血管前方，声像图与正常肾脏无明显差异（图 8–15）。

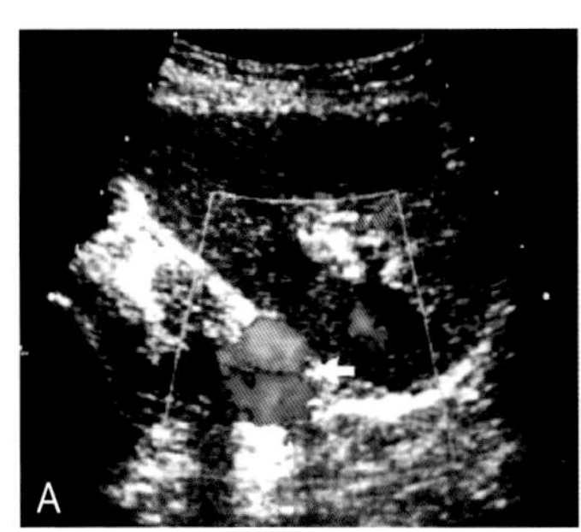

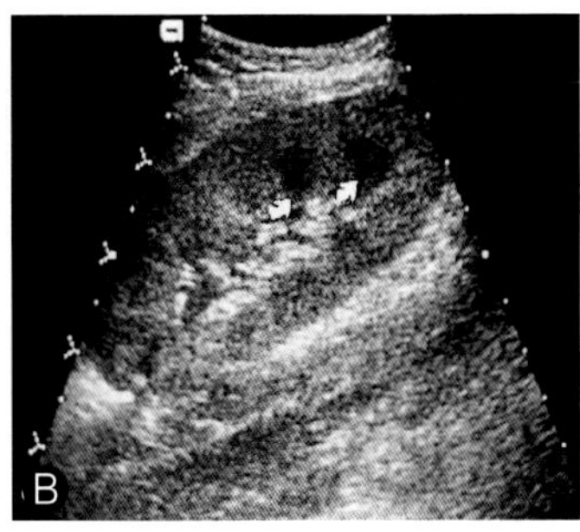

图 8–15 正常的移植肾声像图

A. 正常的移植肾位于髂外血管前方；B. 声像图显示与正常肾脏无明显差异

急性排异反应出现于移植后第一周，肾脏体积在几天内迅速增大而呈球形，肾脏厚度明显增大，其前后径大于 5.5 cm。急性排异还可出现髓质锥体肿大，回声减低；皮髓质界限不清；肾窦回声减低；多发性肾皮质局部低回声区等。急性排异时 CDFI 显示肾内彩色血流明显减少，血管呈断续、星点状或斑片状。

慢性排异反应肾脏体积开始时增大，以后逐渐缩小，肾实质变薄，回声增强，实质与肾窦回声分界不清，晚期肾脏结构完全不能分辨。CDFI 可见肾动脉管腔狭窄，血流增快。

【诊断及鉴别】

出现急性排异反应时，移植肾体积增大，但并不具有特异性，需与肾静脉栓塞、细菌性肾盂肾炎等相鉴别。此外，移植肾急性肾小管坏死的灰阶超声表现与急性排异反应相似，其 CDFI 表现及阻力指数（RI）值变化亦无显著差异。因此，利用超声很难区分这两种移植肾病变。

小结

肾脏属实质性脏器，位于腹膜后，从背部或侧腰部扫查，超声均能显示整个肾脏的大小、形态、结构、回声等，分辨出肾脏正常与异常，特别是应用 CDFI 后不仅可以了解一般的供血情况，还能诊断肾动脉狭窄、肾静脉压迫综合征等。由于超声检查迅速、可靠，可给临床提供重要的信息。因此，在健康体检疾病筛查及部分肾脏疾病的诊断中，已经成为首选的检查方法。随着新技术的开发，超声在临床中的应用必将更加广泛。

（赖兴建　赵瑞娜）

第9章 输尿管

【适应证】

输尿管（ureter）先天异常，输尿管积水，输尿管结石，输尿管肿瘤。

【检查前准备】

患者应空腹，必要时应做肠道准备，以减少肠道气体和粪便的干扰。大量饮水后，可使肾盂及上段输尿管内贮有少量尿液，输尿管显示更清晰，超声对输尿管检查更有利。

【检查方法】

仪器选择：选择通用超声检查仪（彩色多普勒），或腹部专用的超声检查仪（彩色多普勒）。

探头选择：常规选用3.5 MHz 探头，儿童选用 5.0 MHz 探头，肥胖者选用 2.5 MHz 探头。

患者体位：常规选用仰卧位或俯卧位，必要时也可用左侧或右侧卧位。

扫查方法：先找到肾脏，从肾门处向下，沿侧腹部扫查，直至膀胱。上段输尿管可从肾盂详细追踪，容易找到。中段输尿管可先利用彩色血流显像找到髂血管，髂血管前方即为中段输尿管，二者通过彩色血流显像可鉴别。下段可自膀胱输尿管入口处开始，向上逆行显示膀胱间段及膀胱后方的输尿管。

第1节 正常输尿管声像图

肾盂输尿管连接部及输尿管出口上方可见正常输尿管壁回声分离，一般为 1 ～ 3 mm，且有蠕动，其他部位由于肠道气体干扰等原因常不能显示。正常输尿管出口位于膀胱三角的左、右两上角，呈小丘状隆起，CDFI：可见红色喷尿现象（图 9-1）。

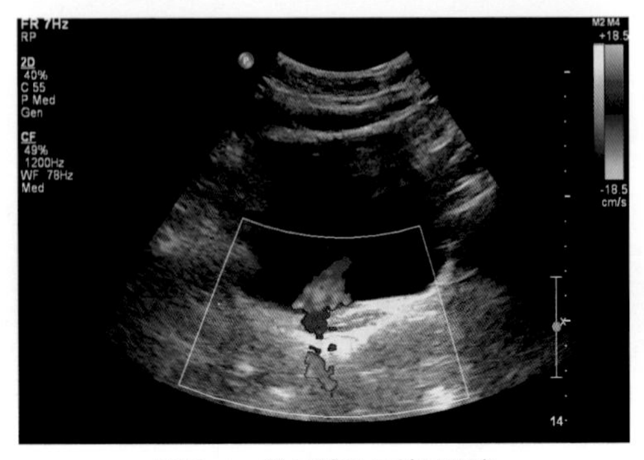

图 9-1　输尿管出口喷尿现象

右侧输尿管出口可见红色喷尿现象

第 2 节　输尿管病理声像图

1. 输尿管囊肿

【病因及病理】

输尿管囊肿（ureterocele）又称输尿管膨出，是指具有膀胱黏膜的输尿管下段囊性扩张，致输尿管末端膨胀引起，囊肿外覆膀胱黏膜，内衬输尿管上皮，中间为肌纤维和结缔组织。病因可能与以下因素有关：在胚胎发育过程中，分隔输尿管和尿生殖窦之间的隔膜未被吸收而继续存在，导致输尿管开口闭锁或狭窄，尿流排泄不畅或受阻，输尿管内压力增高；输尿管膀胱段过长、弯曲或倾斜度过大，使尿流排泄不畅；输尿管开口固定于膀胱壁的力量减弱；输尿管开口及其周围组织炎症致瘢痕狭窄。

【临床表现】

腰腹胀痛不适，反复泌尿系感染、血尿、排尿困难、发热等。少数患者伴有肾、输尿管及囊内结石。

【声像图表现】

当膀胱充盈时，在膀胱三角区输尿管出口处可见囊状回声膨出，囊壁纤薄，可为单侧或双侧，随输尿管喷尿有增大、缩小改变（图 9-2）。小于 4 cm 的囊肿，这种改变不明显，往往囊壁皱缩，且伴有肾积水，腹压增加或侧腰部受压时，此皱缩的囊肿会突然膨大。若合并结石，可在囊肿内见到结石的强回声并伴有声影。

【诊断及鉴别】

超声检查简单易行，无创伤，并可发现较小囊肿，可作为初诊和筛选的首选方法。泌尿系平片（KUB）和静脉肾盂造影（IVP）是最基本的检查方法，可观察肾、输尿管、膀胱的情况，了解肾功能及有无泌尿系畸形和结石。输尿管囊肿内造影剂充盈时呈典型的“眼镜蛇头”征表现。仍不能明确诊断时，可行磁共振泌尿显像（MRU）和膀胱镜检查。输尿管囊肿的治疗目的是解除梗阻、保护肾功能、预防感染并防止反流。

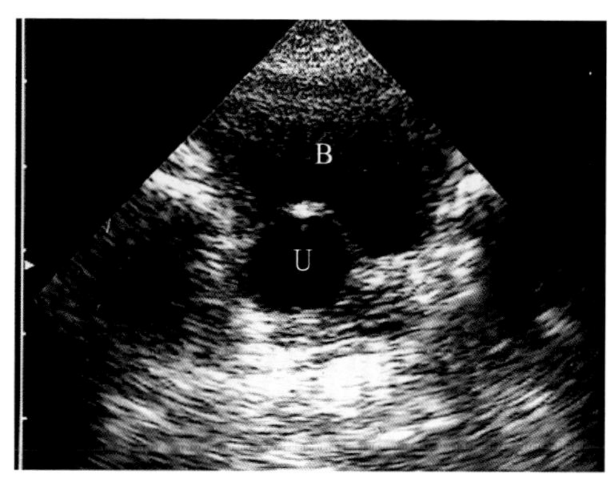

图 9-2　输尿管单纯性囊肿声像图

右侧输尿管近膀胱段可见无回声突入膀胱（B），为输尿管单纯性囊肿（U）

2. 输尿管结石

【病因及病理】

输尿管结石（ureteral calculus）：90% 以上为肾结石降入输尿管，原发于输尿管的结石很少见，除非存在输尿管梗阻性病变。输尿管结石的病因与肾结石相同，但结石进入输尿管后，逐渐变成枣核形。输尿管结石在治疗时约 70% 位于盆腔，15% 位于输尿管中 1/3 处，在上 1/3 处的最少。由于输尿管的蠕动和管内尿流速度较快，直径小于 0.4 cm 的小结石比较容易自动降入膀胱而随尿排出。

【临床表现】

结石嵌顿在肾盂输尿管交界处或在输尿管内下降时，可出现肾绞痛，为突然发作的阵发性刀割样疼痛，疼痛剧烈难忍，患者辗转不安，疼痛从腰部或侧腹部向下放射至膀胱区、外阴部及大腿内侧，有时伴大汗、恶心呕吐。由于结石对黏膜损伤较重，故常有肉眼血尿。疼痛和血尿常在患者活动较多时诱发。结石并发感染时，尿中出现脓细胞，有尿频、尿痛症状。双侧上尿路结石或肾结石完全梗阻时，可导致无尿。

【声像图表现】

可见肾盂输尿管积水，积水的输尿管远端可见强回声，后方伴声影，结石较小时可无明显声影（图 9-3）。

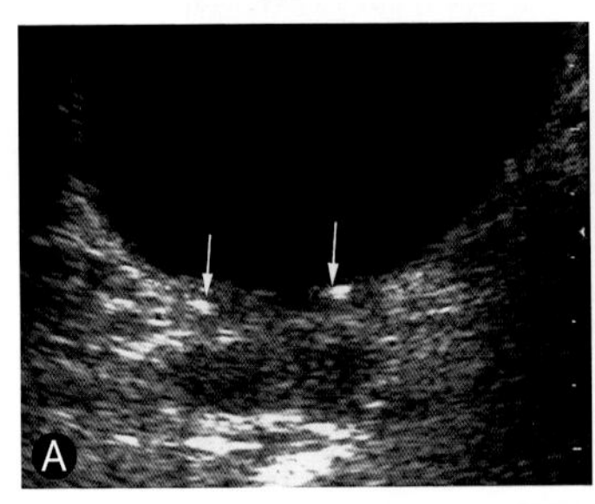

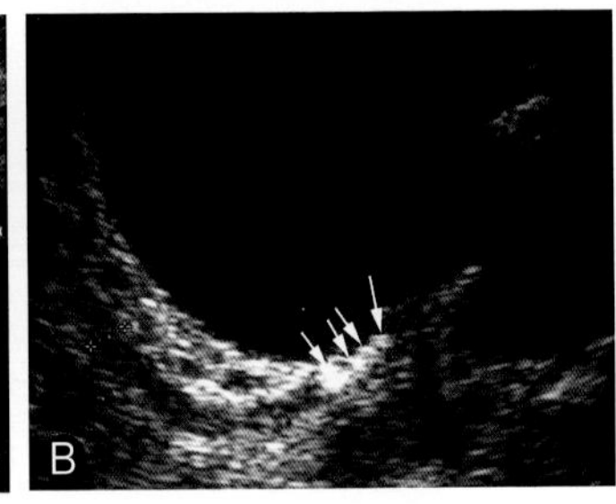

图 9-3　输尿管结石声像图

A. 双侧输尿管各见一强回声（↑），后伴声影；B. 输尿管膀胱入口处可见多个强回声（↑），后伴声影，其上段输尿管扩张

【诊断及鉴别】

对于输尿管上段及下段结石，超声可以发现；中段结石，超声显示率较低。对于较小的输尿管结石，超声不易发现。腹部 X 线平片及尿路造影是本病的主要检查方法，超声是重要的辅助检查手段。

3. 输尿管肿瘤

【病因及病理】

原发性输尿管肿瘤（癌）（tumor of ureter）在临床上较少见，

约占尿路上皮性肿瘤的1%，以移形细胞癌为多，好发于41～82岁的男性患者，约有3/4发生于输尿管下段。输尿管癌具有多中心性，即容易合并肾盂癌和膀胱癌，输尿管本身也可呈多发肿瘤状态。尿路上皮肿瘤这种多灶性、多器官发病的机制可能为整个尿路上皮暴露于共同的致癌物攻击下，移行上皮细胞变态后各自克隆产生多灶性上皮肿瘤；泌尿道腔内可存活的癌细胞弥散种植，或由上皮内播散。饮水污染含砷的有机氯化物、麦角碱，以及吸烟、止痛剂等，均可成为尿路上皮致癌物。

【临床表现】

血尿往往是首发症状，晚期症状包括腰痛、腹部肿块。血尿为最常见初发症状，肉眼血尿、腰痛及腹部包块是输尿管癌常见的三大症状，但均为非特异性表现，极易同肾、膀胱肿瘤及输尿管结石、肾积水等疾病相混淆。少见症状有尿频、尿痛、体重减轻、厌食和乏力等。如有反复发作的无痛性肉眼血尿伴有右侧精索静脉曲张者，要高度怀疑右侧输尿管肿瘤的可能。

【声像图表现】

上段及下段输尿管癌，超声可以发现，呈低回声，血流不丰富（图9-4）。中段输尿管癌，超声不易发现，只有在肿瘤压迫引起肾盂积水时，才会被重视而得到诊断。

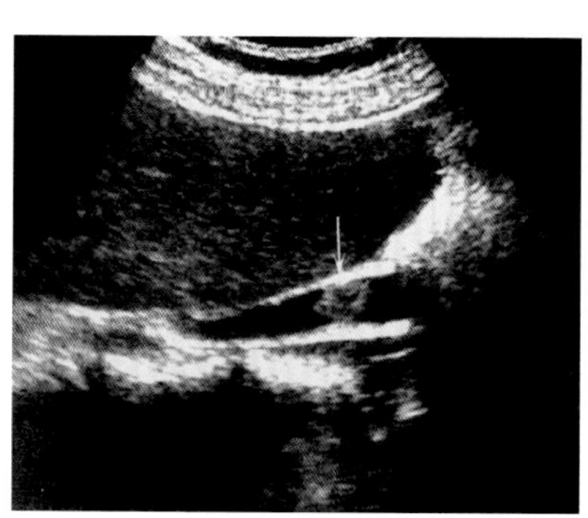

图9-4　输尿管移行细胞癌声像图

中等回声团（↑）突入输尿管内。病理证实为移行细胞癌

【诊断及鉴别】

超声对本病的诊断比较困难，但可以早期发现输尿管积水，

如果有肾盂癌，同时发现输尿管阻塞时，应该考虑输尿管肿瘤的存在。有时输尿管癌表面可有钙盐沉积，需与输尿管结石鉴别。因本病常合并肾盂癌和膀胱癌，易遗漏同时存在的输尿管癌。此外还应与尿路结核、非特异性尿路感染等鉴别。

4. 先天性输尿管异常

先天性输尿管异常（congenital anomaly of ureter）比较常见的有重复输尿管及巨输尿管（输尿管明显扩张），因为比较少见（图 9-5），在此从略。

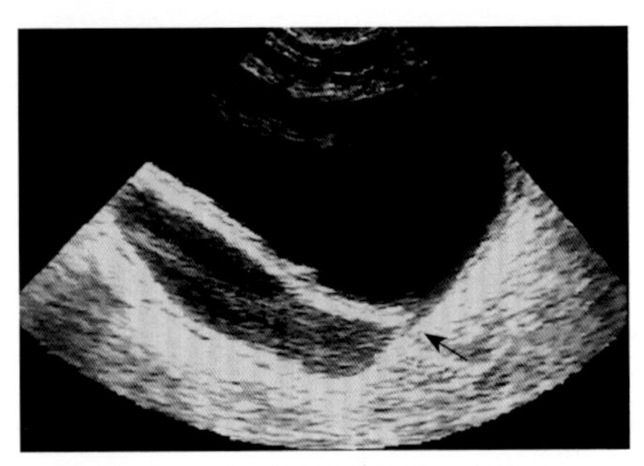

图 9-5　先天性输尿管扩张声像图

图中显示扩张的远端输尿管和狭窄的输尿管近膀胱段（↑）

小结

由于输尿管细长，又位于腹膜后，超声对输尿管的显示受到深度、肠气、粪便等限制，远不如肾脏和膀胱清楚，因此输尿管检查并不是超声的强项，仅处于辅助检查的地位。但如果出现输尿管积水时，超声对扩张后输尿管的显示明显改善，可广泛应用于病变筛查，做出快速准确的诊断，确定病变位置、范围、程度等，特别适用于急腹症的诊断和鉴别，具有重要的临床应用价值。

（赖兴建　赵瑞娜）

第10章 膀胱

【适应证】

血尿，尿频、尿急、尿痛，膀胱炎，膀胱结石，膀胱肿瘤，残余尿测定。

【检查前准备】

检查前患者应饮水 500 ～ 1000 ml，待膀胱充盈后进行检查。不能饮水者，应由导尿管注水 300 ～ 500 ml 充盈膀胱再检查。

【检查方法】

仪器选择：选择通用超声检查仪（彩色多普勒），或腹部专用的超声检查仪（彩色多普勒）。

探头选择：成人多用 3.5 MHz 凸阵探头，体瘦者或少年儿童选用 5.0 MHz 探头，肥胖者可选用 2.5 MHz 探头。

患者体位：仰卧位为常规使用体位，充分暴露下腹部耻骨上区，必要时也可用左侧或右侧卧位。

扫查方法：对下腹进行连续纵切及横切扫查。膀胱充盈后，下腹部可见一无回声区，内、外壁光滑、整齐。应注意扫查前壁、后壁及膀胱三角区，这些部位是膀胱病变的高发区。

第1节　正常膀胱声像图

膀胱充盈后，内、外壁光滑、整齐，内部呈均质的无回声区。膀胱壁的厚薄与膀胱的充盈程度有关，尿液排空时为 3 mm，充盈时仅 1 mm。正常成人的膀胱容量约 400 ml，残余尿量应少于 50 ml。

第 2 节　膀胱病理声像图

1. 膀胱结石

【病因及病理】

膀胱结石（cystolith）常来自肾结石。另外，前列腺增生、长期排尿不畅也可引起膀胱结石。少数膀胱结石可来自膀胱憩室或异物。寻找发病原因是诊断、治疗的关键。

【临床表现】

排尿时剧烈疼痛，尿频，排尿中断，脓尿和血尿等。

【声像图表现】

超声容易发现膀胱结石，为膀胱腔内强回声团或强回声斑，数目、形状、大小不一，常见呈单发扁圆形。结石大于 30 mm 时，后方可以出现声影（图 10–1）。体位改变时，膀胱结石可向较低的位置移动。

【诊断及鉴别】

对于膀胱结石，超声诊断的敏感性及特异性均很高，为首选的检查方法。文献报道超声可发现大于 3 mm 的结石。膀胱结石应与前列腺钙化灶及膀胱异物等鉴别。

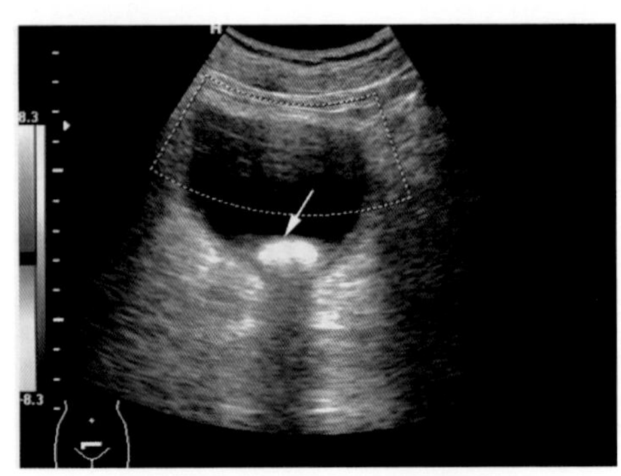

图 10–1　膀胱结石声像图

膀胱内可见结石（↑），后伴声影

2. 膀胱憩室

【病因及病理】

膀胱憩室（diverticulum of bladder）分原发性（真性）及继发性（假性）两种，以后者多见。由于膀胱内压力增高，膀胱壁肌层局限性薄弱，使膀胱壁向外膨出，可形成憩室。

【临床表现】

膀胱憩室一般无临床症状，合并感染及结石时，可出现相应症状，如尿频、尿急、尿痛、血尿、脓尿等。

【声像图表现】

常发生于膀胱后壁和两侧，三角区少见。呈圆形无回声区，似囊肿，壁薄、光滑。憩室与膀胱相通，可在膀胱充盈时寻找憩室口，应用彩色多普勒可在憩室开口处，观察到进出尿流的彩色信号。憩室在膀胱充盈时增大，排尿后缩小（图 10-2）。此外，应注意憩室腔内有无感染、结石及占位性病变。

【诊断及鉴别】

如果发现膀胱壁不整，向外突出，则考虑憩室的可能。应与盆腔其他囊性病变相鉴别，包括输尿管下段囊肿、输尿管下段扩张、淋巴囊肿、尿性囊肿、精囊囊肿、卵巢囊肿、肠系膜囊肿、脐尿管囊肿等。

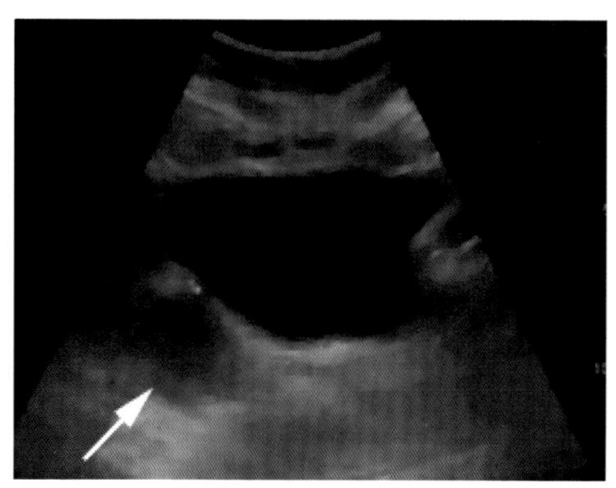

图 10-2　膀胱憩室声像图

膀胱右后方可见憩室（↑）

3. 膀胱异物

【病因及病理】

膀胱异物（foreign body of bladder）很少见，发生的可能原因有人为放入及膀胱手术遗留。子宫内避孕器可穿过子宫肌层进入膀胱，从而引起避孕器异位于膀胱内，虽很少发生，也应加以注意。

【临床表现】

主要症状为膀胱刺激症状，即尿频、尿急、尿痛等，系异物刺激膀胱所致，如有继发性感染则膀胱刺激症状更明显。

【声像图表现】

膀胱异物因属性和形态不同而回声表现多样，可为中等回声或强回声，但一般可随体位改变移动。较长的异物在膀胱充盈不足时，移动可以受限。

【诊断及鉴别】

膀胱内有放入异物史，超声发现一中等回声或强回声团（条）。详细的病史询问有助于了解异物的种类及形态。

4. 膀胱炎

【病因及病理】

膀胱炎（cystitis）是泌尿系统常见的一种疾病。病因多为细菌感染。急性膀胱炎起病急，患者常有尿频、尿急、尿痛等尿路刺激症状。慢性膀胱炎有纤维组织增生性改变，有膀胱壁增厚。在慢性膀胱炎症中，膀胱结核及腺性膀胱炎为特殊改变。

【临床表现】

主要表现为尿路刺激症状即尿频、尿急、尿痛，亦可有血尿及脓尿、排尿困难、耻骨上区痛等。

【声像图表现】

膀胱炎的超声主要表现为膀胱壁的改变。急性膀胱炎的病情急，但膀胱结构改变不明显，可表现为膀胱壁结构模糊，内壁不平整，膀胱腔内透声性差，有云雾感。慢性膀胱炎超声可显示膀胱壁增厚，结构尚清晰，但内壁不光滑，膀胱腔内可有沉积的中等或稍强点状回声。膀胱结核时膀胱壁内可见钙化强回声。腺性膀胱炎多位于膀胱三角区，膀胱壁呈结节样、乳头样或弥漫增厚型改变，内部可见囊泡样结构（图 10-3）。

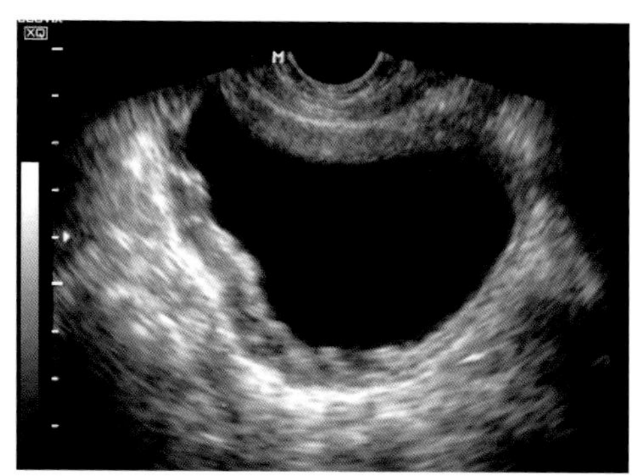

图 10-3 慢性膀胱炎声像图

可见膀胱壁不规则增厚，回声不均

【诊断及鉴别】

膀胱炎缺乏特异性改变，但发现膀胱壁不规则增厚，应考虑本病的可能，结合尿常规及细菌学检查有助于诊断。腺性膀胱炎应注意与膀胱肿瘤鉴别，前者病灶内很少探及血流信号，后者常可探及“树枝”样伸入其内的动脉血流信号，确诊仍依赖病理结果。

5. 膀胱肿瘤

【病因及病理】

膀胱肿瘤（neoplasm of bladder）是泌尿系肿瘤中最常见的一种，男性发病率较女性高。膀胱肿瘤中恶性占 90% ～ 95%，起源于上皮的移行细胞癌占绝大多数；良性的膀胱肿瘤很少见，主要有血管瘤、纤维瘤等。

【临床表现】

膀胱肿瘤约 80% 合并血尿，其中约 60% 以血尿为首发症状。无痛性血尿且呈间歇发作是膀胱肿瘤的典型表现。晚期患者有尿频、尿急、尿痛等膀胱刺激症状，并有排尿困难、贫血及全身症状。

【声像图表现】

膀胱肿瘤约 80% 位于膀胱三角区和膀胱底部及两侧壁，顶部及前壁较少见。膀胱壁上可见局限性异常突起，可有蒂或为宽基底，不随体位移动。呈等回声或强回声，大小形态不一，表面不规整。可侵犯膀胱壁造成连续性中断。肿物内常可探及"树枝"样伸入其内的动脉血流信号（图 10-4）。

【诊断及鉴别】

男性血尿患者，首先应检查泌尿系，重点检查膀胱。若发现膀胱壁上有隆起物，应该考虑膀胱肿瘤，以膀胱癌最为常见。超声检查膀胱肿瘤，敏感性及特异性均很高，是首选的检查方法。鉴别诊断有慢性膀胱炎、膀胱异物、膀胱结石等，可参考相关章节。另外，膀胱肿瘤还应与膀胱内凝血块鉴别，后者可随体位改变，在膀胱冲洗后减小或消失，但应注意二者可能同时存在。

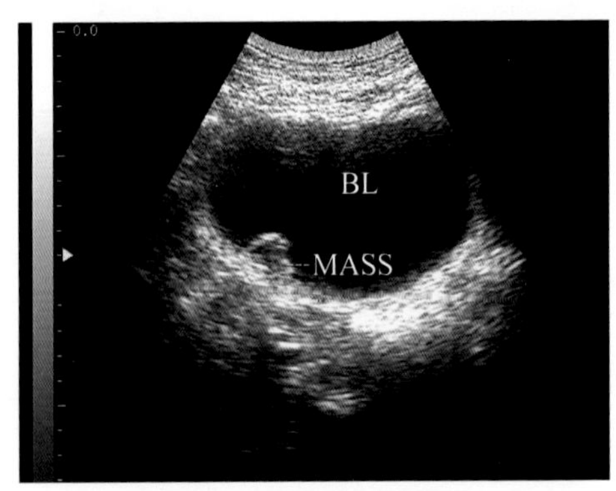

图 10-4　膀胱肿瘤声像图

膀胱（BL）右后壁一乳头状突起（MASS），表面不规整

附：残余尿测定

凡泌尿系疾病，或有尿频、尿急等症状者，常需测定残余尿，以了解膀胱的收缩功能及排尿功能。

常用的测定方法：（1）排尿前，超声测量膀胱的长、宽、厚三径。（2）排尿后，超声再测量膀胱的长、宽、厚三径。

按照椭球体公式计算：膀胱体积（即尿量）= 0.523 × 长径 × 宽径 × 厚径。正常残余尿量应小于 50 ml。

小结

膀胱充盈后对比度好、显示清晰，因此超声是膀胱疾病的最佳检查方法。对于膀胱结石、膀胱炎、膀胱肿瘤，超声均为首选的检查方法，可以获得良好效果。

（欧阳云淑）

第11章 前列腺

【适应证】

血尿，排尿困难，前列腺增生，前列腺肿瘤。

【检查前准备】

患者饮水 500 ～ 1000 ml，待膀胱中度充盈，此时前列腺可清晰显示。

【检查方法】

仪器选择：选择通用超声检查仪（彩色多普勒），或腹部专用的超声检查仪（彩色多普勒）。

探头选择：成人常规选用 3.5 MHz 凸阵探头，体瘦者或少年儿童选用 5.0 MHz 探头，肥胖者可选用 2.5 MHz 探头。经直肠进行检查时，应用 6.5 ～ 7.5 MHz 的专用直肠探头。

患者体位：常规选用仰卧位，必要时也可采用左侧或右侧卧位。经直肠进行检查多采用左侧卧位。

扫查方法：经腹壁在耻骨上区扫查，探头适当加压，即可观察到前列腺的系列纵、横切面。经直肠探测时，探头外套橡胶套，加入油性润滑剂，将探头缓缓插入肛门，进入直肠 6 ~ 10 cm 后使探头与直肠壁紧贴，即可获得前列腺纵、横切面。

第1节　正常前列腺声像图

前列腺位于膀胱下段，包绕尿道，呈“栗子”形。其边界光滑、整齐，内部回声呈均匀细小光点。正常大小为 3.0 cm × 4.0 cm × 2.0 cm（上下径 × 左右径 × 前后径）。从大体解剖区分：前列腺分为前、后、左、右、中五叶；从临床上区分：分为内腺和外腺，内腺回声略低，呈圆形，位于前部，外腺包绕于内腺两侧和后方，回声稍强，二者前后径之比约为 1∶1。

第 2 节 前列腺病理声像图

1. 前列腺增生

【病因及病理】

前列腺体积随年龄增长而增大。前列腺增生（hyperplasia of prostate）主要病理改变为腺体增大，形态失常，纤维肌组织及腺体组织均可增生，质硬呈结节状。多发生于尿道周围的内腺，挤压尿道可引起排尿困难。内腺增生后，将外腺挤压，形成假包膜，增生的前列腺组织与假包膜间有明显分界。

【临床表现】

前列腺增生一般在 50 岁以后出现症状，最初表现为夜尿增多、尿频、尿急、尿末滴沥，此后逐渐出现排尿费力、尿流缓慢，最后出现排尿困难和尿潴留。前列腺的大小与症状不成比例，内腺体积越大，对尿道的压迫越明显，排尿困难就越重。

【声像图表现】

前列腺三径增大，超过正常范围，形态接近球形。内腺增大明显，呈中等或中强回声，内部回声不均，常常有钙化（结石）存在。注意前列腺有无向膀胱内突出，这种情况下排尿困难的症状更明显。膀胱壁可有小梁、小室形成。CDFI：腺体内血流略丰富，有时可见增生结节旁有动脉血流环绕（图 11-1）。

【诊断及鉴别】

前列腺内腺增生时，对排尿困难有明显的影响；若为外腺增大，前列腺大小与排尿困难常不成比例。本病应该注意与前列腺癌相鉴别，后者多位于外腺，为形态欠规则、边界欠光滑的低回声，前列腺增大程度多不如前列腺增生明显，可疑病灶应在超声引导下穿刺活检。

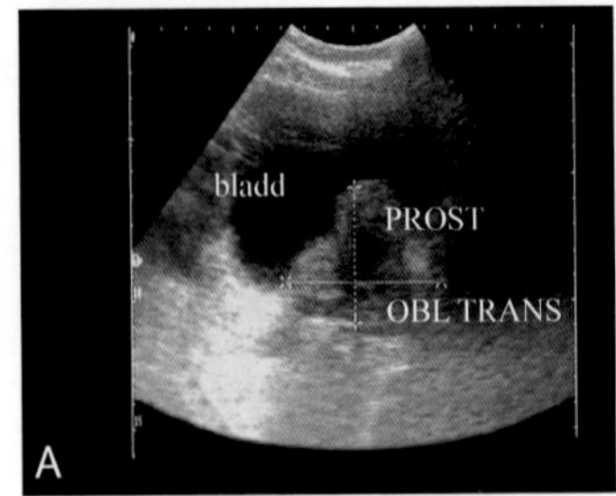

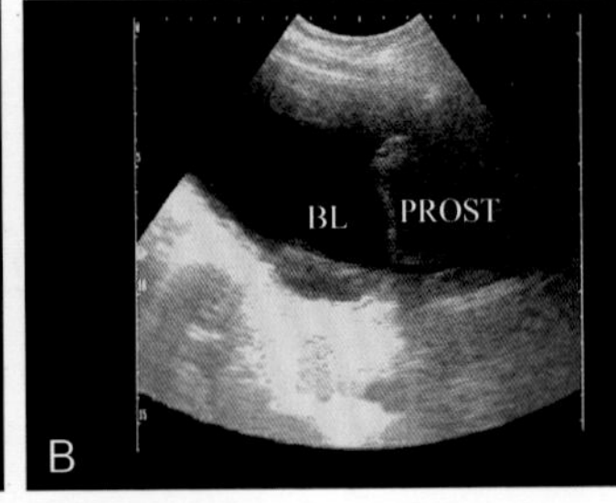

图 11–1　前列腺增生声像图

前列腺增大，部分向膀胱内凸出。A. 横切面；B. 正中矢状面；bladd/BL：膀胱；PROST：前列腺；OBL TRANS：斜径

2. 前列腺囊肿

【病因及病理】

前列腺炎症后，坏死液化区可形成前列腺囊肿（cyst of prostate）。患者常常无任何症状，体检时偶然被发现。

【临床表现】

囊肿较小时，可无明显症状。囊肿较大时可出现压迫症状。

【声像图表现】

前列腺内圆形或椭圆形的无回声区，边界光滑、整齐，后方回声增强，囊肿膨大造成泌尿系梗阻时有相关征象。

【诊断及鉴别】

囊肿如果较小，不需要处理，继续观察。囊肿增大并有压迫症状，应进行穿刺抽液处理。

3. 前列腺钙化

【病因及病理】

前列腺钙化（calcification of prostate）也称为前列腺结石，一般位于腺泡及腺管腔内。常并发于前列腺增生、慢性前列腺炎和前列腺癌。

【临床表现】

本病为炎症后，钙质沉积所致。一般没有症状，不需处理。

【声像图表现】

超声表现分为三型：

1）多发小钙化型：较多见，单个钙化灶的大小一般小于 5 mm，不伴声影，聚集后形态不规则，后方可伴声影；

2）弧形钙化型：常伴前列腺增生，钙化位于内外腺交界处，排列成弧形；

3）单发大钙化型：较少见，多不超过 1 cm，后方伴声影（图 11-2）。

【诊断及鉴别】

较小的钙化灶没有症状，不需治疗，观察即可。钙化灶增大时可出现压迫症状，应进行处理，寻找发病原因，以便对症治疗。

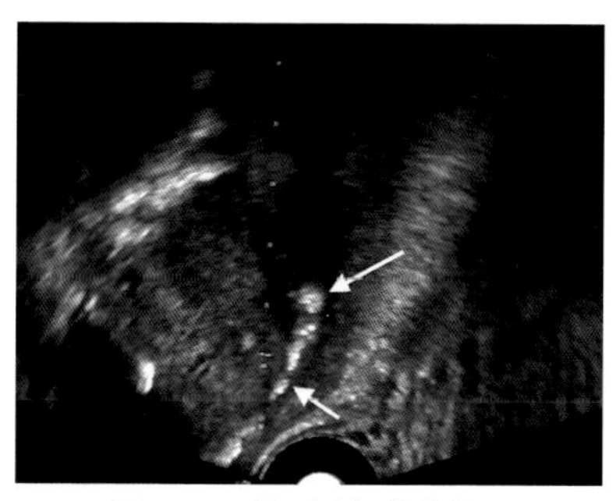

图 11-2 前列腺钙化声像图

↑：腺体内强回声斑即钙化灶

4. 前列腺癌

【病因及病理】

前列腺癌（carcinoma of prostate）是来自前列腺腺泡或导管上皮的恶性肿瘤，好发于外腺区，多数为腺癌，病因可能与老年期雄激素水平下降、前列腺萎缩有关。

【临床表现】

早期可无任何症状，晚期出现局部症状和远处转移症状。

局部症状类似前列腺增生引起的排尿困难，但血尿的发生多于增生。晚期病例可出现腰、骶、髋、臀部疼痛。

【声像图表现】

病变多数位于外腺，病变较小时通常为低回声，较大时可呈低回声、强回声或混合性回声。边界不整，前列腺包膜可有扭曲或中断。质地较硬，探头加压不变形。血流较丰富，但治疗后可减少。经直肠超声检查时图像更加清晰。若声像图不典型，应考虑超声引导下穿刺活检（图 11–3）。

【诊断及鉴别】

本病的发病率逐年增高，对于前列腺增生的患者，应该经常检查 PSA（血清前列腺特异抗原），若 PSA 持续增高，声像图有结节样改变，应考虑超声引导下穿刺活检。前列腺癌的腺体增大不如前列腺增生重，因此向膀胱凸出也不明显。

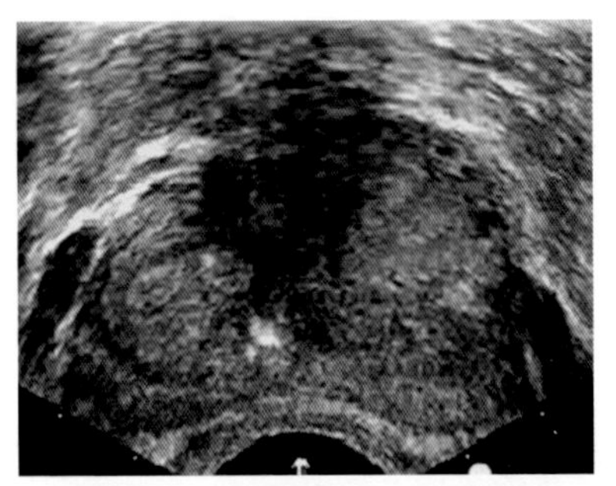

图 11–3　前列腺癌经直肠声像图

前列腺外腺内可见一不规则低回声区，向外凸出

小结

前列腺癌在欧美国家的男性中发病率极高，仅次于肺癌。在我国，随着营养的改善和寿命的延长，发病率也逐年增高。很多前列腺癌患者在初期仅有前列腺增生的表现，发现转移时已到晚期。因此，对于前列腺增生的患者，应该定期观察、随访，穿刺活检仍然是确诊的最佳手段。

（欧阳云淑）

第12章 阴囊及睾丸

【适应证】

阴囊肿大，鞘膜积液，精索静脉曲张，隐睾，睾丸扭转，睾丸及附睾急、慢性炎症，睾丸及附睾肿物，腹股沟斜疝。

【检查前准备】

无需特殊准备，随时可以检查。

【检查方法】

仪器选择：选择腹部超声诊断仪（彩色多普勒）或浅表器官专用超声诊断仪（彩色多普勒）。

探头选择：常规选用 7.5 ～ 10.0 MHz 线阵探头。

患者体位：常规选用仰卧位，必要时可用左侧或右侧卧位，对精索静脉曲张者也可采用站立位。

扫查方法：嘱患者用左手将阴茎向上托起，充分暴露阴囊。将探头直接放在阴囊表面，纵切、横切及斜切扫查睾丸、附睾及阴囊内容物。

第1节 正常阴囊及睾丸声像图

正常阴囊呈一薄层强回声，睾丸呈椭圆形，表面光滑整齐，实质内呈均匀点状中等回声，大小为 4 cm × 3 cm × 2 cm，可有个体差异。睾丸上端可见附睾头，呈半圆形，回声与睾丸相似，大小约 10 mm × 7 mm × 6 mm，附睾体及附睾尾一般不易显示，偶尔可见，但不超过 2 mm。CDFI：睾丸内部可见点状或条状血流信号，附睾内血流难以显示。睾丸周围包绕一层很薄的无回声区，为少量鞘膜积液，这是为了缓冲睾丸在运动中的损伤，属正常结构。

第2节　阴囊及睾丸病理声像图

1. 鞘膜积液

【病因及病理】

鞘膜积液（hydrocele）是鞘膜腔内异常的液体积聚，可分为睾丸鞘膜积液、精索鞘膜积液、交通型鞘膜积液、婴儿型鞘膜积液。最常见的是睾丸鞘膜积液。

【临床表现】

一侧或双侧阴囊肿大，触诊有囊性感，少数触诊坚硬。

【声像图表现】

睾丸鞘膜积液：阴囊肿大，睾丸周围被无回声包绕，体位改变时液体不移动（图 12-1）。精索鞘膜积液：主要在精索段可见积液包绕，呈“圆柱”状，又称精索囊肿。交通型鞘膜积液：属先天性发育不全，多见于 1 岁半内的儿童，在鞘膜突与腹腔间形成狭窄通道，长大后常自行闭合。

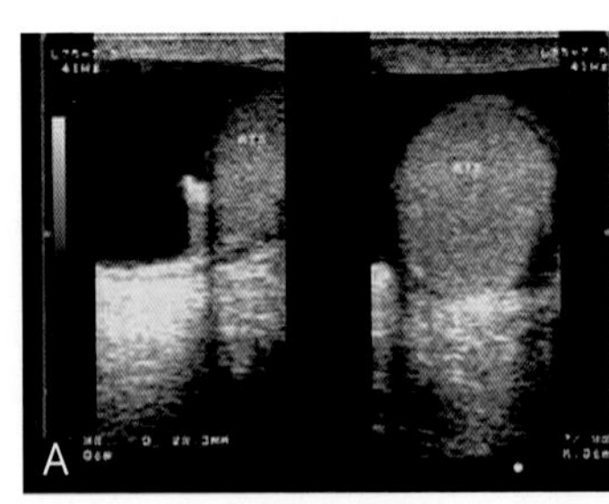

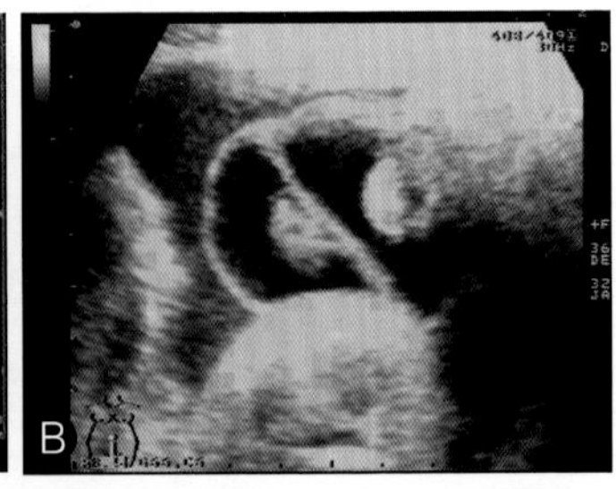

图 12-1　睾丸鞘膜积液声像图

A. 成人，阴囊内可见大量无回声区包绕睾丸；B. 胎儿，双侧睾丸鞘膜积液

【诊断及鉴别】

鞘膜积液是常见的疾病，炎症、外伤后均可引起本病。关于各种鞘膜积液的鉴别，睾丸鞘膜积液是最常见的一类，积液包绕睾丸，不随体位改变而移动；精索鞘膜积液包绕精索，可上下流

动；交通型鞘膜积液与腹腔相通，可随体位上下移动；婴儿型鞘膜积液包绕精索及睾丸，不移动。

2. 精索静脉曲张

【病因及病理】

精索静脉曲张（varicocele）为精索静脉淤滞、扩张，有时呈蔓状迂曲状态。左侧精索静脉曲张最为常见，发病率可高达95%。因右侧精索静脉直接回流入下腔静脉，而左侧精索静脉垂直回流入左肾静脉，呈 90° 直角，回流阻力大，易造成静脉曲张。

【临床表现】

无明显症状，或患侧阴囊胀痛不适，可触及“蚯蚓”状增厚区，常引起男性不育。

【声像图表现】

沿精索扫查，可见多个管状结构，有时呈无回声囊状扩张。CDFI：精索处曲张静脉呈“迂曲”状或“蔓”状，频谱为静脉血流信号。CDFI 结合 Valsalva 试验，见精索静脉内径大于 2 mm，即可诊断精索静脉曲张。检查时左侧精索静脉为重点（图 12-2）。

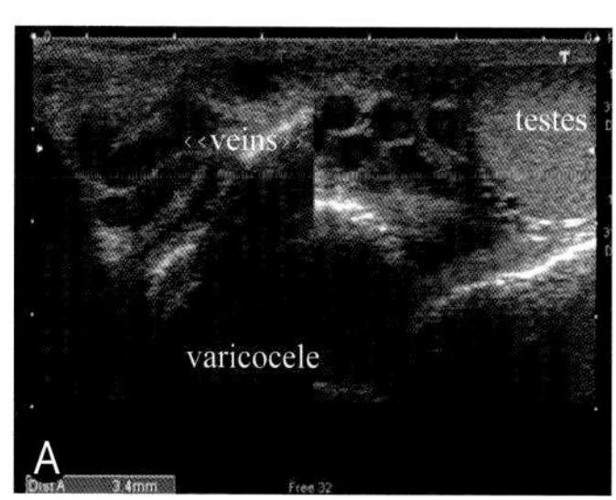

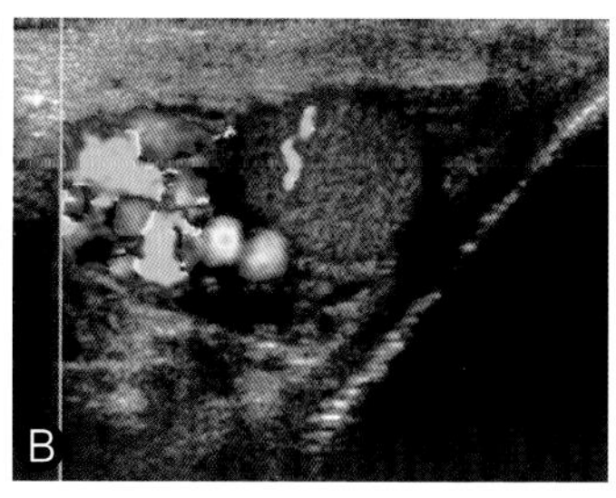

图 12-2　精索静脉曲张声像图

A. 精索内迂曲无回声，内径为 3.4 mm；B. 彩色多普勒显示其内充满血流信号；varicocele：精索静脉曲张；veins：静脉；testes：睾丸

【诊断及鉴别】

精索静脉曲张是男性常见的疾病，患者症状轻微，或无症状，往往在检查男性不育症时，偶然发现。本病是造成男性不育症的常见原因，应该加以关注。

3. 隐睾症

【病因及病理】

胚胎期睾丸起源于后腹膜生殖嵴，出生后或 1 岁内逐渐下降至阴囊。如睾丸未能按时下降至阴囊，则为隐睾症（cryptorchism）。

【临床表现】

阴囊内未见睾丸或仅仅有一侧睾丸，一侧或两侧睾丸位于腹股沟、腹腔、腹膜后等处。最常发生的部位：腹股沟（70%），腹膜后或腹腔（25%）、阴囊上部或其他部位（5%）。

【声像图表现】

阴囊内仅见一侧正常睾丸，另一侧在腹股沟处或腹膜后见一睾丸回声，椭圆形，较小，部分可见少量的血流分布。位于腹腔或腹膜后的隐睾，超声很难发现（图 12-3）。

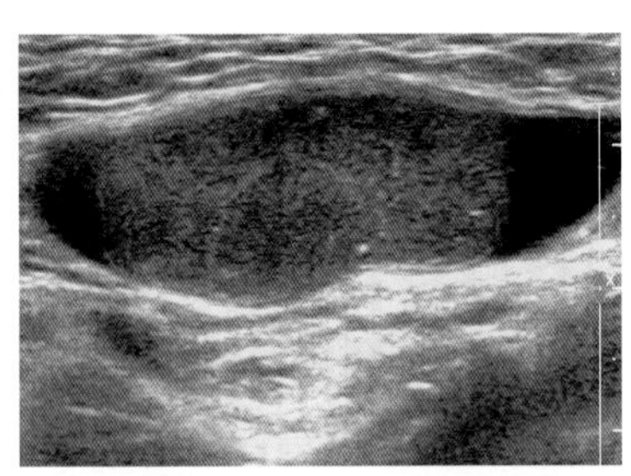

图 12-3 隐睾声像图

左侧阴囊空虚，左腹股沟探及睾丸组织回声

【诊断及鉴别】

隐睾症的一侧睾丸常常位于腹股沟处，超声易于发现，给临床手术提供有利的条件。但是超声很难发现位于腹腔或腹膜后的隐睾，因此，在腹股沟处未能发现隐睾时，还需进一步检查以确认其位置。

4. 睾丸附睾炎

【病因及病理】

睾丸炎常由流行性腮腺炎病毒或化脓性细菌感染引起。附睾炎常继发于前列腺炎或后尿道感染，以大肠杆菌、变形杆菌为主，中青年多见。如为结核感染，常呈慢性病程。

【临床表现】

睾丸、附睾炎时，有急性阴囊痛，重者可有发热、畏寒、局部红肿、疼痛，慢性者症状轻，可有隐痛不适，附睾肿大可形成硬结。

【声像图表现】

睾丸炎患者一侧睾丸较对侧增大，内部呈均匀中低回声，如有液化可形成脓肿，内部可见无回声区，CDFI 显示血流增多。附睾炎时可见附睾肿大，以附睾尾明显，急性期回声减低，慢性期回声可增强，如有钙化，呈强回声斑后伴声影，CDFI 显示血流丰富（图 12-4）。

【诊断及鉴别】

本病的诊断并不难，主要应与睾丸扭转鉴别。后者多见于青少年，常常在睡眠或剧烈运动时突发一侧睾丸剧痛，超声显示患侧睾丸血流减少或无血流。

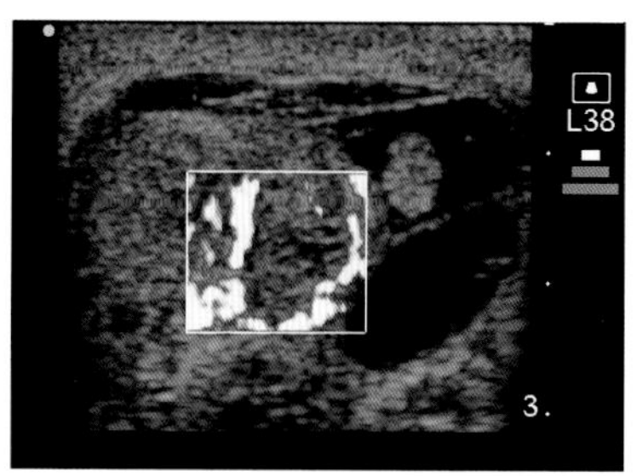

图 12-4 附睾炎声像图

附睾头增大，回声不均，能量多普勒显示其内较丰富血流信号

5. 睾丸扭转

【病因及病理】

睾丸扭转（torsion of testis）由睾丸及精索的附着异常引起，睾丸扭转后精索扭曲，导致睾丸动静脉血流中断，并引起睾丸淤血、缺血直至坏死。

【临床表现】

睾丸扭转多发生于青少年，常常在睡眠或剧烈运动时发生。发作时，患者有剧烈而持续的阴囊疼痛，伴有恶心、呕吐，阴囊皮肤发红、肿大、触痛等。

【声像图表现】

末段精索扭曲成团，形似“线团”样改变，CDFI 显示扭曲的精索内无血流信号。扭转后早期患侧睾丸肿大，内部呈低回声，CDFI 显示睾丸周边血流较丰富，周围可见少量积液。如不及时解除扭转，睾丸回声逐渐不均，逐渐坏死、缩小，CDFI 在睾丸实质内不能探及血流信号（图 12-5）。

【诊断及鉴别】

青少年的单侧急性阴囊痛，应首先考虑本病。及时诊断、及时治疗是避免睾丸坏死的主要手段。超声属于无创性检查，能及时进行诊断，给临床提供重要的信息，因而可作为首选的检查方法。

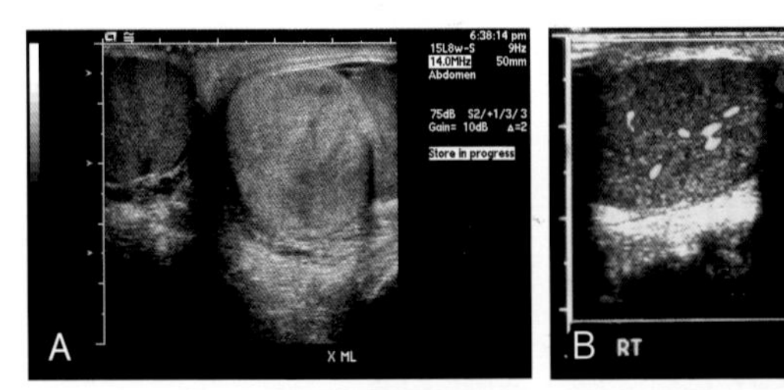

图 12-5 睾丸扭转声像图

A. 与右侧睾丸比较，左侧睾丸增大，回声不均；

B. 彩色多普勒于左侧睾丸内不能探及血流信号

6. 睾丸肿瘤

【病因及病理】

原发性睾丸肿瘤（neoplasm of testis）多为恶性，青年居多，以精原细胞瘤最常见。继发性睾丸肿瘤为各种转移癌，常见的有白血病、淋巴瘤，少见的有前列腺癌、肺癌及结肠癌等。

【临床表现】

早期肿瘤较小时，症状不明显，少数患者有轻微不适或下坠感。肿瘤继续长大，可见一侧睾丸肿大，肿瘤靠近睾丸边缘时可见局部呈不规则隆起。

【声像图表现】

一侧睾丸肿大，精原细胞瘤多呈圆形或椭圆形，为边界清晰的均质低回声，CDFI：内部血流信号丰富，动、静脉血流紊乱，与正常侧比较可见肿瘤侧血流明显增多（图 12-6）。同时应检查腹股沟的淋巴结，明确有无肿大及淋巴转移。

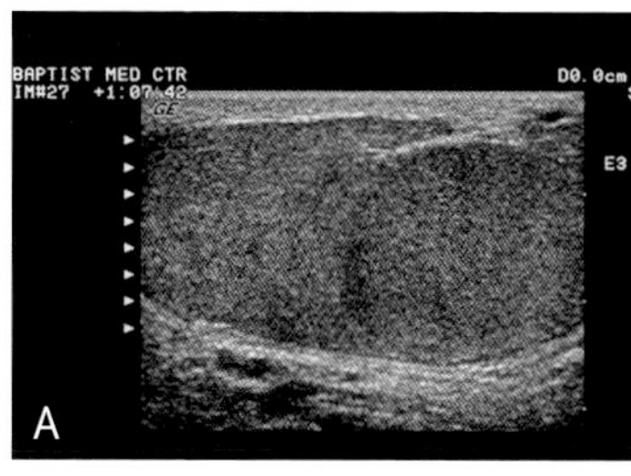

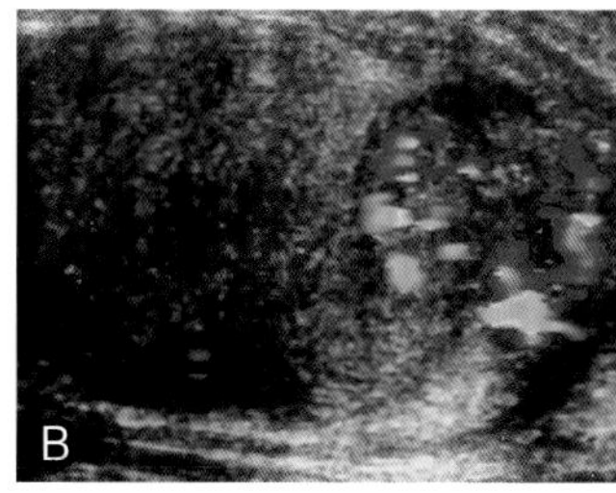

图 12-6 睾丸精原细胞瘤声像图

A. 睾丸实质内可见一边界清晰的类圆形低回声区；B. 肿瘤内血流丰富

【诊断及鉴别】

青年男性，发现一侧睾丸肿大，超声显示睾丸内低回声肿物伴丰富血流，应考虑睾丸肿瘤。需要与睾丸转移癌鉴别，但后者比较少见。应寻找原发病灶，如白血病、淋巴瘤、前列腺癌、肺癌等。

小结

阴囊、睾丸疾病以年轻患者多见，如急性阴囊痛，首先应该考虑有无睾丸扭转或睾丸附睾炎；如阴囊内发现增厚区，无明显症状，触之呈囊状感，应该考虑鞘膜积液或静脉曲张；当发现睾丸增大，有下坠感时，需要除外睾丸肿瘤。中老年的睾丸疾病，比较少见，偶尔在体检时，可以发现睾丸附睾处囊肿，一般没有症状，不需治疗。

（欧阳云淑　赖兴建）

第13章 腹腔血管及腹膜后疾病

【适应证】

腹主动脉瘤，夹层动脉瘤，下腔静脉血栓，腹膜后肿瘤，腹膜后淋巴结肿大。

【检查前准备】

前一天晚上进清淡饮食，当天早晨禁食，空腹 8 ～ 12 h，以上午检查为宜，减少胃肠道气体干扰。

【检查方法】

仪器选择：选择通用超声诊断仪（彩色多普勒），或腹部超声诊断仪（彩色多普勒）。

探头选择：成人多用 3.5 MHz 凸阵探头，体瘦者或少年儿童选用 5.0 MHz 探头，肥胖者可选用 2.5 MHz 探头。

患者体位：常规采用仰卧位，辅以侧卧位或坐位以排除肠道气体干扰。

扫查方法：腹膜后间隙的范围很大，超声检查时，必须上从剑突起，下至耻骨上方止；两侧方从右侧腋中线起，至左侧腋中线止。扫查应用纵切、横切、斜切及冠状切面等。扫查必须全面，避免遗漏。采用加压手法等可推挤肠管以更好地显示腹膜后结构，但对可疑嗜铬细胞瘤的患者应避免加压。

第1节 正常腹腔血管及腹膜后间隙声像图

前文谈到的部分如肾上腺、胰腺和部分十二指肠均在腹膜后，但此处主要是指腹腔大血管（主动脉、下腔静脉）及腹膜后间隙。超声显示：主动脉位于正中线左侧 1 ～ 2 cm，内径

1.5 ～ 2.0 cm，呈动脉样高阻频谱。下腔静脉位于正中线的右侧 2 ～ 3 cm，内径与呼吸有关，憋气时内径可以增粗，但在常态情况下内径均匀，流速正常。腹膜后间隙无肿物和肿大淋巴结等。

第 2 节　腹腔血管及腹膜后间隙病理声像图

1. 腹主动脉瘤

【病因及病理】

腹主动脉瘤（abdominal aortic aneurysm）常由于腹主动脉粥样硬化引起，亦可由感染、血管炎、外伤等导致。多见于肾动脉水平以下的腹主动脉。

【临床表现】

好发于老年男性，临床多无明显症状，体瘦者腹部可触及搏动性包块。少数病例可有动脉瘤破裂、远端栓塞或急性血栓形成等。

【声像图表现】

腹主动脉呈局限性扩张，其内径较邻近的腹主动脉增加 50% 以上，或前后径大于 3.0 cm 时，应该考虑腹主动脉瘤的存在。病变的动脉段可以形成梭形或囊状扩张，瘤壁仍表现为动脉壁的各层结构，两端与未扩张的正常节段相连，CDFI：可于瘤腔内探及紊乱的血流信号，紊乱程度与动脉扩张的程度呈正比，在明显扩张的动脉瘤中还可以见到湍流（图 13-1）。

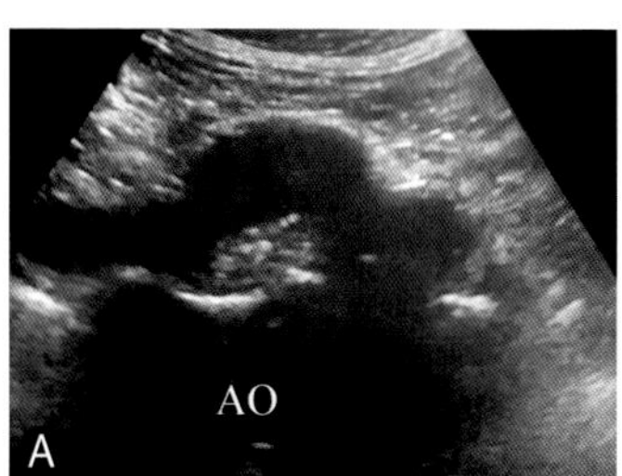

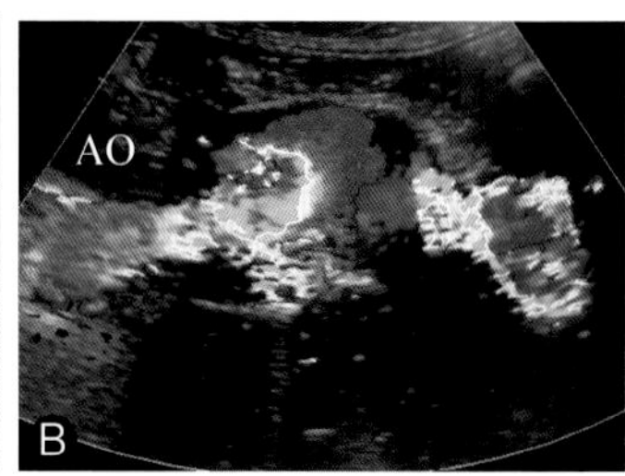

图 13-1　腹主动脉瘤声像图

A．腹主动脉内径增宽；B．彩色多普勒显示其内血流紊乱；AO：腹主动脉

【诊断及鉴别】

对于腹主动脉瘤，超声不仅可以测量瘤体大小，范围，还可以显示有无血栓形成。对于监测支架植入是否到位，观察动脉瘤的进展等，具有重要的价值。

2. 夹层动脉瘤

【病因及病理】

夹层动脉瘤（腹主动脉夹层）（aortic dissection）多为动脉壁中膜层坏死后，血流通过内膜破口进入其内，形成一假性腔隙，病变一般开始于胸主动脉，单纯的腹主动脉夹层动脉瘤少见。

【临床表现】

多数起病急骤，剧烈胸痛、腹痛，甚至低血压休克，需要及时诊断和处理。

【声像图表现】

动脉壁内膜分离，形成真、假两个管腔（图 13-2），假腔内径一般大于真腔内径，有时可见撕裂的内膜随动脉搏动而摆动。CDFI：真、假腔内均可见血流信号，但假腔内血流速度慢、频谱形态不规则、可有部分血栓形成，真腔内血流明显加快、呈动脉频谱。有时可见血流自破口处由真腔流入假腔。但超声不能代替动脉造影的检查。

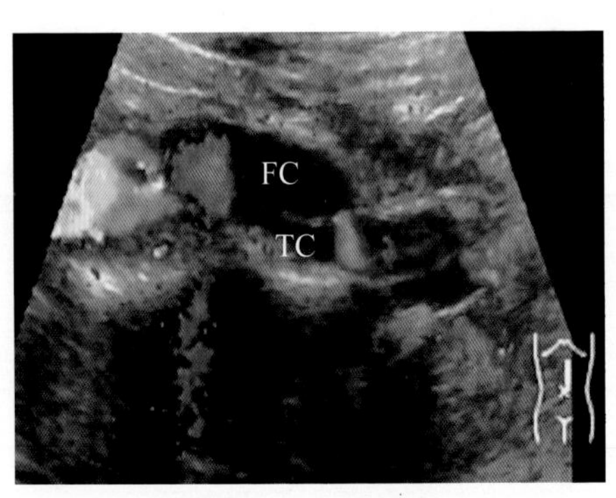

图 13-2　夹层动脉瘤

腹主动脉扩张，内见撕裂内膜及分隔的真腔（TC）、假腔（FC）

【诊断及鉴别】

超声发现内膜在腹主动脉内摆动，或观察到腹主动脉破口，在动脉同一水平的真、假腔内分别获得不同类型的频谱，应该考虑夹层动脉瘤。超声可以用于观察及随访，但由于超声难以显示胸主动脉瘤，CT、MRI 及动脉造影仍然是首选的检查方法。

3. 布加综合征

【病因及病理】

布加综合征（Buddi-Chiari syndrome）是肝与右心房之间的肝静脉或（和）下腔静脉发生阻塞而引起肝静脉回流受阻，由此产生一系列肝脾大、门静脉高压及腹水等症候群。在我国布加综合征主要是先天发育异常引起，也可以由于外伤、炎症、血栓、瘤栓造成。

【临床表现】

常见于青壮年，男性多于女性。发病大多缓慢，偶有急性发病者。患者自觉腹胀腹痛、恶心、食欲不振、全身乏力等。体检可发现肝脾肿大、腹水，偶有轻度黄疸，胸腹壁可见纵行扩张的静脉，双下肢肿胀并有静脉曲张、色素沉着及溃疡等。

【声像图表现】

1）下腔静脉的改变：梗阻远端下腔静脉管腔明显扩张，搏动消失，不完全梗阻时病变段可见高速射流，完全梗阻时病变段不能显示血流信号，远段可见反流。

2）肝静脉的改变：当下腔静脉梗阻位于第二肝门或肝静脉有梗阻时，可见肝静脉扩张，内径大于 1.0 cm，肝静脉间交通支形成，肝短静脉扩张，受累肝静脉正常频谱消失，血流方向异常。

3）其他：可见肝大，晚期可并发肝硬化，出现门脉高压、脾大、腹水、下腔静脉侧支形成等（图 13-3）。

【诊断及鉴别】

典型的布加综合征的诊断并不困难，如果下腔静脉或肝静脉的梗阻继发于血栓和癌栓，应检查原发病灶。肝脾大、腹水也要与其他疾病鉴别。

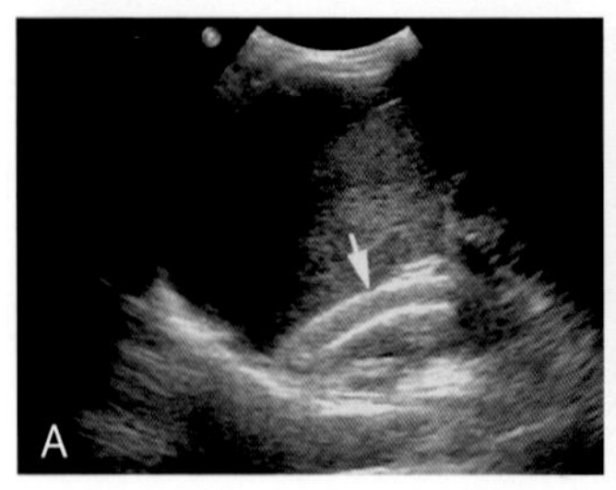
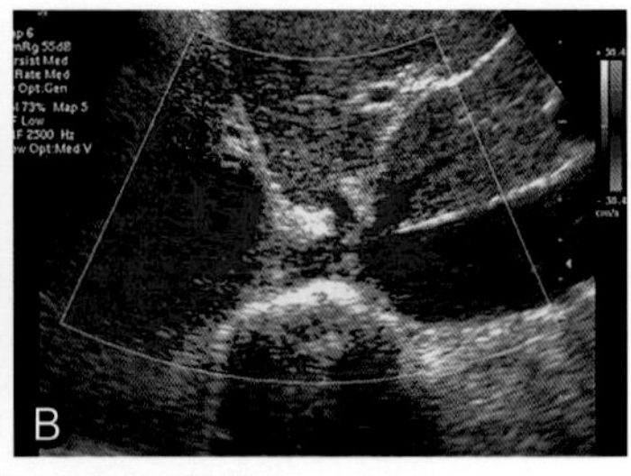

图 13-3　布加综合征声像图

A. 肝后段下腔静脉内充满低回声（↑），正常管腔消失；
B. 下腔静脉入右心房处狭窄，远心段扩张

4. 腹膜后肿瘤

【病因及病理】

腹膜后肿瘤（retroperitoneal tumor）从起源上可分为原发性肿瘤和继发性肿瘤。原发性肿瘤是起源于腹膜后潜在腔隙内的软组织肿瘤，临床上少见，其中 85% 为恶性肿瘤，主要包括囊性淋巴管瘤、横纹肌肉瘤、平滑肌肉瘤、纤维肉瘤、脂肪肉瘤、神经纤维瘤等；良性肿瘤较少见，有淋巴管囊肿、皮样囊肿等。继发性肿瘤主要是淋巴结转移癌，常见于消化道肿瘤或女性盆腔生殖系统肿瘤转移；其次为局部脏器肿瘤直接蔓延，包括肾脏肿瘤、肾上腺肿瘤、胰腺肿瘤等。

【临床表现】

多数腹膜后肿瘤没有明显症状，生长较缓慢，查体时偶然发现，有时可有腹痛等不特异症状。

【声像图表现】

腹膜后肿瘤多为低回声包块，位置较深，常紧贴脊柱前缘，压迫腹膜后大血管。不随呼吸运动上下移动，亦不随体位改变而变化位置，探头加压时位置不变。病变大小不等，形态多样，回声不均，有出血、坏死时肿瘤内可见无回声区。由于位置深在，CDFI 多不能显示肿瘤内部的血流或可见少许血流信号。超声常不能确定肿瘤的组织学类型（图 13-4）。

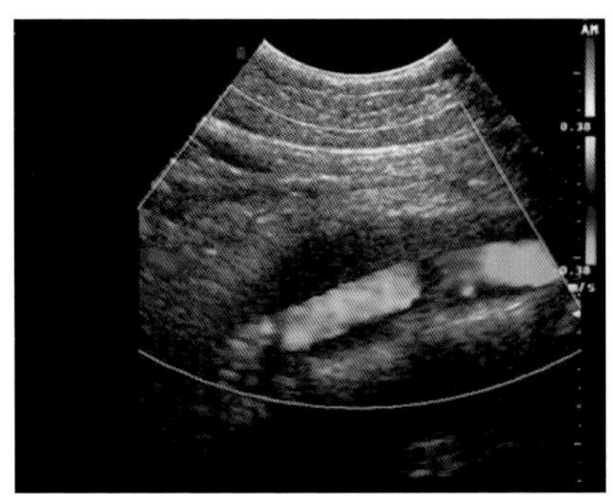

图 13-4 腹膜后肿瘤声像图
可见一低回声包绕充满血流的腹主动脉

【诊断及鉴别】

腹膜后肿瘤往往体积很大时才被发现，或有腰背痛，行超声或 CT 检查时发现巨大低回声占位。本病与腹腔肿瘤的主要鉴别点是，后者活动度大，前者活动度小，或不活动。超声常不能确定肿瘤的组织学类型，需结合 CT 或 MRI 检查。

5. 腹膜后淋巴结肿大

【病因及病理】

腹膜后淋巴结肿大（retroperitoneal lymphadenectasis）常见原因是淋巴瘤（霍奇金、非霍奇金）转移至主动脉旁淋巴结，占 25% ～ 50%。其他各种恶性肿瘤，也常常向腹膜后淋巴结转移。

【临床表现】

淋巴瘤多见于青少年或中年男性，可伴发其他部位的淋巴结肿大。其他恶性肿瘤的腹膜后淋巴结转移，可合并原发肿瘤的相关症状。

【声像图表现】

常常在主动脉旁和下腔静脉旁显示低回声包块，回声可不均匀。单个的肿瘤转移性淋巴结肿大呈圆形或椭圆形低回声结节，而多个淋巴结肿大则可融合成团，成为分叶状或片状低回声。CDFI 有时可显示较丰富的不规则动脉血流。超声难以鉴别淋巴结转移癌和淋巴瘤（图 13–5）。

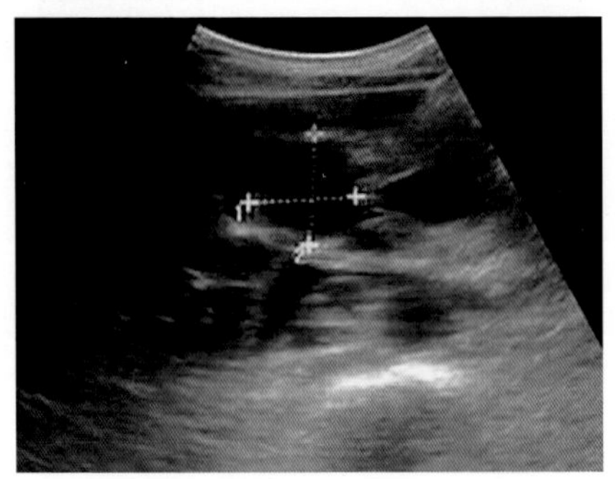

图 13–5　腹膜后淋巴结肿大声像图
位于腹膜后大血管旁，呈均质低回声肿块

【诊断及鉴别】

超声显示腹膜后淋巴结肿大，首先应积极寻找原发病灶。本病应与腹膜后囊肿相鉴别，后者为无回声区，CDFI 不能检出血流信号。

小结

本章仅介绍几类腹腔血管及腹膜后疾病，但多是超声检查中非常常见的，可以提供重要的临床信息。对于腹膜后肿瘤，超声具有重要的筛查价值。

（欧阳云淑　姜　颖）

第14章

眼

【适应证】

测量：正常眼，眼球轴距，晶体、玻璃体混浊，眼内异物，眼内肿瘤，眼内及眼眶炎症，视网膜脱离。

【检查前准备】

无需特殊准备，随时可以进行检查。

【检查方法】

仪器选择：眼科超声常用的有：(1)A 型超声，又称一维显示。一般医院很少应用。(2)B 型超声，这是一般医院常用的，也就是高频超声检查仪（带有彩色多普勒又称 CDFI)。(3)眼科医院可以选择眼科专用超声仪，又称为眼科超声显微镜，在此从略。

探头选择：常规 B 型超声选择 7.5 ~ 1.0 MHz 高频探头，也可选择 13.0 MHz 超高频探头，如用眼科超声显微镜，可用 40.0 MHz 探头。

患者体位：常规选用仰卧位，闭目，眼球平视，不要左右转动。

扫查方法：眼科专用探头，一般较小，患者闭目后，探头轻放在眼睑上即可，为了检查眼球内外上下，可以嘱患者眼球在转动中检查。探头的扫查方向，可以分为横切、纵切，也可用于轴位扫查。

【常见超声伪像】

(1)振铃效应（也称伪影）：当声波遇到液体层时，液体的下方出现极强的回声称之。又称彗星尾（comet tail）现象。

(2)侧壁失落效应：是超声波圆形物体的侧壁，回声有失落现象。

（3）后壁增强效应：当声波遇到囊肿或脓肿时，获得声波过度补偿所致。

（4）声影：当声波遇到高密度物质，如骨骼，疤痕，异物等，后方出现暗区称声影（acoustic shadow）。

第1节　正常眼声像图

在眼睑做纵、横切，可见两侧虹膜呈对称性，晶体靠前，后方为玻璃体，呈圆形无回声区，后壁呈凹圆形，为视网膜，再往后为眼球后方，为视神经呈低回声区，两侧为球后脂肪，呈中低回声区（图 14-1）。CDFI 可以显示眼动脉，视网膜中央动脉，频谱为三峰双切迹（图 14-2）。

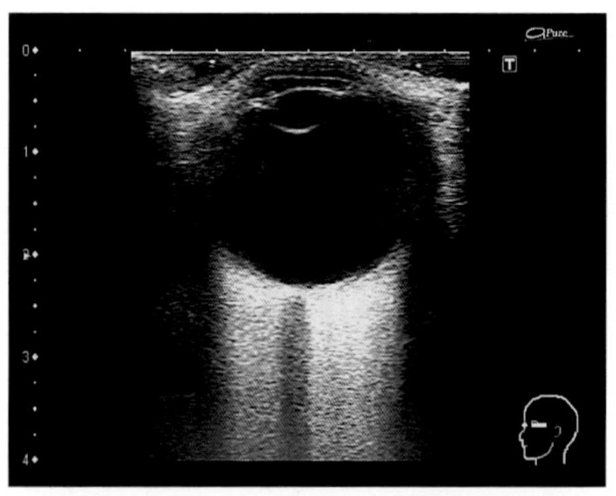

图 14-1　眼睛正常声像图

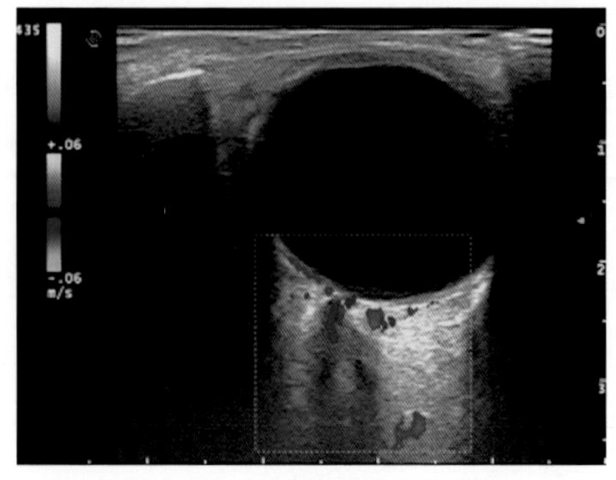

图 14-2　眼睛正常彩色血流图

第2节 眼病理声像图

1.眼内异物

【病因及病理】

外伤、手术，均可能造成，眼内存留异物（foreign body of eye），超声对于金属或非金属异物，只要大于2 mm，一般均可显示。超声可以发现异物的位置、大小、形态，与眼睛表面的距离等。

【临床表现】

患者外伤后，局部疼痛、不适，流泪，畏光等。为了证实眼内有无异物，可以进行超声、X线及CT等检查，但以超声检查最为方便、迅速、有效。

【声像图表现】

超声根据异物的质地、密度，可以显示强回声、中等回声、低回声等。例如：金属异物为高回声或强回声；木屑、塑料为中或低回声性。超声可以显示异物大小、形态等（图14-3，图14-4）。

【诊断及鉴别】

超声显示眼内异物，不论是金属或非金属异物，均可显示，而且可以在超声的定位下，协助取出。如果外伤后，疑有异物存

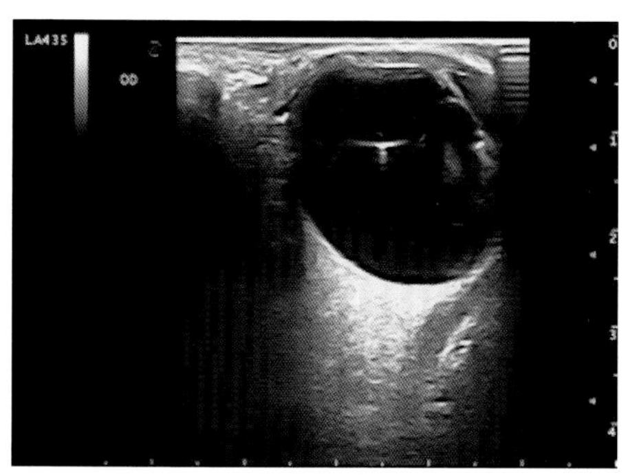

图14-3 眼内异物声像图

强回声点为异物

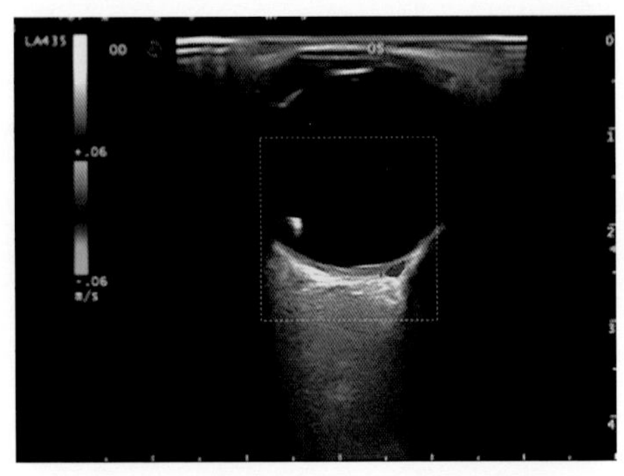

图 14-4　眼内异物彩色多普勒血流图

留，也可用超声检查加以鉴别。眼内外伤引起的疾病很多，超声可以检查的疾病有：（1）角膜上皮剥脱；（2）前房积血；（3）睫状体脱离；（4）巩膜裂伤等。以上疾病，在鉴别诊断应该加以注意。

2. 眼内及眼眶炎症

【病因及病理】

各种感染引起的眼内及眼眶炎症（intraocular and orbital inflammation），不论是化脓性或非化脓性，均可引起红、肿、痛及眼球肿大。

【临床表现】

眼内炎症包括角膜炎、结膜炎、葡萄膜炎及眼眶炎等，一般以临床表现即可诊断，为了了解炎症的范围，超声可以有一定的帮助。

【声像图表现】

超声可发现眼球局部增大，回声减低，边界模糊，但未见占位病变。CDFI：血流增多，丰富；但无特异性（图 14-5）。

【诊断及鉴别】

超声诊断眼内炎性病变，是非特异性的，但可以考虑是眼内或眼眶部的炎症范围。在鉴别诊断中，如眼眶蜂窝组织炎、眼眶脓肿、眼球筋膜炎，眼眶炎性假瘤等。还可除外眼内有无占位病变、血管病变及异物存留等，给临床提供重要的信息。

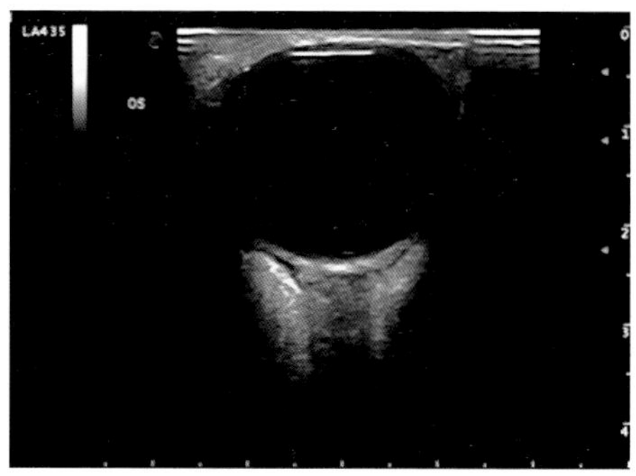

图 14-5 眼内炎症声像图

3. 视网膜脱离

【病因及病理】

视网膜脱离（retinal detachment）是视网膜神经上皮层与色素上皮层的脱离，而非视网膜与脉络膜之间的脱离，分原发性和继发性两种，需要结合临床及症状来诊断。

【临床表现】

患者初发症状是眼前飘浮症或“飞蚊”症。眼前有黑影，视力减退等。眼底镜可以确定诊断，但超声是最佳的、无创的检查方法，可以显示视网膜脱离范围及程度。

【声像图表现】

超声显示，玻璃体内呈条带状回声，一侧与视神经乳头相连，另一侧与周边相连，有时呈“V”字形，这是视网膜脱离的典型超声表现（图 14-6）。

【诊断及鉴别】

由于视网膜神经上皮层与色素上皮层，在胚胎发育时中间有很多疏松的组织，因此，外伤、炎症均可以引起视网膜两层的脱离。超声可以协助临床找到视力减退的原因，以便进一步对症治疗。但是视网膜脱离也分多种类型，因此在鉴别诊断时应该注意鉴别，如黄斑裂孔性视网膜脱离、锯齿缘断离视网膜脱离、巨大裂孔性视网膜脱离等。

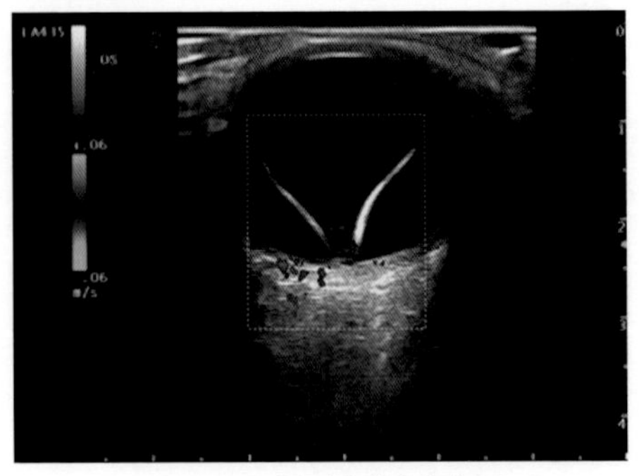

图 14-6　视网膜脱离声像图

眼内"V"字形为视网膜脱离

4. 视网膜母细胞瘤

【病因及病理】

视网膜母细胞瘤（retinoblastoma，RB）是婴幼儿眼内常见的恶性肿瘤，发病率居眼内恶性肿瘤的首位。多发生的 4 岁以下的婴幼儿，遗传因素占 35% ～ 45%。由于本病影响到患儿的视力及生命，早期诊断及治疗非常重要。

【临床表现】

临床根据肿瘤生长的大小，分为四个阶段：（1）眼内生长期，早期在眼内生长，有视力障碍；（2）眼压增高期，肿瘤长大后，眼内压力增高，有眼睛发胀，头疼等；（3）眼外扩展期，肿瘤突破眼球，向外生长；（4）全身转移期，向全身各处转移。本病是婴幼儿眼内的恶性肿瘤，直接威胁患儿的生命，因此早期诊断及治疗非常重要。

【声像图表现】

超声显示眼球内呈半球形实性占位病变，边界呈不规则形，回声高低不均，其中央可见无回声区，钙化是本病的特征性表现。视网膜脱离是常见的继发表现。CDFI：呈红蓝镶嵌的血流信号（图 14-7）。

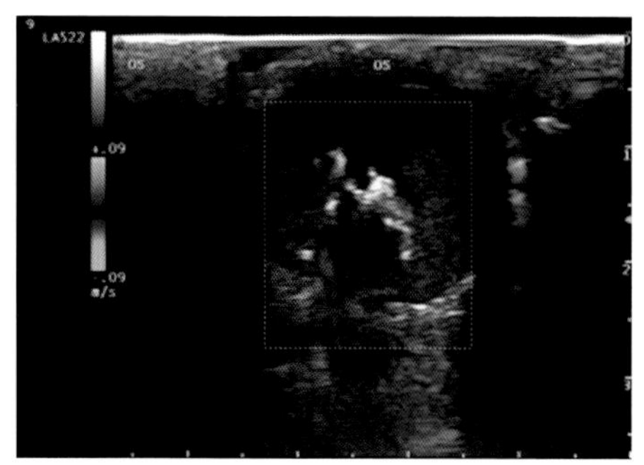

图 14-7 视网膜母细胞瘤声像图

眼内充满强回声

【诊断及鉴别】

本病早期无症状，不易被发现，如发现患儿有视力障碍，呈白瞳症，应该考虑本病的存在，并做进一步检查。鉴别诊断有：其他病因引起的视网膜脱离、Coats 病、原始永存玻璃体增生症、早产儿视网膜病变、先天性白内障、眼内炎等。应该进一步寻找该病的原因；还应与眼部其他肿瘤如脉络膜黑色素瘤相鉴别。早期诊断及早期治疗，可以挽救患儿的视力及生命。

5. 脉络膜黑色素瘤

【病因及病理】

脉络膜黑色素瘤（choroidal melanoma）由黑色素瘤细胞组成，瘤细胞发生于脉络膜基质内，早期可以引起视力下降，视野缺损，肿瘤继续长大，侵犯色素细胞层，表现为蕈状物，继发引起视网膜脱离。

【临床表现】

与肿瘤的大小、与位置有关。如肿瘤小位于边缘，则症状轻或不明显，肿瘤位于中央，或侵犯视网膜，则视力障碍明显。

【声像图表现】

肿瘤呈半球形或蕈状形，边界清楚，前方回声增强，后方回声逐渐减弱或消失，呈无回声区，称为“挖空”征，继发有视网膜脱离。CDFI：血流丰富呈分支状，为低速血流频谱（图 14-8）。

【诊断及鉴别】

边界清楚，前方回声增强，后方回声逐渐减弱或消失，呈无回声区，称为“挖空”征，应考虑本病。脉络膜黑色素瘤属葡萄膜黑色素瘤的一种，首先应与虹膜黑色素瘤、睫状体黑色素瘤相鉴别；其次还应与脉络膜血管瘤相鉴别，后者呈橘红色圆形实性病变；还应与脉络膜转移癌相鉴别，首先寻找原发病灶，超声显示为视网膜下呈结节状改变。鉴别诊断有困难时，应该做其他眼科检查。

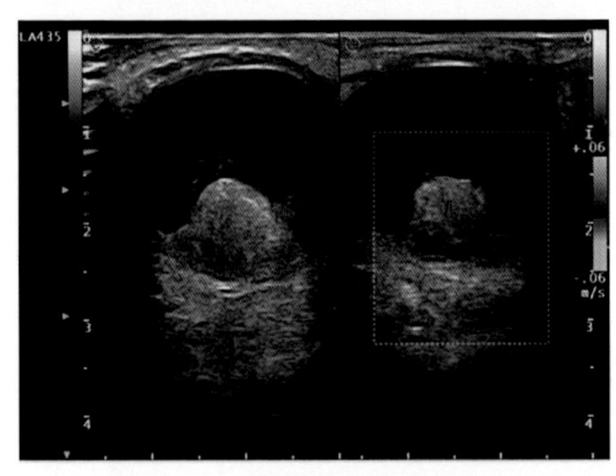

图 14-8　脉络膜黑色素瘤声像图

左图为肿瘤突出，右图肿瘤内有血流

6. 玻璃体积血

【病因及病理】

各种疾病引起的玻璃体出血（vitreal hemorrhage）。常见的全身疾病有糖尿病或高血压视网膜病变引起的玻璃体出血；局部的病因，有外伤、炎症引起的出血，最后在玻璃体内引起积血。

【临床表现】

少量出血可以有眼前漂浮物或“飞蚊”症，大量出血，可以使视力明显减退。

【声像图表现】

玻璃体内可见一低回声区，内见散在点状强回声，固定，透声差，后期回声增强，玻璃体内有机化出现。CDFI：一般无血流信号（图 14-9）。

【诊断及鉴别】

玻璃体积血，首先寻找出血原因，去除原因后可以达到根治。超声对于发现玻璃体内低回声区，眼球活动受限，应该考虑本病的存在。应与之鉴别的有玻璃体内炎症，积脓等。它们均难以与本病鉴别，需结合临床症状及特征，加以鉴别。

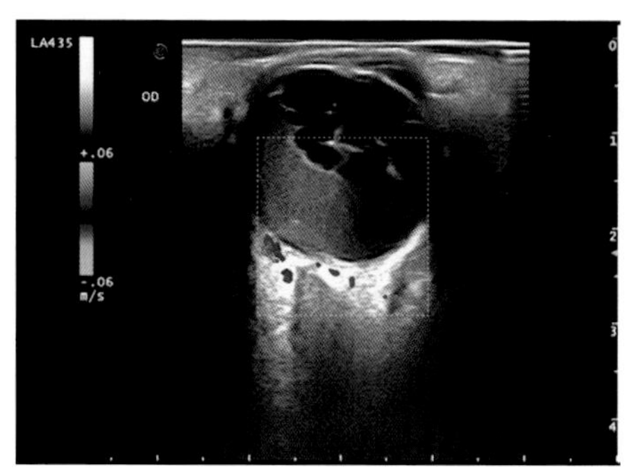

图 14-9 玻璃体出血声像图

图内中低回声，为玻璃体出血

小结

眼睛的超声检查，是一项无创、迅速、无痛苦的检查方法。对于儿童、老年及卧床患者，更加方便，也易于接受。特别是在晶体、玻璃体混浊，眼底镜难以显示眼底及眼球后，此时超声检查具有特别重要的价值。目前，超声对于眼睛的检查，如眼内异物，视网膜脱离，眼球内及球后占位，是首选应用的检查方法之一，亦是诊断及鉴别诊断的重要手段。对于角膜、晶体的病变，已经有超声显微镜检查，一般应在有条件的大型综合医院，或眼科专科医院进行。眼科的超声检查，它的诊断思路与报告书写，有其特点，下面将其报告如下。（一）声像图分析：①眼球形态与大小与很多疾病有关；②血管的形态；③眼睛与周围组织的关系等。（二）临床表现与超声图像相结合。（三）超声报告的书写，一定要与临床相结合，这样才能做到准确无误，获得最佳的结果。

注：本章的声像图均由北京同仁医院杨文利医师提供，在此表示感谢。

（张缙熙）

第15章 涎腺

【适应证】

涎腺肿大，涎石症，涎腺炎症，涎腺囊肿，涎腺肿瘤。

【检查前准备】

患者无需特殊准备，随时均可检查。

【检查方法】

仪器选择：应用高频超声诊断仪（彩色多普勒超声仪）。

探头选择：应用 7.0 ～ 14.0 MHz 线阵探头。

患者体位：患者仰卧位，检查一侧腮腺，头部转动检查另一侧腮腺。检查颌下腺及舌下腺，头部后仰，暴露下颌区。

扫查方法：将探头直接放置在所检查的涎腺（即腮腺、颌下腺及舌下腺）处，进行纵切、横切及多方位扫查。

第1节 正常涎腺声像图

涎腺分为腮腺、颌下腺及舌下腺三种。

1. 腮腺

位于两侧耳下方。灰阶超声显示皮肤呈强回声，腮腺边缘光滑整齐，腺体呈中低回声，形态呈倒三角形（图 15-1）。腮腺的大小目前尚无统一标准，参考解剖，其正常值：长 5 ～ 6 cm，宽 4 ～ 5 cm，厚 1.5 ～ 2 cm，腮腺管长 3 ～ 6 cm，内径 2 mm（但常常不显示）。CDFI：正常腮腺实质可见散在点状血流信号。

2. 颌下腺

位于两侧颌下区内，呈椭圆形或哑铃形，边界清，回声与腮腺相近或略低（图 15-2）。颌下腺长径约 3 ～ 4 cm，厚约 1.5 ～ 2 cm。CDFI：正常腺体实质内血流信号均较少。

3. 舌下腺

位于口底的黏膜内，是涎腺最小的一种。正常的情况下，超声难以显示，当舌下腺发生病变或肿大时，方可显示（图 15-3）。

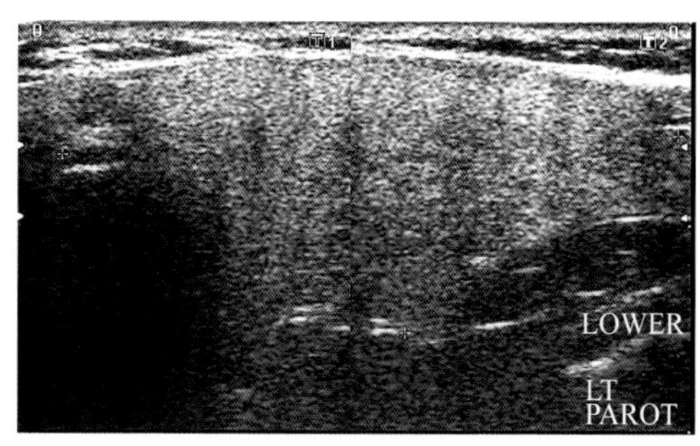

图 15-1　正常腮腺声像图

腮腺实质呈均匀高回声，纵切左侧为上极（UPPER），右侧为下极（LOWER）；LT PAROT：左侧腮腺

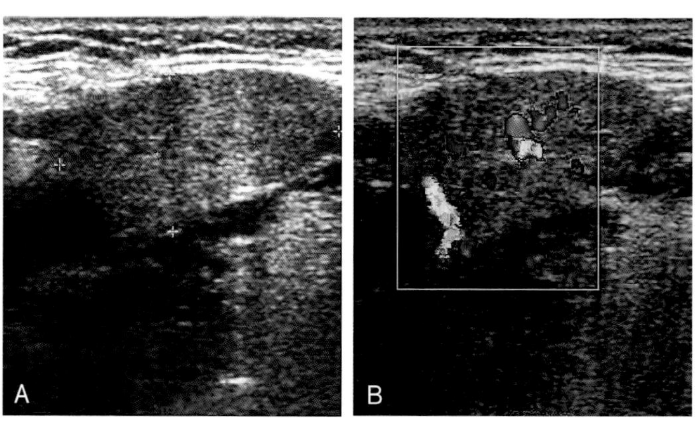

图 15-2　正常颌下腺声像图

A．灰阶图像显示均匀、纤细的软组织回声；

B．CDFI 显示腺体血流丰富，正常颌下腺回声稍低于正常甲状腺

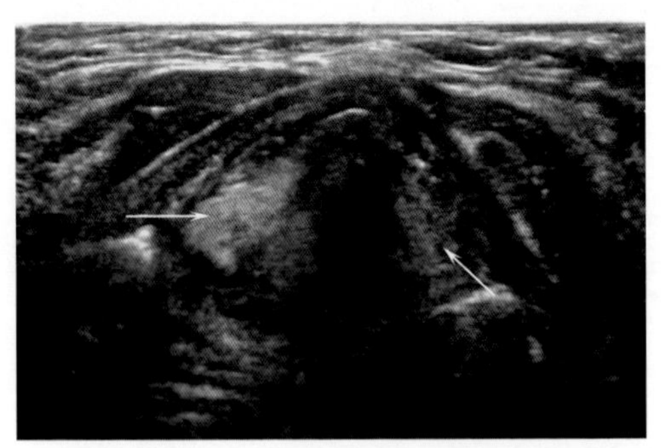

图 15-3　正常舌下腺声像图
舌下腺横断面（↑），实质呈均匀高回声，左右对称

第 2 节　涎腺病理声像图

1. 涎腺良性肥大

【病因及病理】

以腺体良性肥大为主，是一组非肿瘤性、非免疫性、非炎症性涎腺肿大，以腮腺多见。它是一组腮腺腺泡增大 2 ～ 3 倍，主要病因可能与营养缺乏、酒精中毒、尿毒症、糖尿病、内分泌或自主神经失调有关。病理表现主要是腮腺腺泡肥大，融合成片。

【临床表现】

本病多发生于中老年，双侧发病，以腮腺多见。发病时常常呈对称性，时大时小，一般不影响导管。虽腺体增大，但功能正常。当去除病因后，本病可以恢复正常。

【声像图表现】

腮腺较正常增大 2 ～ 3 倍，结构回声与正常腮腺一致。但触之较硬，CDFI：内部可见点状血流，或无血流信号（图 15-4）。

【诊断及鉴别】

如患者为中老年，腮腺双侧肥大，触之较硬，是本病的特征。超声显示腮腺对称性肿大，但结构未见异常，则可诊断本病。重点应该与腮腺炎及腮腺肿瘤相鉴别。如能寻找患者的发病原因，可以帮助诊断本病，并与腮腺炎及腮腺肿瘤进行鉴别。

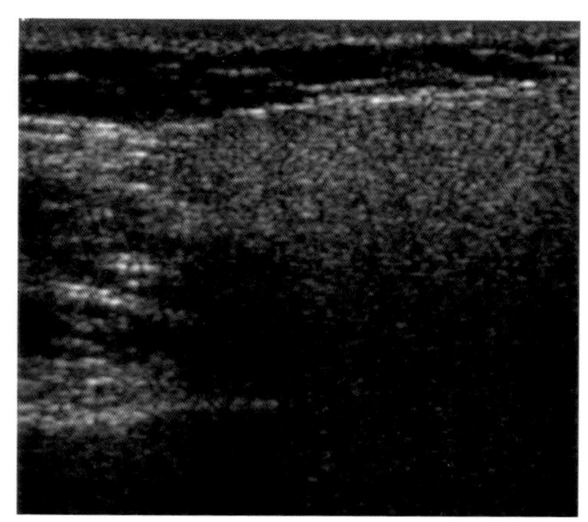

图 15-4 腮腺良性肥大声像图

左侧腮腺横切：超声显示双侧腮腺增大，回声增强。由于显著的衰减，腮腺深部显示欠清

2. 流行性腮腺炎

【病因及病理】

流行性腮腺炎（epidemic parotitis）常为病毒感染，多为冬春季发病，青少年多见，当有呼吸道感染时，可引起急性腮腺炎。患者局部有红、肿、痛等症状，局部有出血、渗出，白细胞升高等。周围有淋巴结肿大，唾液分泌减少，常常由于急性炎症转变而来。特别是腮腺管阻塞、口腔周围感染时，容易发生腮腺炎。

【临床表现】

本病与呼吸道传染病有关。双侧腮腺发病多见，症状有腮腺对称性肿大、疼痛，进食时症状加重。本病以腮腺为主，很少侵犯颌下腺及舌下腺。实验室检查：血清淀粉酶升高，淋巴细胞增多等。本病可以并发脑膜炎及睾丸炎。

【声像图表现】

急性期，双侧腮腺增大，边缘模糊，回声减低，CDFI：血流丰富。慢性期，腮腺轻度增大，可以呈不均质的中、低回声区（图 15-5），CDFI：呈点状血流信号。

【诊断及鉴别】

流行性腮腺炎是一种较为常见的疾病。超声显示：双侧腮腺的肿大，回声减低，血流较丰富，诊断并不困难。超声检查时，应该注意有无脑膜炎及睾丸炎的并发症。鉴别诊断：应该与细菌性腮腺炎相鉴别，后者多单侧发病，症状重，常常有口腔、咽喉部感染继发引起，以颌下腺多见。

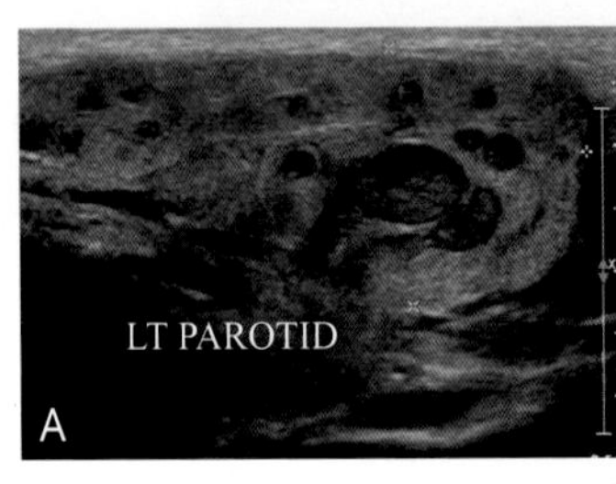

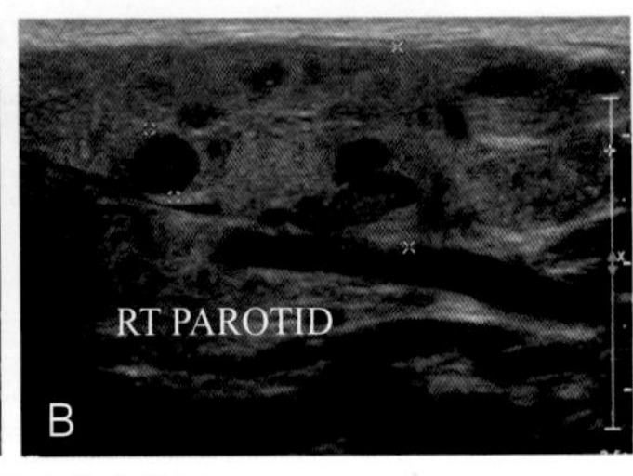

图 15-5　腮腺炎声像图

左（A）、右（B）腮腺，双侧腮腺内小脓肿形成；腺体肿胀，多个无回声及低回声区；LT PAROTID：左侧腮腺；RT PAROTID：右侧腮腺

3. 涎石症

【病因及病理】

涎石症（sialolithiasis）指涎腺或其导管内形成结石，并发生一系列病理变化而称之。目前病因尚不清楚，以颌下腺发生率最高，占 80% ～ 90%，腮腺次之，舌下腺最少。本病由于颌下腺导管内钙盐较多，导管较长、较细，内部含黏液蛋白高，又较黏稠，有细菌感染及异物沉积时容易形成结石。

【临床表现】

有人认为本病与慢性炎症有关，男性多于女性。颌下区有疼痛、不适，如有继发感染，局部有肿胀、疼痛，触之有一硬结节。

【声像图表现】

超声显示颌下腺内斑点状或斑块状强回声，后方有声影，涎石较大时，导管阻塞，可以引起远端导管囊状扩张（图 15-6）。

【诊断及鉴别】

本病多发生在颌下腺，其原因是，颌下腺导管长，走行不规则，触之有一硬结节，超声如发现一强回声斑块，则诊断并不困难。但要与单纯性颌下腺炎，淋巴结肿大，颈部蜂窝织炎等相鉴别。后者超声显示颌下腺肿大，但导管不增粗，内无强回声点。

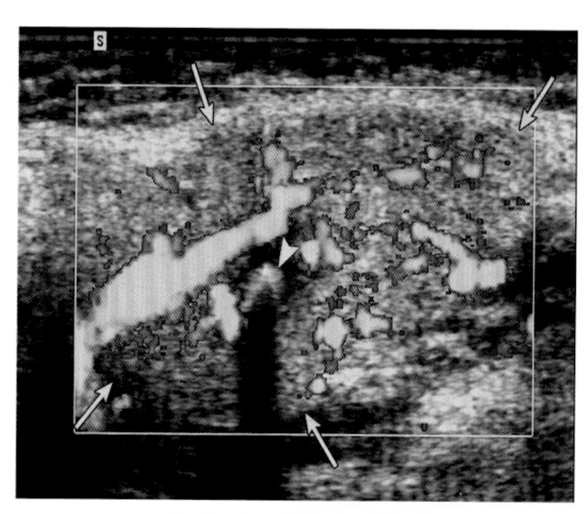

图 15-6 涎石症声像图

颌下腺增大，回声减低，边缘变钝，内含一结石（➤）；能量图显示血流丰富（↑），符合急性颌下腺炎症表现

4. 涎腺囊肿

【病因及病理】

涎腺囊肿（salivary cyst）主要是腮腺、颌下腺及舌下腺导管阻塞引起的导管囊性扩张。有腮腺囊肿、颌下腺囊肿及舌下腺囊肿（sublingual cyst）。

【临床表现】

涎腺囊肿主要在腮腺、颌下腺及舌下腺区发现导管囊性扩张，继之形成囊肿。临床检查：涎腺局部增大，有感染时合并疼痛及压痛，白细胞升高。如为舌下腺囊肿，多冬春季发病，青少年多见，男女比例相似。临床可见口底部皮肤呈紫蓝色，但触之较软。

【声像图表现】

超声显示位于腮腺、颌下腺及舌下腺处发现一无回声区，边界光滑、整齐，有时呈分隔状（图 15-7），如有感染，则形成不均质的中强回声区。CDFI：可见少许点状血流信号。

【诊断及鉴别】

在涎腺囊肿中，舌下腺囊肿是涎腺囊肿中最常见的一种，超声也易于发现，并能做出正确的诊断。本病应与颈侧方的鳃裂囊肿相鉴别，后者位于颈上部的侧方，属先天性疾病，与涎腺无关。

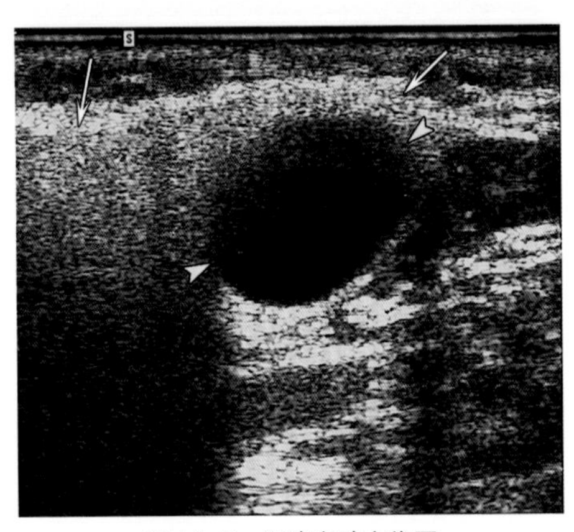

图 15-7 涎腺囊肿声像图

超声显示腮腺下极见一无回声区，符合单纯性囊肿；↑：腮腺；➤：囊肿

5. 涎腺多形性腺瘤

【病因及病理】

涎腺多形性腺瘤（pleomorphic adenoma）又称混合瘤（mixed tumor），其中以腮腺混合瘤最为常见，占 80% ～ 90%，颌下腺及舌下腺很少见，病因尚不清楚。它由上皮组织及黏液组织混合组成，涎腺多形性腺瘤良性的占 90%，恶性仅占 10%，但本病手术后易于复发。

【临床表现】

本瘤可以发生于任何年龄，40 岁以上较多见。临床表现为腮腺区发现一缓慢生长的无痛性肿块，多为单发，触之光滑，也有呈结节状。

【声像图表现】

超声显示腮腺区有一圆形或椭圆形，边界光滑、整齐，内部呈均质低回声区，肿瘤大于 3 cm 时，内部回声可以不均、增强（图 15-8），CDFI：瘤体内常显示丰富血流信号，形成彩色“提篮”征样的改变。

【诊断及鉴别】

本病的发病率在口腔科比较高，如果发现腮腺区低回声肿块，呈典型的彩色“提篮”征样改变，诊断并不困难。在涎腺良性的肿瘤中，应该与腺淋巴瘤、脂肪瘤、血管瘤相鉴别。后者较软，比较少见，易于鉴别。由于本病手术后易于复发，因此，早期诊断，早期手术彻底切除是根治的关键。

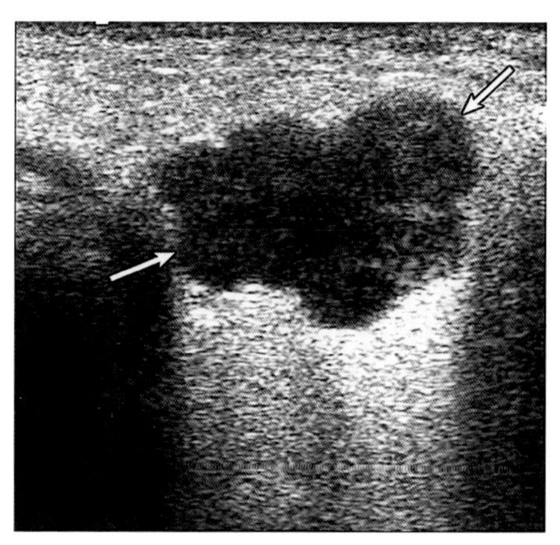

图 15-8 多形性腺瘤声像图

超声显示病变呈低回声，分叶状，边界清晰，后方回声增强；↑：多形性腺瘤

6. 乳头状淋巴囊腺瘤

【病因及病理】

乳头状淋巴囊腺瘤（warthin 瘤）以中老年男性多见，好发于腮腺，在腮腺良性肿瘤中仅次于混合瘤。乳头状淋巴囊腺瘤可发生于多个涎腺，瘤体形态呈圆形或椭圆形，有包膜，瘤体内呈囊实性，含有大小不等的囊腔，内含黏液样液体，囊壁有乳头状结构。

【临床表现】

无痛性肿块，多发生于腮腺下极。

【声像图表现】

瘤体形态多呈圆形或椭圆形，或分叶状。瘤体内呈囊实性，表现为多分隔液性暗区，边界清，后方常伴回声增强效应，CDFI：瘤体实性区域可见少量血流信号。

【诊断及鉴别】

需与多形性腺瘤相鉴别，乳头状淋巴囊腺瘤的特点是瘤体呈多发性、囊实性、多个涎腺分布。

7. 黏液表皮样癌

【病因及病理】

黏液表皮样癌（mucoepidermoid carcinoma）是涎腺最常见的恶性肿瘤，占全部涎腺肿瘤 5% ～ 12%，以腮腺最常见。肿瘤分为高分化与低分化两型，也有作者根据细胞分化程度将本病分为高度、中度及低度恶性三型。病理表现：本病来源于腺管黏膜上皮，由表皮细胞及黏液细胞组成的涎腺恶性肿瘤。

【临床表现】

黏液性表皮样癌可以发生于任何年龄，以中老年多见。临床表现为早期肿瘤生长缓慢，为无痛性肿块，一般较小，为 2 ～ 3 cm，边界清。如为低分化癌，则生长快，不活动，可以经淋巴远处转移。

【声像图表现】

1）高分化型　边界清，呈均质低回声区，后方回声增强；

2）低分化型　边界不规则，呈浸润性生长，内部回声不均，呈囊实性改变（图 15-9）。CDFI：血流丰富，峰值流速增高，达 60 cm/ s。

【诊断及鉴别】

中老年患者，涎腺区发现无痛性肿块，短期迅速增大，超声显示：涎腺区低回声肿物，边界不规则，CDFI：血流丰富，频谱呈高速、高阻现象，应该考虑本病。本病如为高分化者，应与混合瘤相鉴别，鉴别诊断困难时，穿刺活检，仍然是最终的诊断。

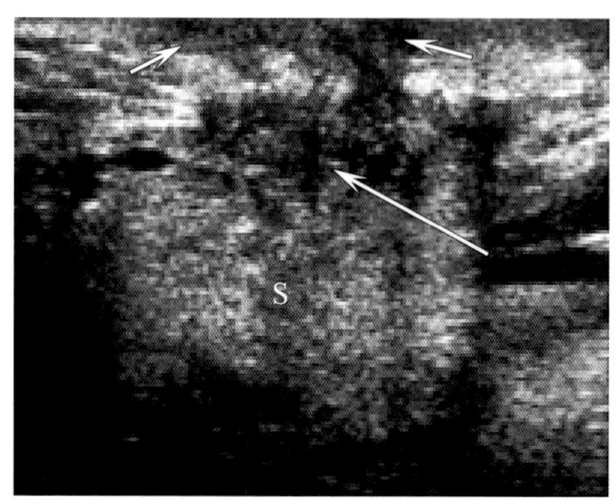

图 15-9 黏液表皮样癌声像图

↑：内部回声欠均，边界欠清，累及皮肤。病理证实为黏液表皮样癌；S：涎腺

小结

由于涎腺位于浅表，患者本人及临床医师易于早期发现，并能尽早进行诊断及治疗。涎腺疾病中常见的有：涎腺良性肥大、流行性涎腺炎、涎腺囊肿、涎腺混合瘤、warthin 瘤及黏液表皮样癌等。当肿块较小，临床不能确定是否存在时，超声可以帮助确定肿瘤是否存在，并根据肿物形态特点进行定性诊断。彩色多普勒超声可以观察肿瘤血流特点，对鉴别肿瘤良、恶性有很大帮助。由于超声在一定程度上受操作者手法及认知水平的影响，因此对于一些疑难病例，仍需借助 CT、MRI 等影像检查，或穿刺活检的病理检查方能达到最终诊断的目的。

（张缙熙　王　铭）

第16章 甲状腺

【适应证】

甲状腺功能亢进，甲状腺功能减低，甲状腺炎，甲状腺肿瘤，颈部增粗，颈部疼痛，声音嘶哑。

【检查前准备】

一般无需特殊准备，去除高领衣服及项链，充分暴露颈部。

【检查方法】

仪器选择：带有高频探头的超声诊断仪（彩色多普勒），或浅表器官专用的超声诊断仪（彩色多普勒）。

探头选择：选择 7.5 ~ 10.0 MHz 高频线阵探头，必要时，可用 13.0 MHz 高频线阵探头。

患者体位：常规应用仰卧位，当患者颈部侧方肿大时，可以让患者头部向左、右转动，以便检查颈部侧方的病变。

扫查方法：探头纵切置于颈前正中线的右侧，扫查右叶甲状腺，测量长径，然后移动至左侧，纵切扫查左叶甲状腺，测量左叶长径。再旋转 90° ，先置于右侧，测量右叶横径及厚径，同理测量左叶横径及厚径。最后，测量峡部的厚径。

【超声术语】

大小：三个径线，纵横比。

位置：上、中、下，峡部，靠近气管、靠近被膜，超声图像上示意标识。

形态：规则（圆形、类圆形）、不规则（分叶、毛刺、浸润）。

边界：清晰、不清。

结构；实性、囊实性、囊性。

回声水平：高回声、中等回声、低回声、极低回声、无回声。

晕：细晕、粗大晕、无晕、不规则晕。

钙化：微钙化、蛋壳样钙化、粗大钙化。

彗尾征

海绵征

被膜连续性：存在、消失。

血流：无、周边、周边内部、内部为主、局限性丰富、穿支血流、血流信号杂乱。

良性倾向特征：形态规则 、边界清晰、无微钙化、纵横比小于等于 1、彗尾征、海绵征、规则细晕、无血流、周边血流为主。

恶性倾向特征：微钙化、形态不规则、边界不清、纵横比大于 1、边缘钙化，低回声侵出、不规则晕、血流局限性丰富、穿支、杂乱。

不确定特征：粗大钙化，没有边缘低回声侵出，血流对称性丰富。

第 1 节　正常甲状腺声像图

甲状腺纵切时，呈“橄榄球”形，上尖而下圆，横切呈“蝴蝶”形或“哑铃”形，有一层薄的包膜，内部呈中、低回声，分布均匀。左右叶相连接处称峡部。甲状腺的正常值：一侧叶的长径为 4.0 ～ 5.5 cm，横径为 2.0 ～ 2.5 cm，厚径为 1.0 ～ 1.8 cm。CDFI：甲状腺上动脉位于甲状腺上极浅层，发自颈外动脉第一分支。甲状腺下动脉，位于下极深层，发自锁骨下动脉的甲状颈干。甲状腺静脉有三对，甲状腺上静脉与甲状腺中静脉均汇入颈内静脉，甲状腺下静脉，汇入无名静脉（图 16-1，图 16-2）。

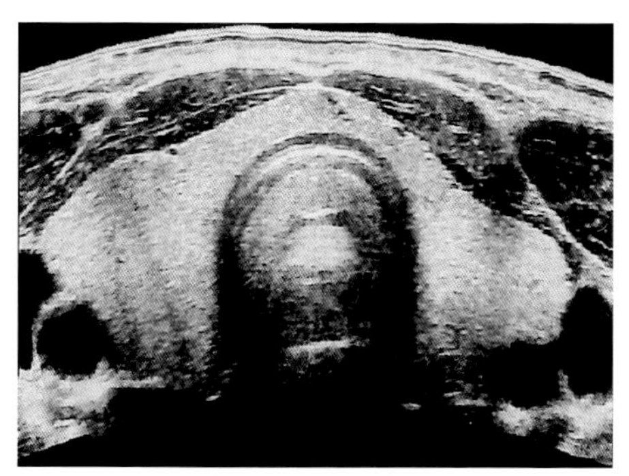

图 16-1　正常甲状腺横切声像图

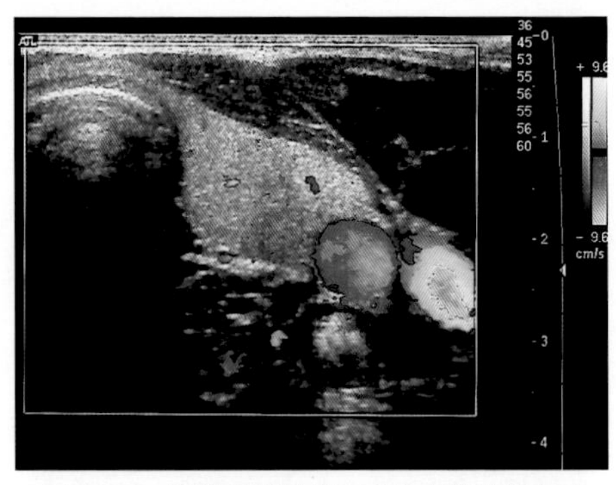

图 16-2　正常甲状腺横切彩色多普勒超声图

第 2 节　甲状腺病理声像图

1. 原发性甲状腺功能亢进

【病因及病理】

原发性甲状腺功能亢进（简称原发性甲亢）（primary hyperthyroidism），又称毒性甲状腺肿（Graves 病），为代谢障碍引起的甲状腺增生或甲状腺腺体肿大。其病因尚不清楚，过去认为是脑垂体前叶分泌促甲状腺素过多所致，现在认为与原发性免疫疾病有关。病理表现为，甲状腺体积增大，为正常的 2 ～ 3 倍，质地坚实，血流丰富，血管扩张，甲状腺内滤泡上皮细胞增生，呈弥漫性淋巴细胞浸润等。

【临床表现】

原发性甲状腺功能亢进，年轻女性多见，与精神因素有关，患者有甲状腺体积增大，为正常的 2 ～ 3 倍，触之质地坚实，血管丰富，有震颤感，临床表现有神经过敏，心悸，多汗，食欲亢进。但有消瘦，体重减轻。体检：有心动过速，手部震颤，眼球突出，甲状腺内有杂音等。

【声像图表现】

（1）甲状腺呈弥漫性、均匀性增大，增大 2 ～ 3 倍，峡部亦增大明显；（2）内部呈中低或中强回声，呈密集点状分布；

(3) CDFI：甲状腺内血管增多，血流丰富，峰值流速增高达 70 ~ 90 cm/s。因血流呈五彩缤纷现象，称为“火海”征（inferno）（图 16-3，图 16-4）。

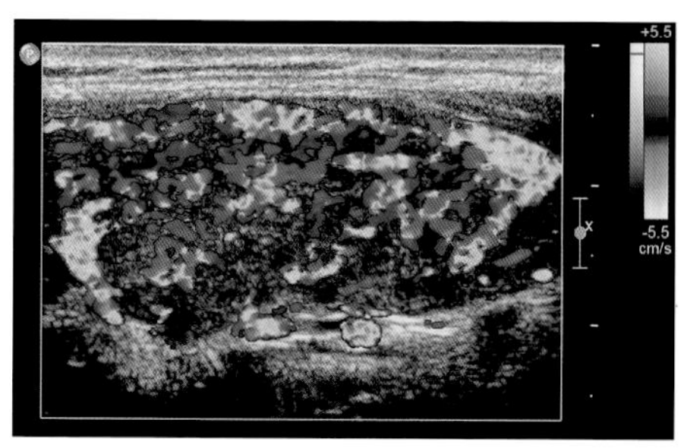

图 16-3 原发性甲状腺功能亢进彩色多普勒超声图（纵切）

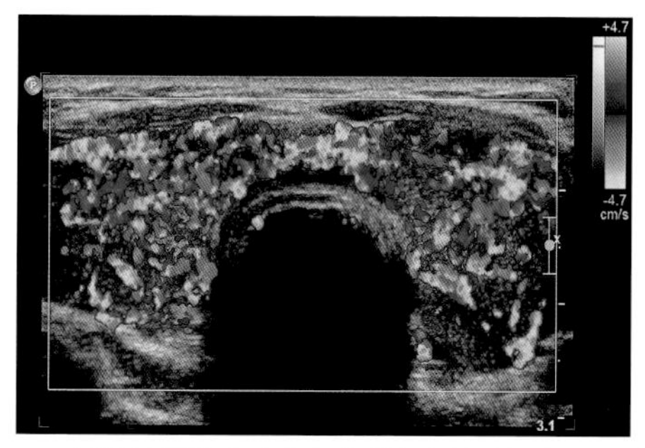

图 16-4 原发性甲状腺功能亢进彩色多普勒超声图（横切）

【诊断及鉴别】

原发性甲状腺功能亢进，原因尚不清楚，与原发性免疫疾病有关。由于甲状腺素分泌过多，引起了一系列高代谢综合征。典型的原发性甲状腺功能亢进，临床症状，实验室检查，核素检查及超声检查，均有典型症状及图像表现，诊断并不困难。但是，对于不典型的原发性甲状腺功能亢进，必须与临床及实验室检查密切结合，才能做出正确的诊断。本病应与继发性甲状腺功能亢进相鉴别，如结节性甲状腺肿，桥本病，因甲状腺内一部分腺体分泌甲状腺素增多，也可以引起“甲亢”，称为继发性甲状腺功能亢进。后者均有其特征性临床表现、实验室检查异常及典型的声像图特点等，鉴别并不困难。

2. 甲状腺功能减退

【病因及病理】

甲状腺功能减退（hypothyroidism）简称甲减，可以是由于缺碘，甲状腺激素合成不足而引起的疾病，或应用放射线治疗，抑止了甲状腺素的生成，也可引起本病。一般可分为三型：（1）克丁病；（2）幼年黏液性水肿；（3）成年黏液性水肿。病理上又分原发性与继发性两类。典型的甲状腺功能减退，临床及实验室检查，易于做出诊断，超声可以提供较多的信息，对临床诊断提供帮助。

【临床表现】

本病一般可以分为三类，如上所述。早期甲状腺轻度增大，后期减小。寻找原因，临床诊断并不困难。实验室检查：甲状腺素减少，可以明确诊断。

【声像图表现】

本病早期增大，后期减小。边缘欠光滑，回声欠均。CDFI：早期血流正常，后期血流减少。因无特异性，一般应结合临床，才能进行诊断。

【诊断及鉴别】

如果有甲状腺功能减退的临床典型症状，结合实验室检查，基本可以明确诊断。超声图像可以进一步帮助确诊。但需与单纯性甲状腺肿相鉴别，后者甲状腺体积增大，有地方流行病史。还应与亚临床型甲状腺功能低下鉴别，后者体积不减小，血流亦不减少。

3. 单纯性甲状腺肿

【病因及病理】

单纯性甲状腺肿（simple goiter）又称地方性甲状腺肿或胶样性甲状腺肿。由于缺乏碘剂引起甲状腺激素合成障碍，导致垂体分泌促甲状腺激素过多，使甲状腺受到刺激而增生。早期甲状腺内血管增多，腺体细胞肥大，柱状上皮增生，并向腔内呈乳头状突起，腺体内积聚大量胶质液体，形成多个结节样巨大的腺泡。

后期发生坏死、出血、囊性变、纤维化及钙化等。它的病理生理改变是：甲状腺缺碘—甲状腺增生—过度增生—甲状腺肿大。

【临床表现】

多发生在西北缺碘地区，具有明显的地方性，有人称之为大脖子病。特别在妊娠期及哺乳期多见。女性多于男性。根据甲状腺肿大的程度，可分为5度。1度小于3 cm，2度3～5 cm，3度5～7 cm，4度7～9 cm，5度大于9 cm。巨大时，也可压迫气管，引起呼吸困难。压迫上腔静脉，引起头、颈部水肿。

【声像图表现】

甲状腺弥漫性、对称性肿大，增大可达10倍。甲状腺内腺泡明显扩张，内部充满胶质，呈无回声区。正常的甲状腺往往不显示，或显示不清。CDFI：血流减少或呈点状，但不丰富。

【诊断及鉴别】

本病具有明显的地方性，但也有散发性，女性多于男性。特别对于妊娠及哺乳期妇女，由于需碘量增加，不仅妇女本人易患本病，对于出生的婴儿，也可造成甲状腺功能减退，如黏液性水肿，侏儒症等。超声对于甲状腺肿大的患者，可以显示其特点，还可鉴别是否是肿瘤。本病应与结节性甲状腺肿相鉴别，后者有多个结节样改变，无地区性，甲状腺内未见无回声的胶质物。

4. 结节性甲状腺肿

【病因及病理】

结节性甲状腺肿（nodular goiter）简称结甲，亦是由于缺乏碘剂引起，但病程长，缺碘后一段时间又补充了碘，进行了复旧。由于多次交替进行缺碘及复旧，引起了甲状腺增生及肿大，而形成了多个增生样结节，并与纤维组织共同形成增生结节。在不同阶段，有不同的表现，如有乳头状，也有囊性变者。有钙化，也有坏死者。

【临床表现】

结节小时，无任何症状，甲状腺也不增大。病程时间长时，甲状腺开始增大，两侧不对称，可以触及结节样改变。增大的结节，如有出血，可以突然增大，有疼痛等症状。病程可以长达数月、数年或更长。

【声像图表现】

甲状腺两叶增大，不对称，表面不光滑，内见多个大小不等的结节。结节呈圆形、椭圆形或分叶形，周边常常纤细，无明显包膜。如有囊性变时，内部可见无回声区（图 16-5，图 16-6）。CDFI：结节周围血流信号呈绕行，或有散在点状血流信号，无特异性。结甲有 4% ～ 7% 可以发生恶性变，因此，对于甲状腺内多发的结节，超声应该扫查每一个结节，对于边界不整，低回声，有微粒样钙化及血流丰富者，应该考虑有恶性变。

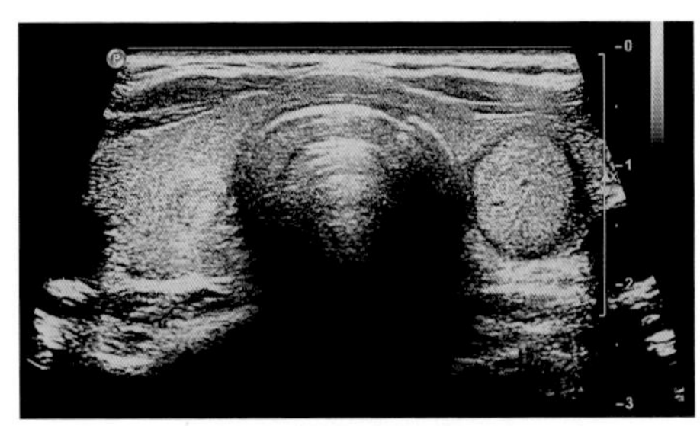

图 16-5　结节性甲状腺肿二维超声图（横切）

结节位于甲状腺左叶

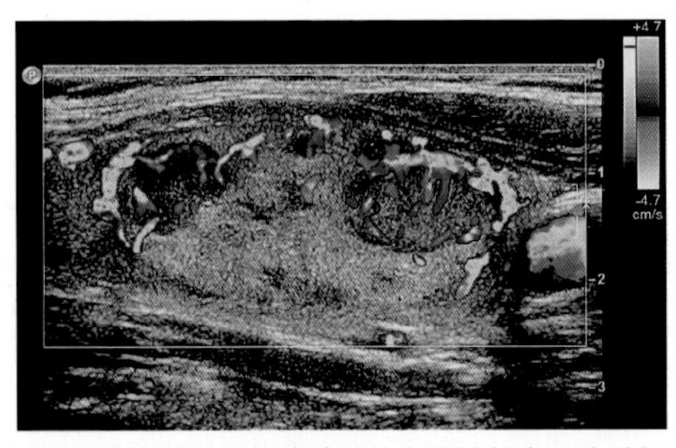

图 16-6　结节性甲状腺肿彩色多普勒超声图（纵切）

结节周围血流丰富

【诊断及鉴别】

本病在全国各地呈散发性，相当常见。女性多于男性，初步统计，在成年女性中，约有 20% 的人在正常体检中，发现甲状腺有结节，而无任何症状。由于本病是良性过程，一般不需治疗。如有结节短期内迅速长大，边界不整，低回声，结节内有微粒样钙化，血流丰富等现象，应该高度怀疑结节有恶性变，需及时处理及治疗。鉴别诊断有单纯性甲状腺肿，甲状腺腺瘤，甲状腺癌等，将在肿瘤章节中加以讨论。

5. 急性化脓性甲状腺炎

【病因及病理】

急性化脓性甲状腺炎（acute suppurative thyroiditis）少见，多数为全身性脓毒血症或败血症在甲状腺局部的表现，也可以由于上呼吸道感染或颈部感染，影响到全身或甲状腺局部的一种疾病。

【临床表现】

颈部及甲状腺区疼痛、红肿及压痛等，同时有全身的症状。

【声像图表现】

甲状腺肿大，边界模糊、欠清，呈低回声性。压痛明显，炎症液化后，内部呈无回声区。CDFI：局部血流较丰富，但无特异性。

【诊断及鉴别】

本病首先应该治疗全身感染，感染控制后，局部甲状腺炎症也会很快好转。症状较轻时，应与亚急性甲状腺炎相鉴别。后者无全身症状，实验室检查容易帮助鉴别，详见亚急性甲状腺炎章节。

6. 亚急性甲状腺炎

【病因及病理】

亚急性甲状腺炎（subacute thyroiditis）简称亚甲炎，由病毒感染引起，有人认为由病毒感染后，引起过敏反应所致，仍以女性多见，多发生于中青年。患者常常伴有上呼吸道感染、低热、咽喉痛等。甲状腺轻度增大，疼痛及压痛。

【临床表现】

患者常常有感冒、咽喉痛史，低热、甲状腺疼痛，局部轻度增大，有压痛等。实验室检查：白细胞升高，血沉快，为其特点。

【声像图表现】

甲状腺轻度增大，探头挤压甲状腺有疼痛感。超声显示：甲状腺回声减低，边界模糊（图 16-7），CDFI：甲状腺内血流增多、丰富，呈点状分布，无特异性（图 16-8）。

【诊断及鉴别】

本病是甲状腺疾病中比较常见的一种，病程短，症状多，甲状腺轻度增大等，结合临床表现，超声诊断并不困难。由于本病无特异性，必须结合临床及实验室检查，才能最后明确诊断。鉴别诊断有：慢性淋巴细胞性甲状腺炎（桥本病），两者从声像图上非常相似，后者症状轻，病程长，实验室检查两者完全不同，容易鉴别。

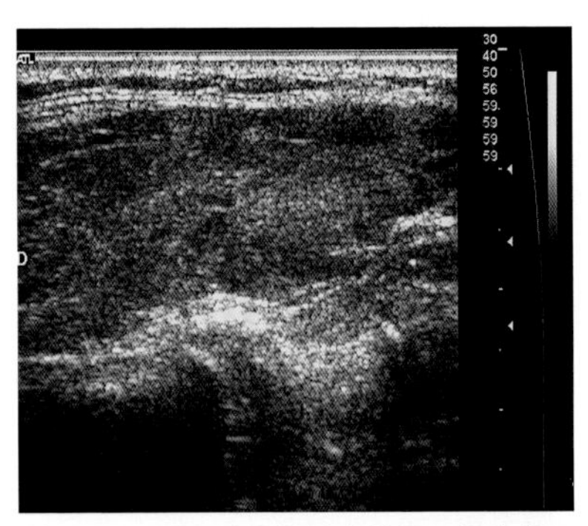

图 16-7　亚急性甲状腺炎纵切二维声像图

腺体内部呈不均质低回声区

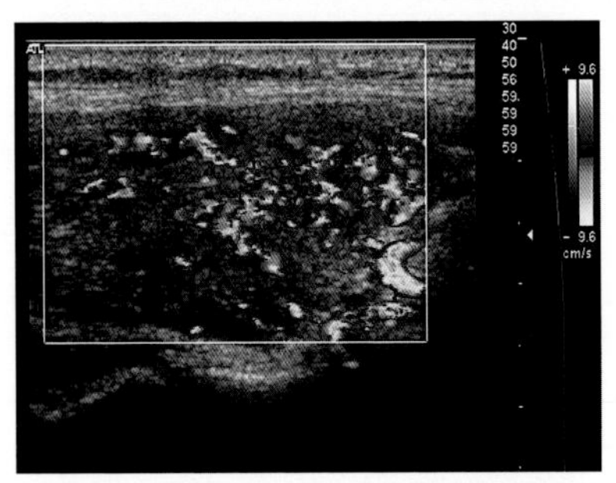

图 16-8　亚急性甲状腺炎彩色多普勒超声图

甲状腺内血流较丰富

7. 慢性淋巴细胞性甲状腺炎

【病因及病理】

慢性淋巴细胞性甲状腺炎（chronic lymphocystic thyroditis）又称桥本甲状腺炎（Hashimoto thyroiditis），1912年由日本人桥本首先提出本病，因而得名桥本病（Hashimoto disease）。本病是一种自身免疫性疾病，多见于中年女性，男女之比为1∶20。患者常常无任何症状，仅仅在体检时偶然被发现。本病产生的原因是，甲状腺自身免疫的反应，起始于甲状腺抗原特异性T细胞被激活，T细胞诱导B细胞分泌甲状腺抗体。其中最常见的是：（1）抗甲状腺过氧化物酶抗体（TPOAb）；（2）抗甲状腺球蛋白抗体（TGAb）；（3）抗TSH受体抗体（TMAb）。以上抗体明显升高，对甲状腺细胞有毒性作用，使细胞凋亡，使甲状腺激素合成受阻。对甲状腺产生的病理是，早期甲状腺正常或轻度弥漫性增大，但表面光滑，包膜完整，增厚；后期甲状腺呈广泛的纤维化，结节样，最终开始萎缩。

【临床表现】

早期甲状腺无变化，或轻度增大，患者常常自述乏力，易疲劳，易感冒。如果发现甲状腺轻度肿大，实验室检查：TPOAb、TGAb及TMAb升高，应该考虑本病。

【声像图表现】

早期甲状腺正常大小，但内部回声减低、不均，呈蜂窝状改变，开始患者无任何症状。疾病逐渐发展，甲状腺呈弥漫性中度增大，峡部增大明显（图16-9）。CDFI：早期血流正常，或略有增加。继续发展，可见血流丰富，也呈“火海样”改变。病变继续发展，后期血流减少（图16-10）。

【诊断及鉴别】

本病早期甲状腺功能往往正常，部分患者有轻度甲亢的改变。T3，T4高于正常，随着病程的发展，T3，T4下降，TSH水平升高，TPOAb、TGAb及TMAb明显升高。超声显示：早期回声减低，血流丰富，再结合临床及实验室检查，才能进行诊断。早期应该与甲亢相鉴别；后期质地坚硬，局部粘连，应该与甲状腺肿瘤相鉴别。如果图像不典型，又不能排除肿瘤时，活检病理检查，仍然是必要的最终选择。

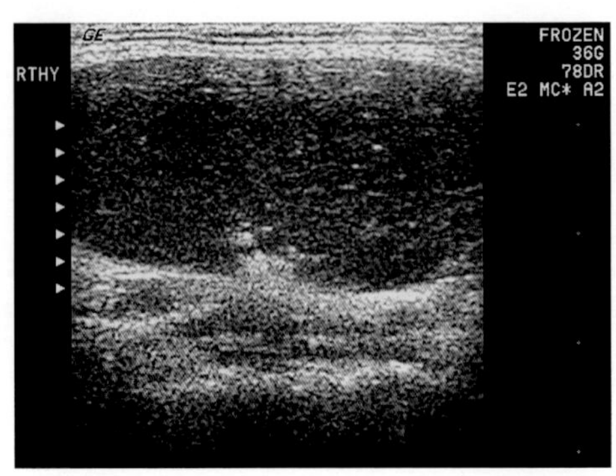

图 16-9 慢性淋巴细胞性甲状腺炎（桥本病）二维声像图（纵切）

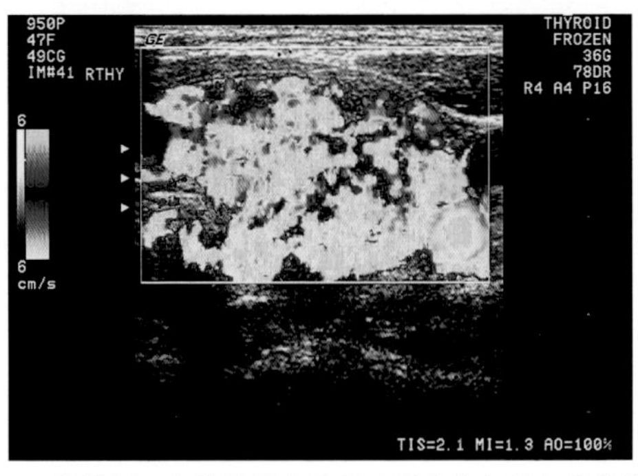

图 16-10 慢性淋巴细胞性甲状腺炎（桥本病）彩色多普勒超声图

早期血流丰富，也称“火海”征

8. 甲状腺囊肿

【病因及病理】

甲状腺囊肿（thyroid cyst）中单纯性囊肿很少见，多数是由结节性甲状腺肿囊性变，甲状腺腺瘤囊性变等造成。

【临床表现】

甲状腺囊肿较小时，因无任何症状，仅仅在体检时被发现。囊肿增大达 2 ～ 3 cm 时，临床才能被触及。

【声像图表现】

甲状腺内见一圆形、椭圆形无回声区，边界光滑、完整，后方回声增强（图 16-11）。

【诊断及鉴别】

本病很少见，常常是结甲囊性变引起。本病还应与先天性甲状舌骨囊肿，鳃裂囊肿相鉴别，后者均不在甲状腺内，甲状舌骨囊肿位于正中线舌骨区，鳃裂囊肿位于颈侧上方耳下区。

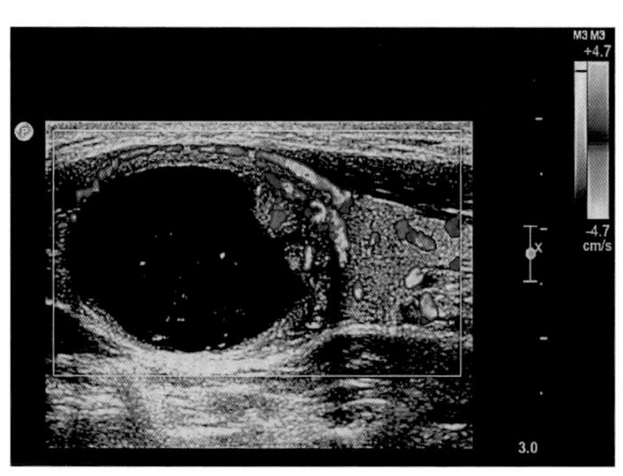

图 16-11　甲状腺囊肿彩色多普勒超声图
结节性甲状腺肿囊性变形成

9. 甲状腺腺瘤

【病因及病理】

甲状腺腺瘤（thyroid adenoma）分为滤泡状腺瘤和乳头状腺瘤，女性多见，仍以中青年为多。腺瘤生长缓慢，一般无任何症状，偶然在体检时被发现。病理：腺瘤呈圆形或椭圆形，有包膜，表面光滑，生长缓慢，腺瘤有 10% 可以发生癌变，有 20% 分泌甲状腺素增多，成为高功能性，可以引起甲亢。腺瘤也可液化囊性变，内部呈无回声区。

【临床表现】

本病生长缓慢，肿瘤小时，一般不被发现，长大超过 1 cm 时，才被临床医师触及，或在超声检查时被发现。腺瘤触之边界光滑，完整，随吞咽上下活动。一般认为，腺瘤不会有恶性变，但突然增大时，应该考虑有出血。腺瘤也可以有液化及囊性变，如果完全囊性变时，有人认为可以排除恶性，考虑良性。

【声像图表现】

在甲状腺内，可见一圆形或椭圆形肿物，有包膜，边界光滑、整齐，内部呈均质低回声区。肿瘤周边可见一“晕环”征（halo sign）。CDFI：肿瘤周边及内部可见点状散在血流信号，无特异性（图 16-12）。

【诊断及鉴别】

典型的腺瘤，是圆形或椭圆形肿物，有包膜，边界光滑、整齐，内呈均质低回声区。本病发病率约占 3%，但尸检可以达到 12%，腺瘤囊性变可以高达 20%。有报道，男性患者，单发结节，短期内生长较快，血流丰富，应该考虑有恶性变，应尽早切除。鉴别诊断中应该与结节性甲状腺肿，甲状腺囊肿，甲状腺癌相鉴别，详见有关章节。

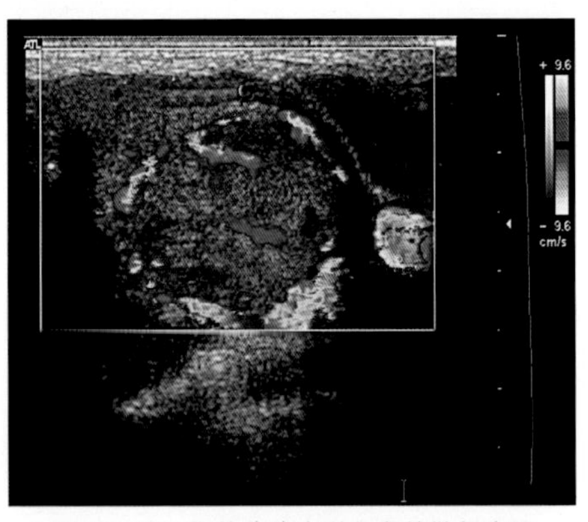

图 16-12　甲状腺腺瘤彩色多普勒超声图

腺瘤周边有血流环绕

10. 甲状腺癌

【病因及病理】

据临床分析，甲状腺癌（thyroid carcinoma）仍以女性为多，好发于任何年龄，但以中老年为主。据统计，在甲状腺癌中，以甲状腺乳头状癌占 75% ～ 87%，滤泡状癌约占 20%，其他还有髓样癌、未分化癌等。有 80% 在儿童期有胸腺、扁桃体增殖，对于淋巴组织接受过放射治疗，或长期使用促甲状腺激素的患者，均有发生甲状腺癌的可能性，应该加以重视。

【临床表现】

本病占全部恶性肿瘤的 1%，仍然以女性为多。触诊甲状腺内有结节，质坚硬，不光滑。颈部发现淋巴结肿大，呈圆形，质硬。有报道，在甲状腺癌中，乳头状癌最为多见，而首先表现为颈部淋巴结异常者，高达 90%，应该加以密切关注。因此，当发现颈部淋巴结肿大或异常时，应该首先检查甲状腺以便排除甲状腺癌。

【声像图表现】

①癌结节边界不整，呈小分叶、毛刺；②内部呈不均质的低回声区；③癌结节内显示点状及簇状钙化，特异性高，但敏感性差（图 16-13）；④ CDFI：血流丰富，有新生血管及动静脉瘘（图 16-14）；⑤气管旁及颈部淋巴结肿大；⑥癌结节侵犯血管，引起血栓形成，侵犯喉返神经，可引起声音嘶哑。

【诊断及鉴别】

近年来，随着体检的普及，甲状腺癌的检出率明显增多，超声可以发现直径小于 5 mm 的微小甲状腺癌。很多作者指出甲状腺结节内有钙化时（有 40% 患者是甲状腺癌），结节边界不清晰，内部为低回声，CDFI：血流丰富，有穿支动脉血流等，应该高度怀

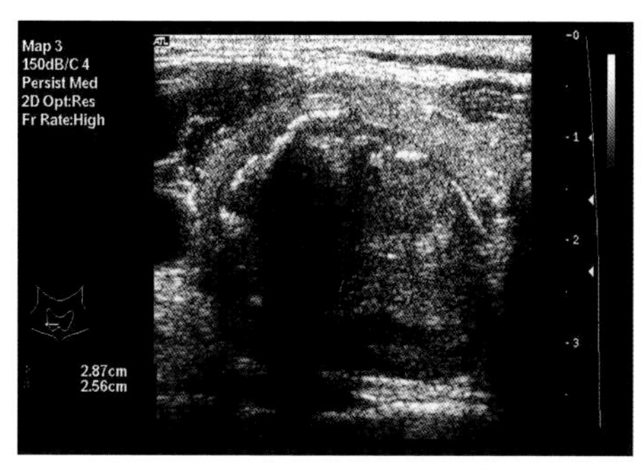

图 16-13　甲状腺癌二维声像图

内部回声明显不均，伴有砂粒样钙化

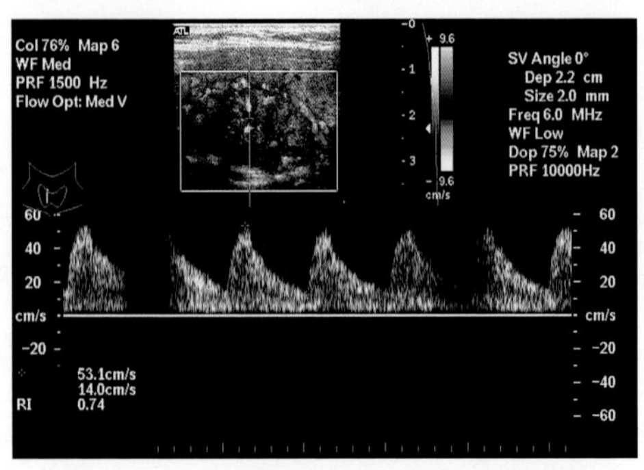

图 16-14　甲状腺癌彩色多普勒超声频谱图

高阻：RI=0.74

疑是癌结节。目前，超声发现甲状腺多发结节的患者，必须认真检查每一个结节，以便除外癌结节。对于不能确定是甲状腺癌的患者，可以采取随诊观察。癌结节组织活检，仍然是明确诊断的最佳手段。总之，提高警惕，随诊观察，组织活检，是对甲状腺癌有效的诊断方法。应与结节性甲状腺肿、甲状腺腺瘤相鉴别（参考上述各章节，鉴别并不困难）。

11. 甲状腺结节评估指南

指南评估甲状腺结节（图 16-15）：

（1）**甲状腺影像报告和数据系统**（thyroid imaging reporting and data system，TIRADS）Kwak 版：

甲状腺结节的 5 个可疑超声特征包括：实性、低回声或极低回声、边缘小分叶或不规则、微钙化和纵横比大于 1。

TIRADS 1 级（恶性风险 0）：正常甲状腺；

TIRADS 2 级（恶性风险 0）：良性，胶质结节（囊性结节，海绵样结节，囊实性等回声结节，合并点状强回声）；

TIRADS 3 级（恶性风险 1.7%）：无可疑超声特征，桥本结节（桥本背景下，高、等或低回声，部分有包膜，周围血流）；

TIRADS 4a 级（恶性风险 3.3%）：出现 1 个可疑超声特征；

TIRADS 4b 级（恶性风险 9.2%）：出现 2 个可疑超声特征；

TIRADS 4c 级（恶性风险 44.4% ～ 74.4%）：出现 3 个或 4 个可疑超声特征；

TIRADS 5 级（恶性风险 87.5%）：出现 5 个可疑超声特征。

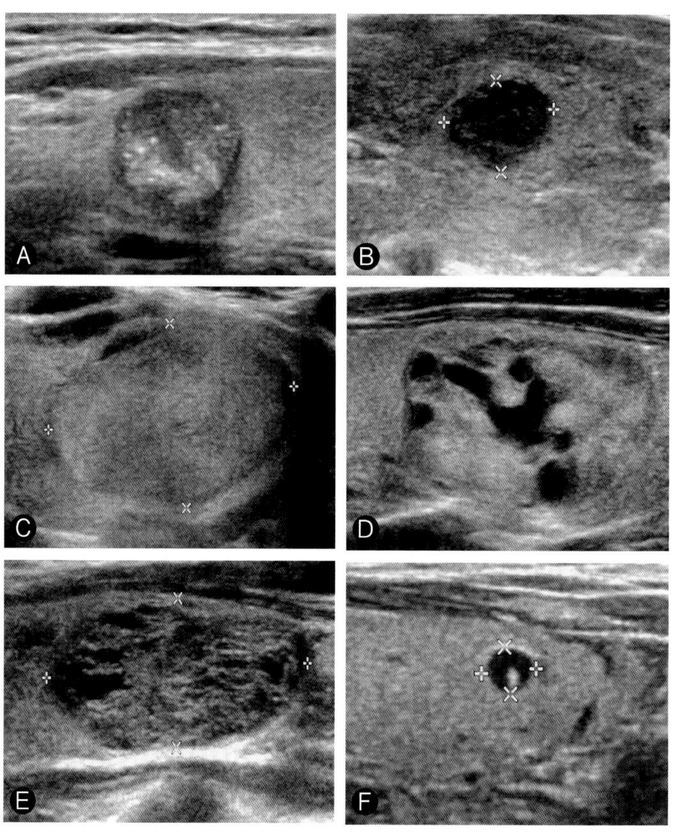

图 16-15 根据 ATA、Kwak-TIRADS 、ACR TI-RADS 分别评估甲状腺结节

A.ATA 高风险；Kwak-TIRADS 4c；ACR TI-RADS 5；
B.ATA 中风险；Kwak-TIRADS 4b；ACR TI-RADS 4；
C.ATA 低风险；Kwak-TIRADS 4a；ACR TI-RADS 3；
D.ATA 极低风险；Kwak-TIRADS 3；ACR TI-RADS 2；
E.ATA 极低风险；Kwak-TIRADS 2；ACR TI-RADS 2；
F.ATA 良性；Kwak-TIRADS 2；ACR TI-RADS 1

（2）2015 **年美国甲状腺学会**（American Thyroid Association，ATA）**《成人分化型甲状腺癌诊治指南》**：

甲状腺结节的超声恶性风险分层包括高度可疑恶性、中度可疑恶性、低度可疑恶性、极低度可疑恶性和良性结节（以下简称高危、中危、低危、极低危及良性）。

高危（恶性风险大于 70% ~ 90%）：实性低回声或囊实性结

节中的实性成分为低回声的结节，同时具有以下一项或多项超声特征：①不规则边缘（小分叶、毛刺、浸润性）；②微钙化；③纵横比大于1；④边缘钙化中断，低回声突出钙化外；⑤甲状腺被膜外侵犯；

中危（恶性风险10% ~ 20%）：实性低回声结节，边缘光滑、规则，无微钙化、纵横比大于1及腺体外侵犯；

低危（恶性风险5% ~ 10%）：等回声或高回声实性结节或囊实性结节的实性部分偏心，无微钙化、边缘不规则、纵横比大于1及腺体外侵犯；

极低危（恶性风险小于3%）：①"海绵"样的结节；②囊实性结节实性部分不偏心，无微钙化、边缘不规则、纵横比大于1及被膜外侵犯；

良性（恶性风险小于1%）：主要为囊性结节。

（3）2017年美国放射学会《甲状腺结节影像报告系统和影像偶发甲状腺结节管理系列白皮书》

将每个超声特征的不同分类赋予不同分值，根据总分值赋予五种风险级别：TR1（良性）、TR2（非可疑恶性）、TR3（轻度可疑恶性），TR4（中度可疑恶性），TR5（高度可疑恶性）。

超声特征：

成分：实性结节，3分；实性为主结节，1分；囊性为主结节，1分；囊性结节，0分；"海绵"征，0分。

回声：高回声，1分；等回声，1分；低回声，2分；极低回声，3分。

形态：纵横比大于1，3分；反之0分。

大小：纵切面测量最大长径、横切面测量前后径及横径。

边缘：光滑，0分；边缘不规则，2分；分叶2分；边界不清，0分；腺体外侵犯，3分。

强回声灶：点状强回声，3分；粗大钙化，1分；周边钙化，2分；"彗星尾"征，0分；

风险级别：

TR1：0分，良性。

TR2：2分，非可疑恶性。

TR3：3分，轻度可疑恶性。

TR4：4 ~ 6分，中度可疑恶性。

TR5：≥7分，高度可疑恶性。

小结

甲状腺疾病的范围很广，为了迅速、准确地发现病变，并按一定的次序进行检查，此处提出的检查次序，可以获得迅速、正确的诊断。

（一）甲状腺弥漫性肿大

①均质：考虑原发性甲状腺功能亢进。

②不均质：考虑亚急性甲状腺炎或慢性淋巴细胞性甲状腺炎。

③无回声：如有分隔，考虑单纯性甲状腺肿。

（二）甲状腺良、恶性结节的鉴别

①完全是无回声的，可以排除恶性，考虑良性。

②结节内微钙化、边缘不规则、纵横比大于1、呈低回声或极低回声，倾向恶性。

（张缙熙　张　波　高璐滢）

第17章 甲状旁腺

【适应证】

甲状旁腺（parathyroid）功能亢进，不明原因骨折，长期多发肾结石，长期尿毒症，甲状旁腺增生，甲状旁腺肿瘤。

【检查前准备】

一般患者无需特殊准备，充分暴露颈前部即可。对于重症患者如手足搐搦症，精神障碍的患者，应予适当处理后，再进行检查。对于骨质疏松的患者，应该减少搬动，避免引起骨折，应在床旁进行超声检查。

【检查方法】

仪器选择：选择高频超声诊断仪（彩色多普勒）或浅表超声专用超声仪。

探头选择：选择 7.5 ～ 10.0 MHz 线阵超声探头，或 13.0 MHz 线阵超声探头。

患者体位：仰卧于检查床上，充分暴露颈前部进行检查。重症患者应该在平车或病床上进行检查。

扫查方法：首先纵切扫查，找到甲状腺，在甲状腺的上极及下极的后方（背侧）寻找甲状旁腺。还应嘱患者做吞咽动作，以便甲状腺提升，易于观察甲状旁腺。然后进行横切，从上向下进行扫查，并加以证实。

第1节　正常甲状旁腺声像图

正常甲状旁腺共有 4 个，分别位于甲状腺两叶上、下极的后方。它的正常值是：长径 × 宽径 × 厚径＝ 5 mm × 3 mm × 1 mm，由于超声分辨力的限制，正常甲状旁腺，难以显示。如果增大，超声即可显示而做出诊断（图 17-1）。

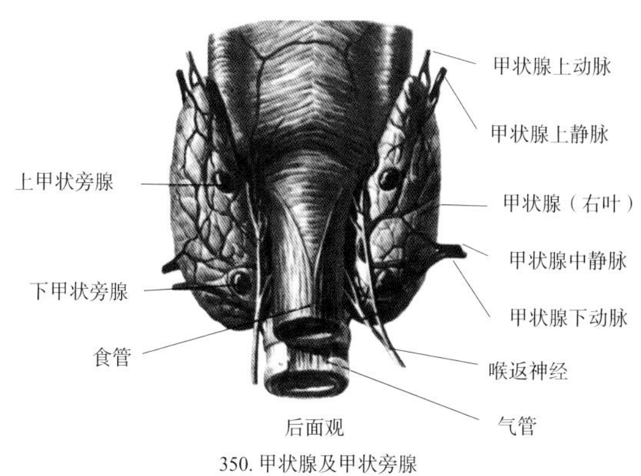

图 17-1 甲状旁腺解剖图（后面观）：可见四个甲状旁腺
[摘自：郭文光、王序．人体解剖彩色图谱]

第 2 节 甲状旁腺病理声像图

1. 甲状旁腺增生

【病因及病理】

甲状旁腺增生（parathyroid hyperplasia，PH）常常由于肾功能衰竭、尿毒症，维生素 D 缺乏，引起甲状旁腺代偿性增大，刺激脑垂体分泌过多的促甲状旁腺激素（PTH），引起甲状旁腺功能亢进，从而导致血钙增高，血磷减低等一系列病理变化。

【临床表现】

骨质疏松、多发性骨折、顽固性肾结石，是本病的特点。甲状旁腺增生常常是多发性、双侧性，多个甲状旁腺腺体同时增大，临床上常常根据患者的典型症状，进一步寻找发病原因，如肾功能衰竭，尿毒症。实验室检查：发现血钙增高，血磷降低，甲状旁腺激素（PTH）增高等，诊断甲状旁腺增生，一般并不困难。

【声像图表现】

1）甲状旁腺（4 个）均有不同程度的增大。

2）双侧多发性，呈梭形、椭圆形、分叶状。

3）呈均质低回声，边界光滑、整齐，无明显包膜（图 17-2）。

4）结节位于甲状腺下极者多见，约占 70%。

5）CDFI：结节内可见点状或条状血流。

【诊断及鉴别】

甲状旁腺增生也是引起甲状旁腺功能亢进的原因之一，仅次于腺瘤，约占20%。本病的特点：患者常常患有肾功能衰减、尿毒症，同时有甲状旁腺功能亢进，甲状旁腺增大呈双侧、多发性。典型的病例，超声易于诊断。应与甲状旁腺腺瘤相鉴别，后者为单发，无肾功能衰减。还应该与甲状腺下极结节相鉴别，后者无甲状旁腺功能亢进的表现。同时应注意甲状腺下动脉的走行，可以帮助进行鉴别诊断。其前方的结节来自甲状腺，其后方的结节来自甲状旁腺。

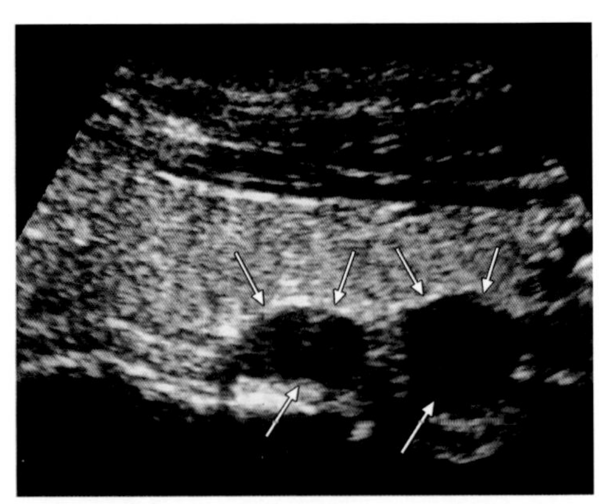

图 17-2　甲状旁腺增生二维声像图

↑：增生结节

2. 甲状旁腺腺瘤

【病因及病理】

由甲状旁腺腺瘤（parathyroid adenoma，PA）引起的甲状旁腺功能亢进占 80%，常常是单发，由于甲状旁腺腺瘤分泌大量的甲状旁腺激素（PTH），引起甲状旁腺功能亢进。由于本病发病率高，因此，在甲状旁腺功能亢进时，应该首先考虑本病。腺瘤分泌大量的甲状旁腺素（PTH），引起血钙增高，血磷降低，也可引起多发性骨折，肾结石等。

【临床表现】

本病的典型症状仍然是甲状旁腺功能亢进引起的一系列症状，如多发性骨折，肾结石等。实验室检查：血钙增高，血磷降低。由于甲状旁腺腺瘤的发生率高，应该首先考虑本病。

【声像图表现】

1）甲状腺背侧的上极或下极，发现一增大的结节，呈圆形或椭圆形，亦有长方形、杆状、泪珠形等，边界光滑，整齐，常有包膜（图 17-3）。

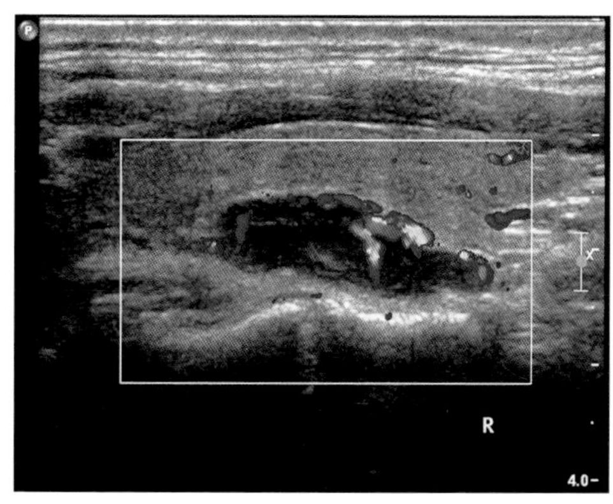

图 17-3　甲状旁腺腺瘤彩色多普勒图

低回声区为腺瘤，周围内部有血流信号

2）内部呈均质低回声区，如有出血或囊性变时，内部可呈无回声区。

3）单发多见，很少为多发或双侧。

4）CDFI：环绕腺瘤周围血流丰富，也可穿入腺瘤内，有时可探及高速血流频谱，偶见峰值高达 100 cm/ s。

【诊断及鉴别】

甲状旁腺腺瘤发病率高，应该在甲状旁腺功能亢进的病例中首先考虑并加以重视。典型的腺瘤呈圆形或椭圆形，边界光滑、整齐，呈均质低回声结节，再加上有甲状旁腺功能亢进史，诊断并不困难。对于腺瘤较小、形态特殊者，往往容易漏诊，应该考虑利用核素检查。另外，对于定位的问题，2004 年北京协和医院超声科曾统计：在甲状旁腺功能亢进患者的 239 个病灶中，发现病灶的位置是：右上 26 个，右下 78 个，左上 31 个，左下 75 个，异位 29 个。因此，下极占 153 个病灶（占 64%）。注重下极检查，大部分甲状旁腺腺瘤均可以被发现，而做出正确的诊断。鉴别诊断主要是甲状旁腺增生引起的继发性甲状旁腺功能亢进的患者，应该检查肾脏功能。对于少见的甲状旁腺癌，鉴别点是：后者患者年龄轻，癌瘤生长快，症状重，应该加以注意。

3. 甲状旁腺癌

【病因及病理】

甲状旁腺癌（parathyroid carcinoma，PC）少见，仅占甲状旁腺肿瘤的 1% ～ 2%，其病理改变仍然是甲状旁腺功能亢进引起的一系列症状。如果患者年纪轻，肿瘤生长快，临床症状重，应该考虑甲状旁腺癌。其病因及病理改变见“甲状旁腺腺瘤”章节。

【临床表现】

当发现多发性骨折，肾结石，甲状旁腺激素（PTH）增高，血钙增高，血磷降低，患者年轻，其症状重，病情发展迅速，应进一步进行其他影像学检查，必要时，组织活检仍然是最终的诊断。

【声像图表现】

1）肿瘤生长快，体积大，常常呈分叶状。

2）肿瘤呈低回声，向周围组织浸润，侵犯甲状腺及喉返神经者（图 17-4）。

3）CDFI：血流丰富。

4）切除术后复发者，内部可见强回声钙化斑。

【诊断及鉴别】

对于有典型的甲状旁腺功能亢进患者，超声发现甲状腺后方见较大的低回声结节，呈分叶状，血流丰富，应该考虑甲状旁腺癌。可以行 CT、核素，进一步加以证实。由于甲状旁腺腺癌，比较少见，诊断本病时应该慎重。但是，手术切除仍然是首选，并且是有效的治疗手段。可获得最佳的效果。

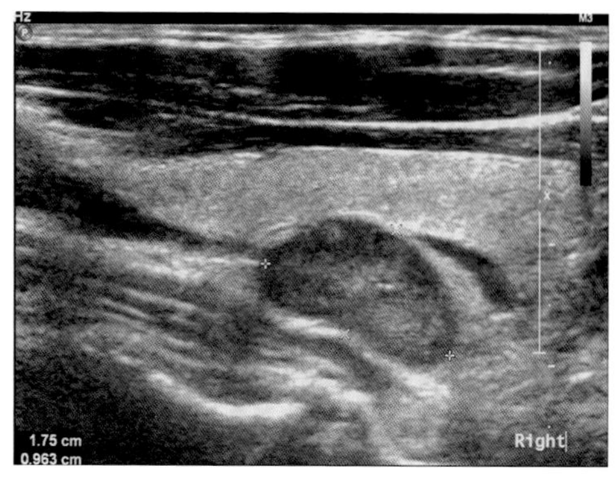

图 17-4 甲状旁腺癌

低回声为甲状旁腺癌，内有钙化灶

4. 多发性内分泌肿瘤

【病因及病理】

多发性内分泌肿瘤（multiple endocrine neoplasia，MEN），是累及多个内分泌腺体的疾病，常常累及甲状旁腺，以甲状旁腺增生多见，同样可引起一系列甲状旁腺功能亢进的症状。由于组合不同，又分为三型：MEN-1 型主要累及甲状旁腺，胰腺及垂体；MEN-2 型主要累及甲状腺髓样癌，嗜铬细胞瘤；其中又分两个亚型：MEN-2a 型合并甲状旁腺增生；MEN-2b 型伴有多发性神经炎、马凡综合征及巨结肠。如果不属于 MEN-1 型及 MEN-2 型者，称为 MEN 混合型又称 MEN-3 型。

【临床表现】

如果发现甲状旁腺功能亢进患者，同时有其他内分泌肿瘤同时存在，应该考虑多发性内分泌肿瘤（MEN），有关甲状旁腺功能亢进，请参考以上有关章节。

【声像图表现】

参见“甲状旁腺增生”及“甲状旁腺腺瘤”的章节，在此从略。

【诊断及鉴别】

如果发现甲状旁腺增生及腺瘤的同时，又发现胰腺、肾上腺及垂体的肿瘤时，应该考虑 MEN 的存在。还应根据组合，确定是哪一种类型。以便提供临床医师进一步检查及做出正确的诊断。

5. 甲状旁腺囊肿

【病因及病理】

甲状旁腺囊肿（parathyroid cyst）少见，大多数位于甲状腺下极背侧部，因为多数是无功能性的，只有当生长较大，等到有压迫症状时，才会被发现。

【临床表现】

位于甲状腺后方，发现一较软的结节，边界光滑，无临床症状。

【声像图表现】

显示囊壁薄，内部为无回声区，质地均匀，如有出血、感染，可以显示散在的点状回声（图 17-5）。

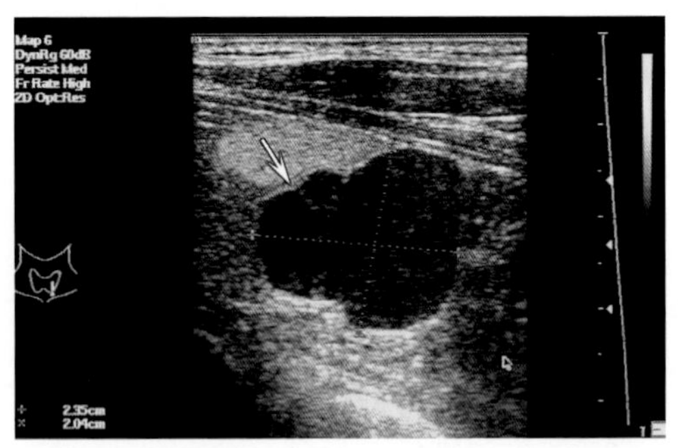

图 17-5　甲状旁腺囊肿

↑：所指无回声区为囊肿

【诊断及鉴别】

本病少见，大多数由于甲状旁腺腺瘤或腺癌囊性变所致。

小结

据文献报告，超声诊断甲状旁腺病变的灵敏度可达90%。北京协和医院超声科自1983年5月～2002年12月收治的甲状旁腺功能亢进患者210例，其中男性68例，女性142例，平均年龄40.4岁（11～75岁）。甲状旁腺腺瘤156例（74.29%），甲状旁腺增生47例（22.38%），甲状旁腺腺癌7例（3.33%）。甲状旁腺的位置：位于上极的占23.8%，位于下极的占64.1%，异位的占12.1%。各种影像诊断的正确率：超声是86.59%，核素是93.42%，CT是82.86%。综上所述：超声对于甲状旁腺功能亢进患者，手术前定位的正确率，虽然较核素为低，但使用迅速、方便，仍然是首选的检查方法之一。有条件的医院，超声加用核素检查，对本病的诊断价值更大（摘自中华超声影像学杂志，2004，8：581）。

鉴别诊断主要应与甲状腺结节，颈部肿瘤，颈部淋巴结肿大等相鉴别。由于甲状旁腺疾病，具有分泌大量的甲状旁腺激素（PTH），引起一系列甲状旁腺功能亢进的症状，故结合临床及实验室检查，鉴别诊断并不困难。

（张缙熙　张　波　高璐滢）

第18章

乳腺

【适应证】

触诊发现乳腺肿物，乳头血性分泌物，乳晕湿疹，腋下淋巴结肿大，长期服用雌激素，乳腺癌家族史。

【检查前准备】

检查前无需特殊准备，要求充分暴露乳腺，双上肢上举放置于头部，以便检查乳腺及腋下淋巴结等。

【检查方法】

仪器选择：选择高频超声仪（彩色多普勒）。

探头选择：选择 5.0 ~ 12.0 MHz 高频探头，或 15.0 MHz 高频探头。

患者体位：让患者仰卧于检查床上，必要时，嘱患者左侧或右侧卧位，检查侧方或腋下病变。

扫查方法：①自乳头开始做放射状检查，也就是按时钟的顺序，从 12 点钟起，顺时针方向从 1、2 至 12 点进行扫查。②横切由上而下，自胸骨至腋前线，全面扫查整个乳腺，避免遗漏。

第1节　正常乳腺声像图

正常乳腺声像图显示，从浅层至深层，皮肤呈强回声带，2 ～ 3 mm；皮下浅筋膜及脂肪，为低回声区，散在分布；腺体层，厚约 1.0 ～ 1.5 cm，绝经后妇女腺体层萎缩，腺体层由腺叶，小叶，腺泡，导管及脂肪等间质组织构成，在腺体层与皮肤之间有库柏韧带（Cooper 韧带，与皮肤垂直的纤维束，一端连于皮肤和浅筋膜浅层，一端连于浅筋膜深层）；乳腺腺体后脂肪、胸大肌、肋骨及肋间组织（图 18-1，图 18-2）。

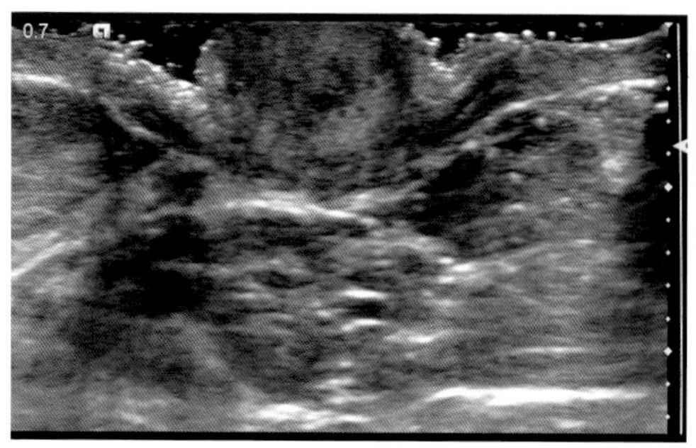

图 18-1　正常乳腺声像图

可见正常乳头像

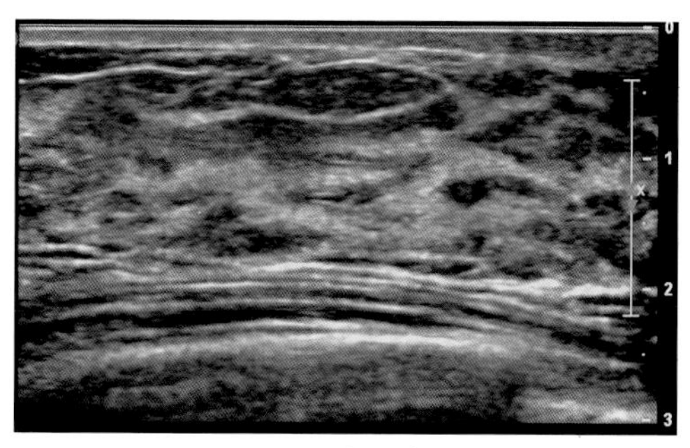

图 18-2　正常乳腺声像图

可见正常乳腺腺体组织

第 2 节　乳腺病理声像图

1. 乳腺炎

【病因及病理】

本病多发生于产后哺乳期，以初产妇为多。产后 3 ～ 4 周，金黄色葡萄球菌感染而引起的急性化脓性乳腺炎。早期炎症为一硬结，化脓后，硬结变软，破溃或切开排脓后，炎症逐渐消退而痊愈。

【临床表现】

患者有高热、寒战，乳房红、肿、痛、热等症状。检查有乳房局部肿胀，有压痛。实验室检查：白细胞升高。经过抗生素治疗后，炎症消退，或炎症液化，肿块化脓变软，切开排脓后，症状消失。

【声像图表现】

乳腺炎初期，超声显示疼痛局部增厚，边界不清楚，CDFI：血流较丰富。脓肿形成时，内部呈不均匀的无回声区（图 18-3）。

【诊断及鉴别】

结合典型的临床病史，乳腺有红、肿、痛及肿块，白细胞升高，超声在排除占位病变后，诊断乳腺炎并不困难。本病应该与乳腺囊肿（导管扩张）鉴别，后者无症状，仅见导管扩张；本病应与乳腺癌相鉴别，后者无红肿热痛等症状，乳腺内有一硬结，有占位效应，易于鉴别。

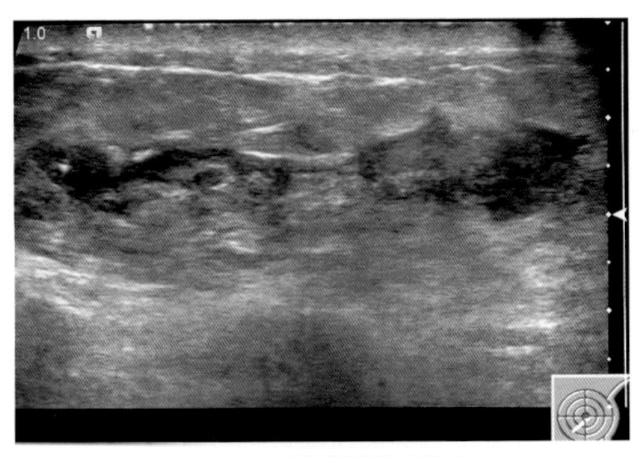

图 18-3　乳腺脓肿声像图

乳腺脓肿形成，导管扩张

2. 乳腺增生症

【病因及病理】

乳腺增生症是最常见的乳腺疾病，好发年龄为 30 ～ 50 岁。本病的发生与内分泌紊乱有关，尤其是雌激素增高，引起乳腺的一系列增生性病变。本病的特点是有明显的周期性。病理表现为乳腺小叶呈增生或囊性增生，导管扩张，纤维组织增生等。

【临床表现】

两侧乳腺增大，胀痛，呈周期性加重。月经来潮前 3 ～ 4 天，症状加重，月经来潮后症状减轻或消失。可触及多个大小不等的质韧结节，多呈圆形或条索状。在病理组织学上，乳腺增生症是一组以乳腺主质和间质不同程度增生为主要表现的病变，表现为乳腺小导管增生、扩张形成囊腔，导管及腺泡周围纤维组织增生及淋巴细胞浸润。本病与精神因素有很大的关系，症状呈周期性改变是本病的特点。

【声像图表现】

两侧乳房增大，腺体增厚，结构紊乱、低回声的小叶结构体积增大、数目增多。一般为双侧对称。如有囊性扩张，乳房内可见大小不等的无回声区（图 18-4，图 18-5）。CDFI：血流无特殊改变。

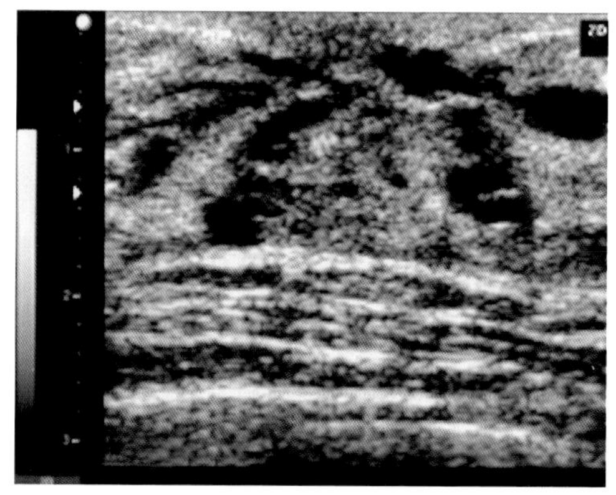

图 18-4　乳腺增生声像图

乳腺部分导管呈囊状扩张

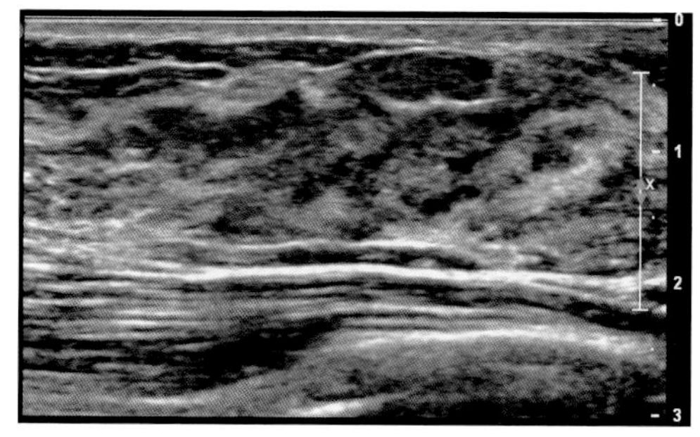

图 18-5　乳腺增生声像图腺体增厚

结构紊乱，但无肿物

【诊断及鉴别】

本病是一种卵巢功能失调引起的双侧乳房增生性疾病，年轻女性多见。体检时可发现乳房内有肿块，需要除外乳腺癌。如果超声显示，乳腺结构紊乱，并无占位病变，则诊断并不困难。对乳腺增生患者，应该仔细检查乳腺，避免遗漏早期微小乳腺癌。对于老年男性患者，由于睾酮的减少，或有肝脏病导致的女性激素代谢障碍时，可引起男性乳腺发育。但男性乳腺发育的特点：两侧乳腺对称性增大，疼痛，部分患者也可见单侧乳腺发育。应该注意与男性乳腺癌相鉴别，男性乳腺癌的发病率虽低，但预后较差，应该引起医师们的关注。

3. 乳腺积乳囊肿

【病因及病理】

本病多由于哺乳期导管阻塞，乳汁淤积，继之引起导管扩张而形成囊肿。早期囊内容物为稀薄的乳汁，时间较长后，囊壁变厚，囊内容物变黏稠呈“乳酪”样。

【临床表现】

临床常常发现乳腺囊肿症的乳腺内，有多个大小不等的结节，边界光滑，无任何症状，但应该与乳腺腺瘤及乳腺癌相鉴别。

【声像图表现】

乳腺内导管扩张呈圆形或椭圆形，有时呈双侧、多发性，导管边界光滑，内部为无回声区，乳腺导管呈囊性扩张时，称为乳腺囊肿（图 18-6）。CDFI：未见异常血流，导管内无血流信号。

【诊断及鉴别】

典型的乳腺囊肿超声诊断并不困难。在鉴别诊断中，应该特别注意导管内的改变，如发现导管内有中等回声，并且有血流信号，应该考虑导管内乳头状瘤或导管内乳头状癌的诊断。两者应该注意鉴别。近年来，乳腺内放置硅胶假体的病例增多，超声可见乳腺腺体后间隙（或胸大肌深部）囊性物，假体囊壁是双层壁，易于鉴别。

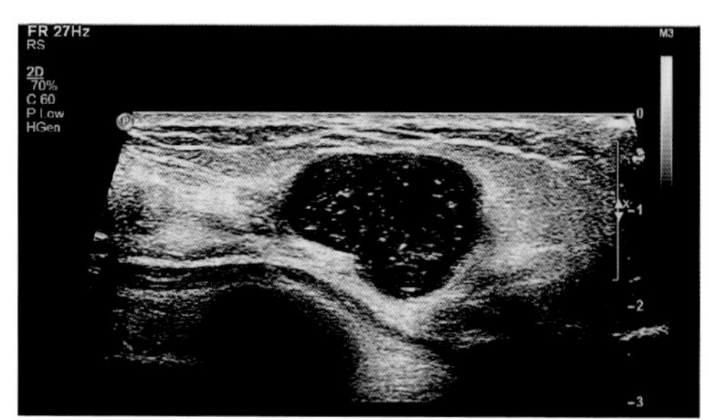

图 18-6 乳腺囊肿声像图

本图为超宽成像显示，呈复合性乳腺囊肿

4. 浆细胞性乳腺炎

【病因及病理】

浆细胞性乳腺炎（plasma cell mastitis）本病可发生在青春期后任何年龄，高峰年龄 30 ～ 40 岁。见于非哺乳期，是一种非细菌性乳腺炎。多位于乳头乳晕区，累及大导管，病程长，易复发，迁延不愈。临床可以分为急性期、亚急性期、慢性期三个阶段。

【临床表现】

患者可能有乳头内陷等发育不良表现，早期可无症状或有少量乳头溢液。急性期可出现红肿热痛、乳晕区硬结，症状重者可有腋窝淋巴结肿大；亚急性期，症状减轻，肿块缩小；慢性期症状消失，仅留下硬结或形成瘘管。

【声像图表现】

导管扩张，伴导管内分泌物；脓肿形成早期，液化不完全，肿块呈囊实性，壁厚，不规则，内部回声不均，液化部分实时超声检查时探头加压可见脓液流动（图 18-7）；在慢性乳腺炎中，病灶界限不清。当脓肿内液体吸收不全时，病灶可表现为回声不均的低回声、无回声混合存在（图 18-8）。CDFI：包块内均可见血流信号。

【诊断及鉴别】

本病应该与乳腺囊肿相鉴别，后者无任何症状。本病如发现肿块时，应该与乳腺癌相鉴别，后者病程相对短，发展快，血流明显丰富。本病还应该与化脓性乳腺炎相鉴别，后者症状重，有明显的感染、发热、疼痛、白细胞升高等，易于鉴别。

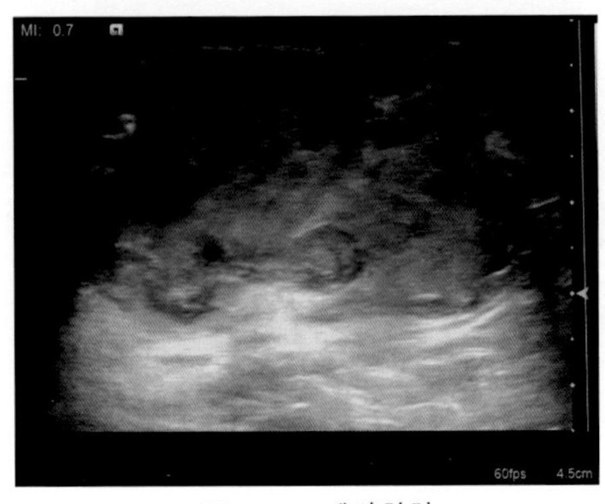

图 18-7　乳腺脓肿

实时超声检查时探头加压可见脓液流动

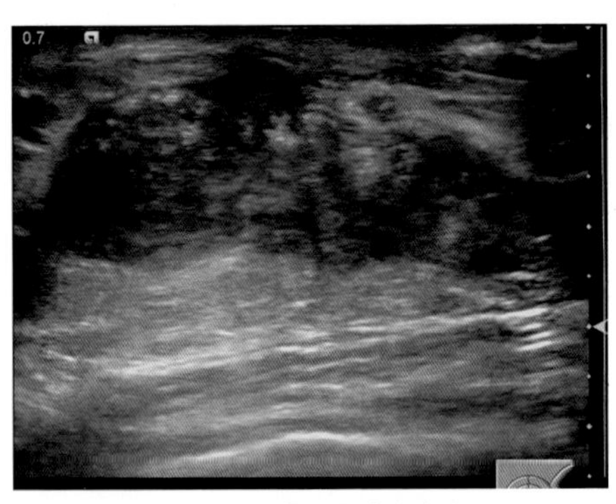

图 18-8　浆细胞性乳腺炎声像图

乳腺脓肿形成

5. 乳腺皮下脂肪坏死

【病因及病理】

乳腺皮下脂肪坏死（subcutaneous fat necrosis of breast）本病又称脂膜炎，是外伤或挤压后，形成乳房皮下脂肪组织液化及坏死。后期可以有结缔组织增生，形成粘连及瘢痕。

【临床表现】

乳房内可触及一肿块，界限不清，与皮肤常常有粘连，病变主要位于皮下脂肪层内。由于局部粘连，不适，患者往往以“肿瘤”前来就诊。

【声像图表现】

位于乳腺的皮下脂肪组织内，形成大片的无回声或低回声区，边界欠清晰，可出现高回声晕（图 18-9）。如有粘连及钙化，可出现强回声点及强回声斑。乳腺腺体内往往未见异常。CDFI：一般无血流信号。

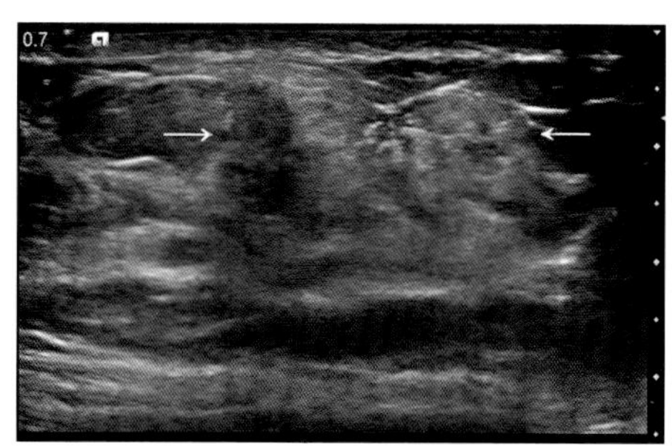

图 18-9 脂肪坏死结节声像图

↑：病灶范围

【诊断及鉴别】

如果患者有明确的外伤或手术史，以后发现乳腺内有一肿物，超声显示在乳腺皮下脂肪层内见一不均质低回声区，边界不清，诊断本病一般并无困难。如果外伤症状很轻，又突然发现乳腺内大片粘连性肿物，很容易首先考虑乳腺癌。但超声发现来源于皮下组织内的肿物，应该考虑本病，加压时病灶形变明显（图 18-10），对鉴别诊断有帮助。

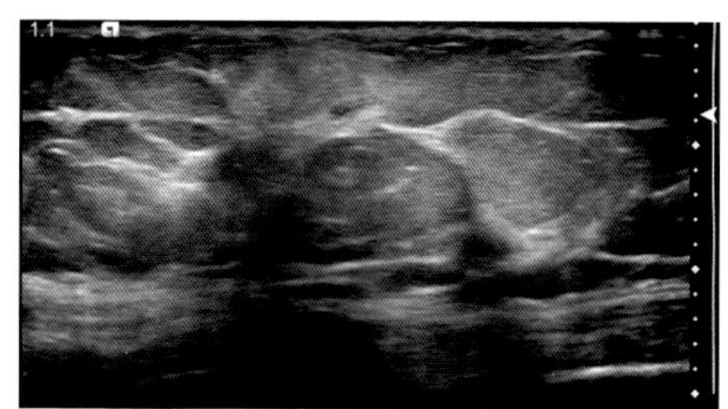

图 18-10 脂肪坏死灶

实时超声检查时探头加压病灶形变明显

6. 乳房内异物

【病因及病理】

近年来，乳房整形及丰乳术的发展，乳房内放入硅胶假体，假体破裂后硅胶颗粒漏出至周围组织时，可形成硅胶肉芽肿，形成了一异物硬结。自体脂肪等注射隆乳，注射物也可产生异物反应。

【临床表现】

乳房内可触及肿物，有粘连，不活动，结合有乳房内放入硅胶假体或注射隆乳的病史，诊断并不困难。当硅胶颗粒的量较多时，超声图像可表现为在假体与胸大肌或腺体间出现特征性的局限性强回声，后方伴声影（称为“暴风雨”征）。但是如果硅胶量少时，仅表现低回声病灶，结合形态特征，也应考虑为肉芽肿。

【声像图表现】

乳房腺体层的后方，与胸大肌之间，可见假体回声，正常硅胶假体表现为腺体后的无回声区域，透声良好，可见平行双层包膜结构（图 18-11）。如果合并炎症时，超声可见不规则的低回声区。CDFI：血流不丰富。

【诊断及鉴别】

患者有放入硅假体史，局部有疼痛、硬结，超声发现不规则的低回声肿物，诊断即可成立。但仍需与乳腺癌、乳腺脂膜炎等相鉴别。后者无放入硅胶囊及硅胶填充物史，易于鉴别。

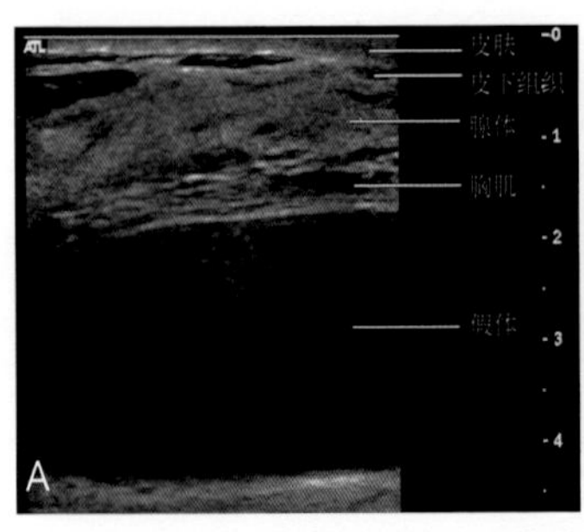

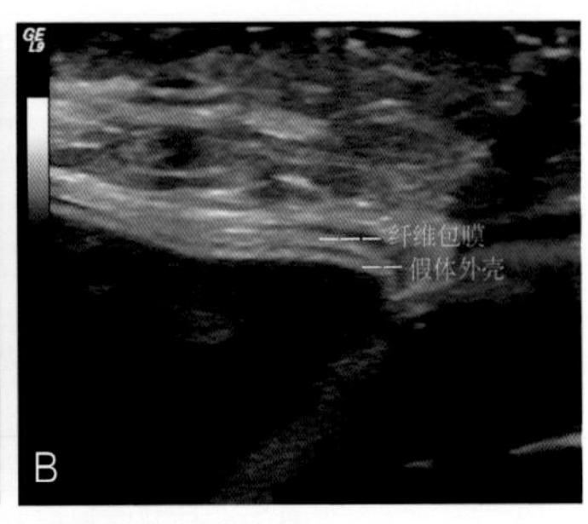

图 18-11 正常乳腺硅胶假体超声表现

A. 假体表现为腺体后的无回声区域，透声良好；B. 正常假体平行双层包膜

7. 乳腺脂肪瘤

【病因及病理】

乳腺脂肪瘤（lipoma of breast）是发生在乳腺皮下脂肪层内的良性肿瘤，但也可发生于腺体内或腺体后的脂肪组织内。生长缓慢，病理为脂肪细胞及纤维组织。

【临床表现】

临床触诊时比较表浅，很软，边界光滑。但亦有触诊不明显者。

【声像图表现】

超声显示在皮下脂肪层内可见一椭圆形中等回声区，边界清晰，回声均匀，部分回声不均匀者内部混有条状中低回声，CDFI：无血流信号或血流很少（图 18-12）。

【诊断及鉴别】

超声显示：典型的脂肪瘤，位于乳腺皮下层，呈椭圆形或梭形，中等回声，触之较软。对于在腺体内或腺体后方的脂肪瘤，诊断有一定的困难，应该与乳腺纤维腺瘤相鉴别。后者在腺体内，呈低回声，圆形，有包膜，CDFI：可有血流信号。

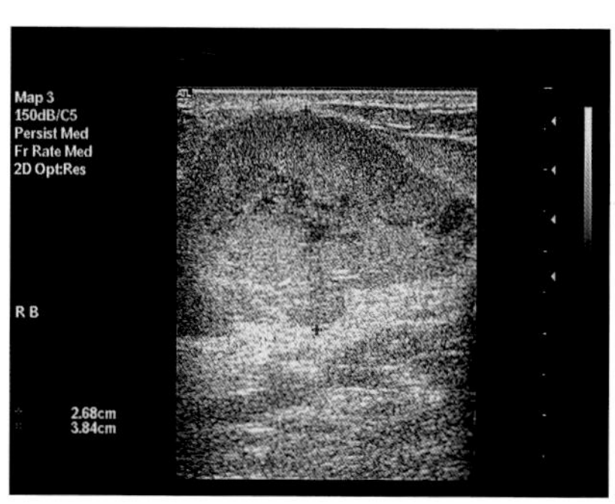

图 18-12　乳腺脂肪瘤声像图

肿瘤位于皮下脂肪层内，呈中低、中强回声团，边界清晰、较软

8. 乳腺导管内乳头状瘤

【病因及病理】

乳腺导管内乳头状瘤（papilloma of breast）可分为位于乳晕区的中央型（大导管）乳头状瘤及起源于末梢导管小叶单位的外周型乳头状瘤。中央型乳头状瘤可发生于任何年龄，但大多见于40～50岁。

【临床表现】

单侧乳头血性溢液是最常见的临床症状，少数病例可在乳晕区触及肿块。外周型乳头状瘤患者常无明显的临床症状，常因X线或超声检查而发现。

【声像图表现】

超声显示导管扩张，或呈囊状扩张，导管内有乳头状肿物，CDFI显示实性部分可见血流信号（图18-13）。挤出分泌物脱落细胞检查找到瘤细胞对明确诊断有帮助。

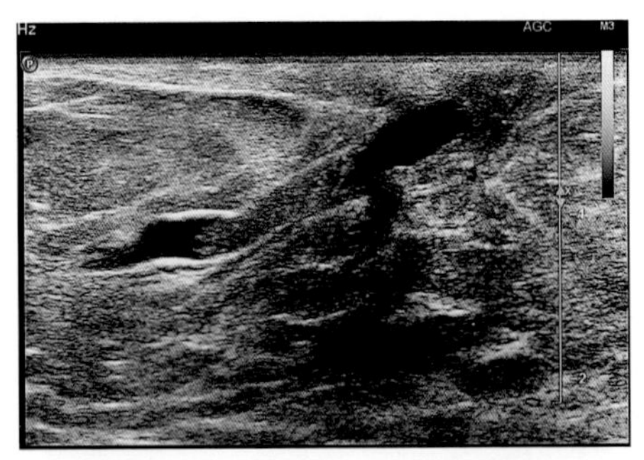

图18-13　乳腺乳头状导管瘤声像图

图内见导管扩张，内有中强回声团，为乳头状导管瘤

【诊断及鉴别】

本病如有典型的症状，并有分泌物进行检查，本病的诊断并不困难。但应与乳腺导管扩张症、乳腺囊肿及导管内乳头状癌相鉴别。由于导管内乳头状瘤有时可合并有不典型增生或者导管内乳头状癌，病变变异大，因此如果术前怀疑此病，应及时进行完整的手术切除。如果患者高龄，既往手术切除后复发，病灶范围

大，血流丰富，应该考虑恶性肿瘤的可能，及早进行手术切除，是最佳的治疗方案。

9. 乳腺纤维腺瘤

【病因及病理】

乳腺纤维腺瘤（fibroadenoma of breast）是由导管上皮和纤维组织两种成分增生而形成的。发病年龄以 20 ～ 40 岁多见，在女性发育旺盛的阶段，雌激素分泌亢进时，容易发生本病。

【临床表现】

患者一般无症状，偶然发现乳腺内有一硬结，呈圆形及椭圆形或呈分叶状，表面光滑，质地中等，可活动。可单发，也可多发。病程长的纤维腺瘤可发生玻璃样变、黏液变性和钙化。

【声像图表现】

1）肿瘤形态规则，呈圆形或椭圆形，也有呈分叶状（图 18–14）。

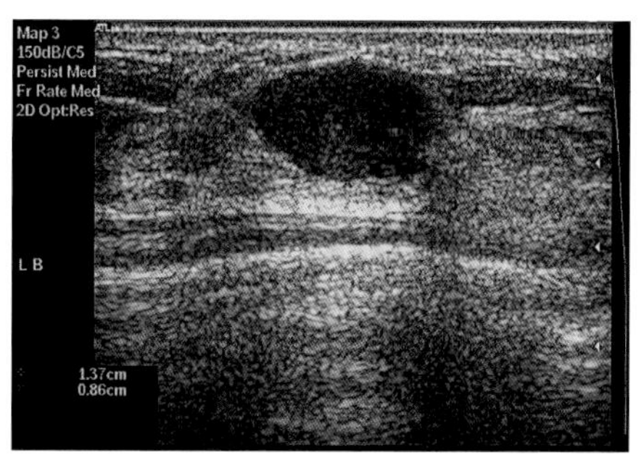

图 18–14　乳腺纤维腺瘤声像图

呈低回声，椭圆形，边界光滑，有包膜

2）肿瘤呈低回声区，回声均匀，有包膜，横径大于纵径，纵横比小于 1。

3）CDFI：较小的纤维腺瘤往往无彩色血流信号出现；较大的肿瘤周边及内部均可见彩色血流信号，呈环绕走行，可见少许点状或条状分布，走行及形态均规则（图 18-15）。

4）脉冲多普勒可测及低速动脉血流。

【诊断及鉴别】

纤维腺瘤是乳腺良性肿瘤中很常见的一种。典型的纤维腺瘤的诊断并不困难，只要在年轻的妇女发现乳腺内实性结节，触之可以活动，光滑，有韧性。超声显示：圆形或椭圆形，低回声，边界清晰，有包膜，少血流，诊断本病并不困难。对于不典型的纤维腺瘤，应该与乳腺癌相鉴别。如果诊断有困难时，穿刺活检或切除仍然是最佳的选择。

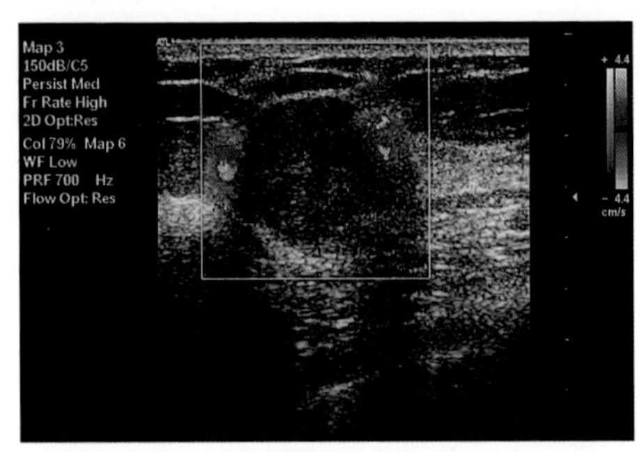

图 18-15　乳腺纤维腺瘤彩色多普勒超声图
呈椭圆形，有包膜，周边有点状血流信号

10. 叶状肿瘤

【病因及病理】

叶状肿瘤（phyllodes tumor，PT）又称分叶状肿瘤，乳腺叶状肿瘤是来源于间质和上皮组织的肿瘤。根据间质增生程度、核分裂程度及有无浸润等特征，叶状肿瘤可分为良性、交界性和恶性。90% 的叶状肿瘤呈良性过程，但容易局部复发。乳腺叶状肿瘤的发病年龄范围较广，平均年龄大于 35 岁，即多发生于中年妇女。大体表现为界限清楚，质硬的肿块，切面呈分叶状结构可见裂隙。

【临床表现】

在临床上通常表现为一个数年临床触诊不明显的乳腺肿物，短期内突然增大，质地较硬。肿瘤巨大时可凸出体表，表面皮肤变薄并可见紫红色的曲张静脉。

【声像图表现】

病灶呈分叶状或椭圆形，体积较大，内部呈低回声或中等回声，部分叶状肿瘤内部可出现无回声，病灶后方回声可增强、不变或衰减（图 18-16）。彩色多普勒血流可见较丰富血流。

【诊断及鉴别】

在鉴别诊断中，应该与乳腺癌、乳腺囊肿相鉴别。乳腺癌为实性低回声肿物，边界不整，低回声，伴有强回声点（钙化点），血流丰富。乳腺囊肿为边界光滑的无回声区，一般较小无症状。

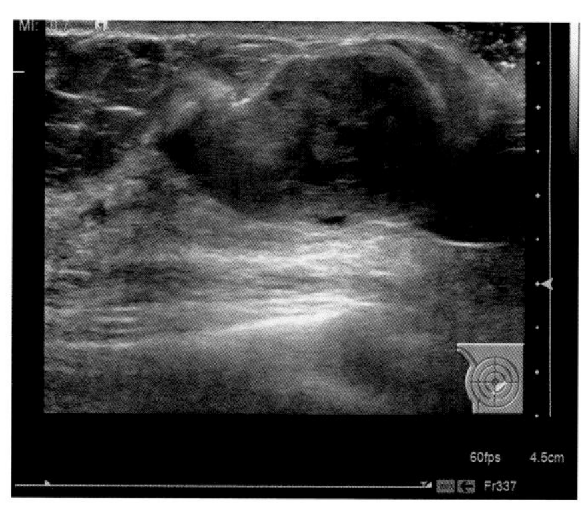

图 18-16 乳腺良性叶状肿瘤超声声像图
乳腺低回声病灶，分叶状，边界较清晰，内部可见散在无回声区，后方回声略增强

11. 乳腺癌

【病因及病理】

乳腺癌（breast cancer）是起源于乳腺上皮的恶性肿瘤，最常见的是起源于末梢导管 - 小叶单位的上皮细胞。乳腺癌已成为我国妇女发病率最高的恶性肿瘤。

【临床表现】

以往多数乳腺癌患者有临床症状，包括乳房肿块、乳头异常（包括乳头溢液、乳头回缩等）、疼痛、“橘皮样”改变等。腋窝淋巴结肿大，常常是乳腺癌的转移，应该加以注意。但是随着影像学检查的普遍开展，越来越多的无症状乳腺癌患者被发现。

【声像图表现】

1）肿块形态不规则（图 18-17）。“形态不规则”是乳腺癌最为常见的表现，是诊断乳腺癌敏感性最高的超声征象。

2）肿块纵横比＞1（图 18-18）。指肿块生长不平行或垂直于乳腺腺体轴向，即“高大于宽”。该征象尤其常见于小乳腺癌。

3）肿瘤边界（图 18-17，图 18-18）。表现为边界不清、毛刺、高回声晕。乳腺恶性肿瘤的边缘常呈毛刺状，或肿块周围形成薄厚不规则的高回声晕（图 18-19）。周边毛刺征及强回声晕是乳腺癌向周围组织浸润生长的典型特征。

4）肿块回声：与乳腺腺体、脂肪组织相比，多呈明显的低回声。小乳腺癌常呈均匀低回声，而较大癌肿可能因内部出血、坏死而出现内部回声不均匀甚至无回声囊性成分。乳腺癌病灶可伴有肿块后方回声衰减。

5）微小钙化（图 18-20）：高频超声能够清晰显示低回声肿块中的微小钙化，多为簇状分布、直径范围 0.2 ～ 0.5 mm 的点状强回声，其后方无声影。超声对低回声肿块外微小钙化的显示不如乳腺 X 线摄影。

6）间接征象：包括库柏韧带连续性中断、皮肤水肿增厚和腋窝淋巴结肿大形态失常。

7）CDFI：大多数乳腺癌均表现为血流丰富（图 18-21），肿瘤周边可见粗大的穿入型动脉血流，呈高速、高阻样血流频谱。但是，良恶性病变在 PSV、RI、PI 等方面有一定程度的重叠，有时仅凭频谱多普勒结果难以准确鉴别良恶性。

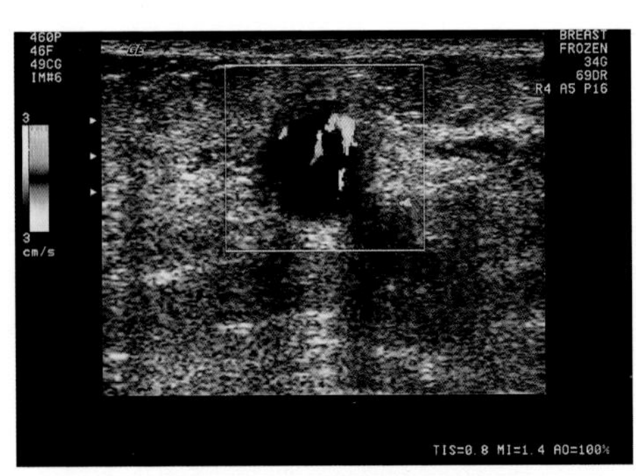

图 18-17　小乳腺癌声像图

癌瘤小于 1 cm，呈低回声，形态不规则，边界不清，但血流丰富，有动脉血流信号

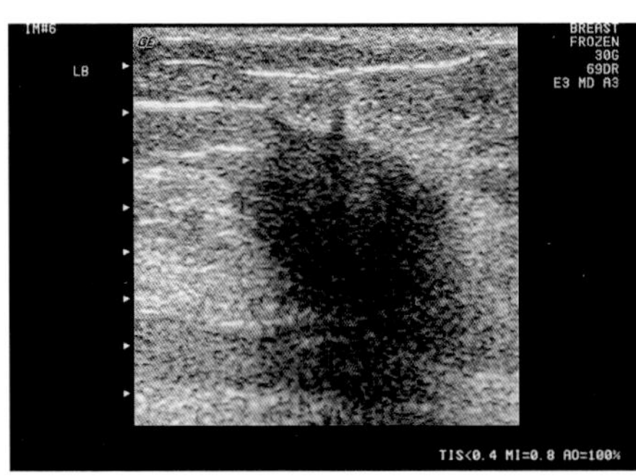

图 18–18 乳腺浸润性导管癌（典型表现）

低回声，形态不规则，纵横比大于 1，可见毛刺，后方回声衰减

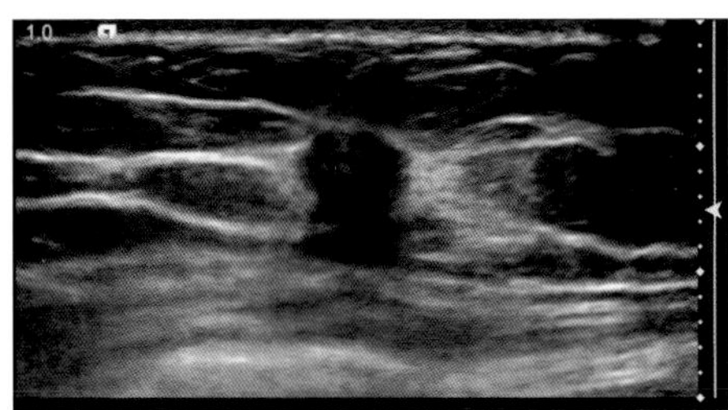

图 18–19 乳腺癌

肿块周围形成薄厚不规则的高回声晕，探头加压时不被压缩

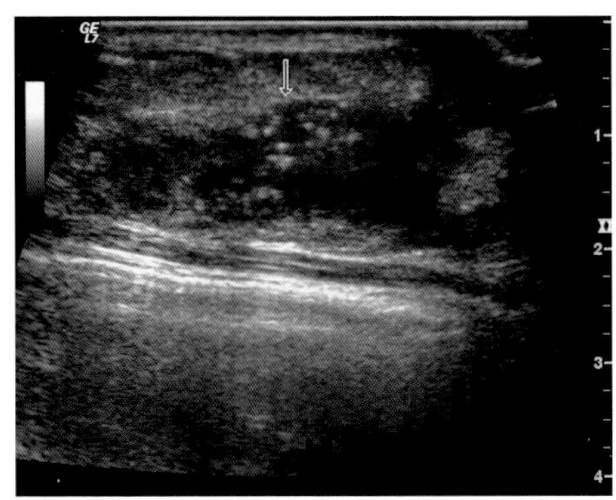

图 18–20 乳腺浸润性导管癌

↑：可见沙粒样钙化

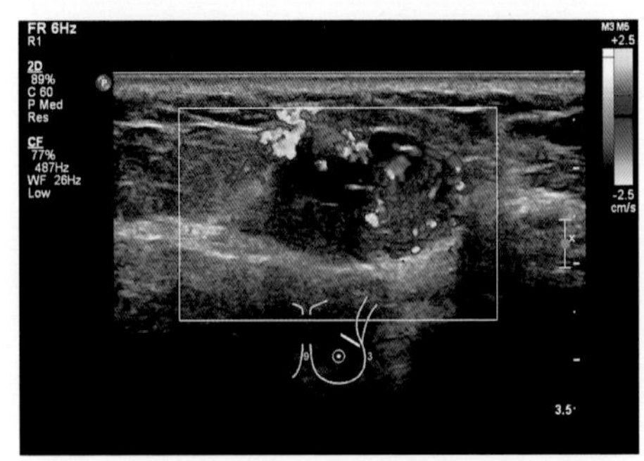

图 18-21　乳腺浸润性导管癌

肿瘤血流丰富，周边可见粗大的穿入型动脉血流

【诊断及鉴别】

乳腺癌的超声表现多样，不同声像图表现可与乳腺囊肿、乳腺纤维腺瘤等多种良性病变类似，因此乳腺癌与其他乳腺良性病变的鉴别诊断是乳腺超声中最重要的内容。

典型的乳腺癌，超声显示上述特点，诊断并不困难。三维超声可以显示 C 平面图像（图 18-22），格外清晰。乳腺肿块的超声声像图鉴别诊断，应该从肿块的形态、边界、纵横比、回声、是否伴有钙化、血流是否丰富以及血流形态等多个方面仔细分析，要仔细寻找病变有无恶性征象；如果病变没有任何的恶性征象，

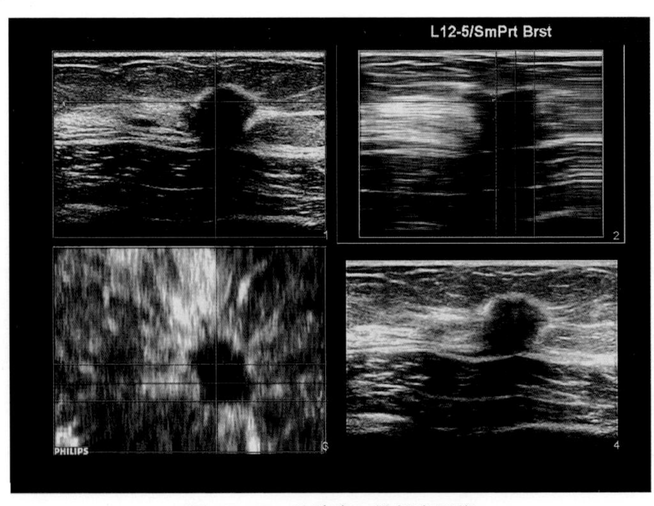

图 18-22　乳腺癌三维超声图像

右上、左下断面小乳腺癌亦可显示边界呈“锯齿”状

同时病变的形态为圆形或椭圆形，边界清晰或有完整的包膜，而且彩色多普勒超声无血流信号，则考虑病变为良性可能性大，可随访。值得注意的是，乳腺良、恶性肿瘤超声声像图表现有重叠，乳腺癌的诊断不能单凭其中任何一种征象，必须综合考虑。

第 3 节　乳腺超声检查新技术

1. 超声造影

超声造影（contrast-enhanced ultrasonography，CEUS）是通过静脉注射造影剂后，有效增强血液背向散射，有助于观察肿瘤血管形态，对乳腺肿瘤的鉴别诊断提供帮助。现在广泛应用的是第二代微泡造影剂声诺维（SonoVue），稳定性进一步增强，与反向脉冲谐波造影技术相结合，可获得气泡在肿瘤微循环中的分布，通过显示乳腺肿瘤的微血管灌注形态和动态曲线，辅助诊断乳腺癌。

2. 超声弹性成像

传统的临床医师触诊是利用手指的触觉定性地判断乳腺内有无肿块，以及肿块的良恶性。超声弹性成像（ultrasounic elastography）是 1991 年由 Ophir 等人提出来的。基本原理：任何一个物体，被外力激励后，组织将产生一种应变位移。利用超声成像的原理及方法，用图像的颜色表示出弹性程度来。近年来，超声弹性成像技术发展迅速，为判断乳腺病灶的硬度提供了一种新的定量方法，其对乳腺良恶性病变的诊断准确性与常规超声相近，具有较好的临床应用前景。

小结

乳腺具有内分泌、生殖、美容多方面的功能，同时又是容易发生疾病的主要器官，因此乳腺疾病受到广泛关注。乳腺超声诊断的优点及不足是人们关心的焦点。分述如下：

■ 优点

（1）超声能够检查的乳腺疾病：良性疾病有乳腺炎、乳腺囊肿、纤维腺瘤；恶性疾病有乳腺癌、导管内癌、腋下淋巴结转移等。

（2）正常人群的乳腺筛查。X 线钼靶摄影术是目前唯一有循证医学证据的、有效的乳腺癌筛查手段，尤其可检出部分以微小钙化为唯一表现的早期乳腺癌，临床应用广泛。随着高频超声的广泛应用，多数乳腺癌肿块可显示出典型的恶性超声声像图特征，诊断准确性很高。超声尤其适用于年轻妇女、妊娠或哺乳期妇女。目前认为，X线钼靶摄影术在显示钙化方面优于超声，而超声则可更好地显示乳腺肿块，临床应用时常常要将二者的结果结合起来综合考虑。

（3）对于乳腺病灶随访或病灶切除术后的随访，超声仍有它的优越性。

（4）超声具有无创、无辐射、快捷、无痛苦等优点，患者的接纳程度高。尤其适用于青年女性、妊娠及哺乳期等不宜接受放射线检查的患者。

■ 不足

（1）对于小于1 cm的结节或肿瘤，超声可能遗漏；对于微小的钙化点，也有可能显示不清而遗漏。这是超声诊断的不足。

（2）检查手法及技术要求较高，同一患者，不同的医师检查，有时差异较大，需要统一、规范化检查，才能提高超声诊断水平。

（朱庆莉　张缙熙）

第19章

淋巴结

【适应证】

颈部、腋窝、腹股沟淋巴结肿大、淋巴结炎、淋巴瘤、淋巴结转移癌。

【检查前准备】

患者无需特殊准备，应充分暴露检查部位，以便检查。

【检查方法】

仪器选择：带有高频探头的超声仪（彩色多普勒），或浅表器官专用超声仪。

探头选择：选择7.5～10.0 MHz线阵探头，或更高的13.0 MHz线阵探头。

患者体位：常规应用仰卧位，颈部可以应用侧卧位。

扫查方法：根据检查部位及检查淋巴结的位置，选择纵切、横切及斜切面，多次重复扫查，注意观察淋巴结大小，边界，内部结构。CDFI：观察血流情况，观察峰值流速（PSV），阻力指数（RI），以便做出正确的诊断。

第1节　正常淋巴结声像图

1）正常淋巴结呈椭圆形或扁圆形，长径平均8～12 mm，厚径2～5 mm，长厚径比值L/ S＞2。

2）边缘光滑、整齐，皮质呈低回声区，髓质回声稍强，可以位于一侧或位于中央，呈一凹陷，似小肾样称淋巴门。

3）CDFI：呈点状或条状，由淋巴门进入，血流不丰富。

4）淋巴结的分布是颈部、锁骨上、腋窝、腹股沟、胸腹腔等。

第2节 淋巴结病理声像图

1. 非特异性淋巴结炎

【病因及病理】

非特异性淋巴结炎（nonspeciphic lymphonoditis）又称淋巴结反应性增生，在淋巴系统中是最常见的一种疾病。它是由于各种感染，药物反应，或异性蛋白过敏反应引起，使淋巴结形成非特异性淋巴结炎，引起反应性增生，属于一种良性淋巴结反应及肿大。

【临床表现】

本病常常由于各种急性或慢性感染引起的淋巴结肿大，反应性增生。常见的有咽炎，扁桃体炎，可引起颌下淋巴结肿大；下肢感染，可引起腹股沟淋巴结肿大；上肢感染，可引起腋下淋巴结肿大。淋巴结炎时，淋巴结局部有肿胀、疼痛及压痛；当炎症消退后，淋巴结疼痛消失，肿大减轻，但仍留下硬结。

【声像图表现】

淋巴结肿大时，其外形接近圆形。但边界光滑、完整，呈均匀的低回声区。淋巴结皮质相对增厚，髓质缩小（图 19-1）。CDFI：血流增多，呈“树枝”状从淋巴门进入（图 19-2）。

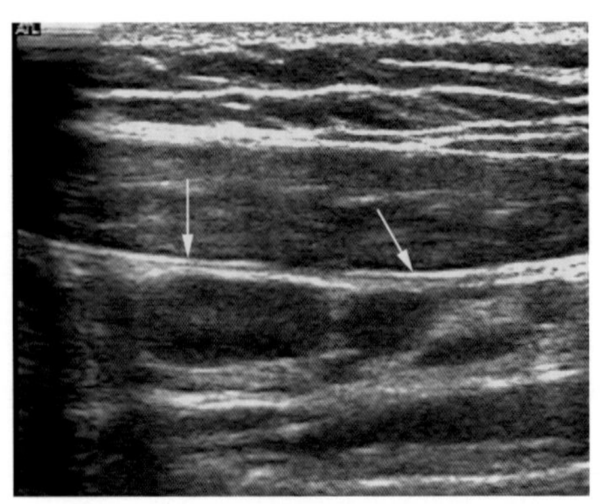

图 19-1　淋巴结炎声像图（反应性增生）

↑：淋巴结

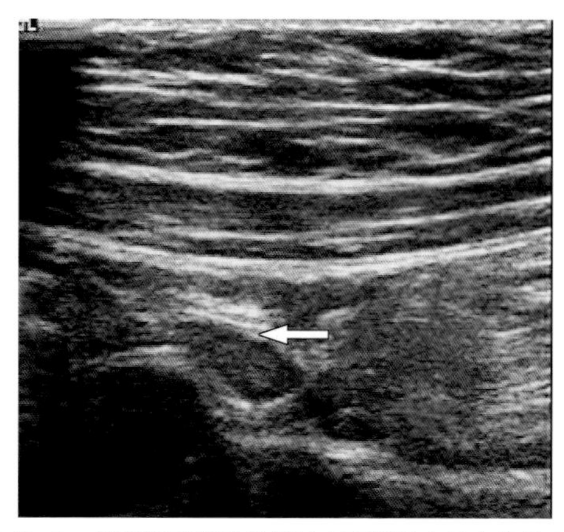

图 19-2 儿童肠系膜淋巴结肿大声像图（反应性增生）
↑：淋巴结

【诊断及鉴别】

本病可以单发也可多发，呈良性发展过程。超声显示圆形或椭圆形，皮质增厚，呈低回声，CDFI：显示淋巴门型供血，血流信号增多是本病的特点，结合有局部感染的原发病灶，诊断本病并不困难。但应与淋巴瘤相鉴别。后者常常在颈部散在分布，质硬，无压痛，常有肝、脾肿大等症状。还应与淋巴结转移癌相鉴别，后者淋巴结呈多个融合状态，回声不均，部分内部呈高回声，甲状腺乳头状癌的淋巴结转移常常伴钙化形成。总之，寻找原发病灶是鉴别诊断最有效的方法。

2. 恶性淋巴瘤

【病因及病理】

恶性淋巴瘤（malignant lymphoma）分霍奇金与非霍奇金淋巴瘤两大类。我国以非霍奇金淋巴瘤最常见，占 70% ～ 80%。但从超声图像上不能加以分辨。

【临床表现】

男性多于女性。患者有全身多处淋巴结肿大，一侧或两侧性，质硬，无压痛，但生长迅速，常常合并有低热、肝脾肿大、血淋巴细胞增高等。如果发现全身淋巴结肿大，结合上述淋巴结特点，诊断一般并不困难。

【声像图表现】

淋巴结增大，呈圆形或球形。皮质增厚，呈低回声区。多发时，可以融合成团。CDFI：血流信号轻度或明显增多，分布杂乱（图 19-3，图 19-4）。

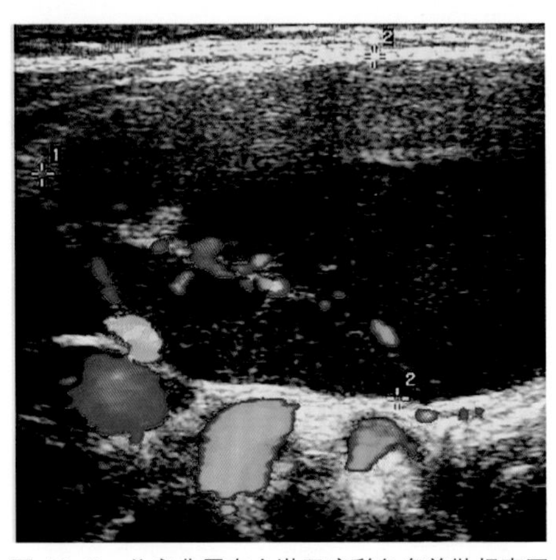

图 19-3　儿童非霍奇金淋巴瘤彩色多普勒超声图

图示：淋巴结肿大（CDFI 示血流信号）

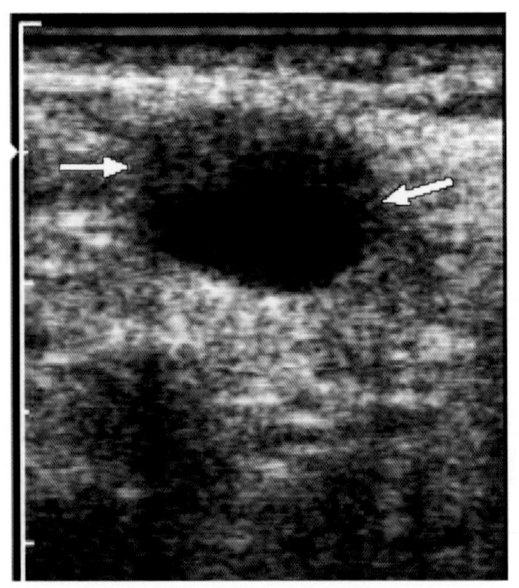

图 19-4　非霍奇金淋巴瘤超声图

↑：腮腺淋巴结。病灶呈椭圆形，均质低回声，近似于单纯性囊肿

【诊断及鉴别】

根据临床及声像图的表现，一般诊断并不困难。但要确诊淋巴瘤，必须进行活检，依靠病理诊断。但在超声检查中，应该区别正常与异常淋巴结，对于反应性淋巴结增生与淋巴瘤的鉴别，超声可以根据淋巴结大小，皮质、髓质特点，以及血流分布情况初步区分，以便进一步检查。当诊断困难时，活检仍然是最后的确定诊断。

3. 结核性淋巴结炎

【病因及病理】

结核性淋巴结炎（tuberculous lymphadenitis）简称淋巴结核，属结核菌在淋巴结感染引起的疾病，常称结核性肉芽肿。好发于青少年，以颈部淋巴结多见。常常由于肺结核通过淋巴管引流而来，往往有淋巴结肿大，相互融合，并与皮肤粘连。化脓破溃，形成窦道，经久不愈。

【临床表现】

本病多发生于颈部。患者有低热、盗汗、消瘦、食欲减退等全身中毒症状。颈部可触及多个肿大的淋巴结，质硬，可活动，继续发展，淋巴结相互融合，与皮肤和软组织粘连。晚期，淋巴结发生坏死，液化形成寒性脓肿。脓肿破溃后，流出白色黏稠物，经久不愈。

【声像图表现】

淋巴结多呈圆形或球形，低回声或近似无回声，淋巴结相互呈融合状。淋巴结内脓肿形成时，探头加压时可见内容物漂动现象（图 19-5，图 19-6）。部分淋巴结内可见斑片状强回声的钙化灶。CDFI：淋巴结内血流信号增多，以皮质边缘为主，内部干酪样坏死区则无血流信号。

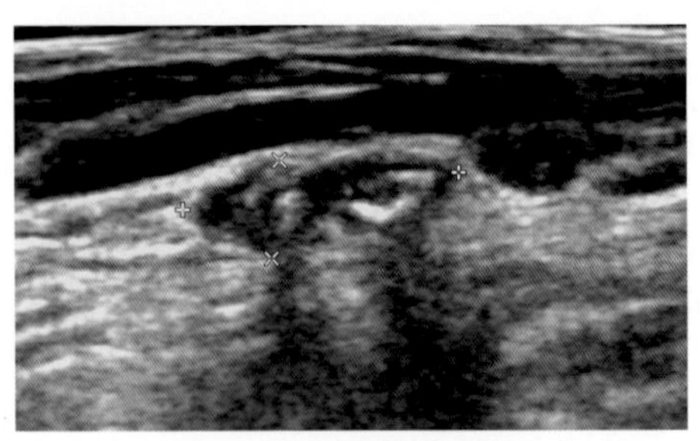

图 19-5　淋巴结核声像图

淋巴结内可见粗大钙化灶

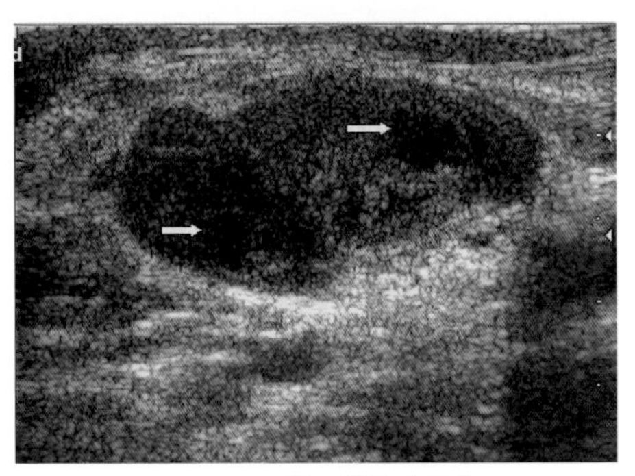

图 19-6　淋巴结核声图像

↑：淋巴结内多发低回声区

【诊断及鉴别】

如果发现患者有肺结核，同时有颈部淋巴结肿大，融合成团，破溃处经久不愈，应该考虑淋巴结核，再根据超声图像特点加以诊断。鉴别诊断：①反应性淋巴结炎，后者疼痛、低热，无结核病史；②淋巴瘤，患者有全身多处淋巴结肿大，同时有肝、脾肿大，实验室检查有淋巴细胞增多等。

4. 淋巴结转移瘤

【病因及病理】

淋巴结转移瘤（metastatic tumor of lymphonode）早期发现淋巴结可能正常。淋巴结肿大时，可出现包膜模糊、融合及粘连。寻找原发病灶，是诊断淋巴结转移瘤的依据。如发现颈部淋巴结转移瘤，应考虑来自甲状腺癌，头颈部肿瘤，鼻咽癌等。位于锁骨上窝的淋巴结转移瘤，应考虑来自肺癌，纵隔、胃肠道肿瘤。上肢及乳腺癌可以转移至腋窝；下肢及会阴部癌瘤转移至腹股沟淋巴结。

【临床表现】

颈部、锁骨上窝、腋窝及腹股沟淋巴结肿大，质硬，粘连，无疼痛。早期呈单发，很快发现多个淋巴结肿大，融合成团，并侵犯周围组织，形成粘连，呈结节状，固定而不能被移动。晚期淋巴结可以液化、坏死，疼痛呈放射性。

【声像图表现】

淋巴结转移癌以边缘血管型及无血管型比较多见，癌瘤大于 1 cm 时，其长径后径比小于 2，皮质增厚、髓质消失是本病的特征。淋巴结转移癌多呈低回声，但常常是不均匀的（图 19-7）。CDFI：血流信号分布杂乱（图 19-8）。由于癌细胞浸润模式不同，可有边缘型、中央型和混合型，频谱多普勒多呈高速、高阻血流信号。

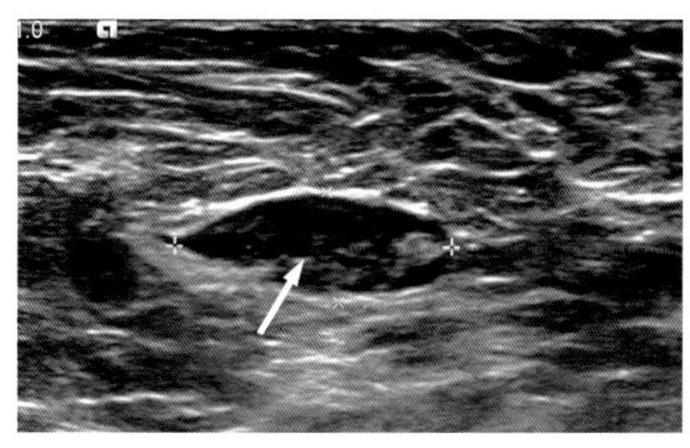

图 19-7　乳腺癌腋窝淋巴结转移声像图

↑：异常淋巴结，皮质偏心性增厚，皮髓分界模糊

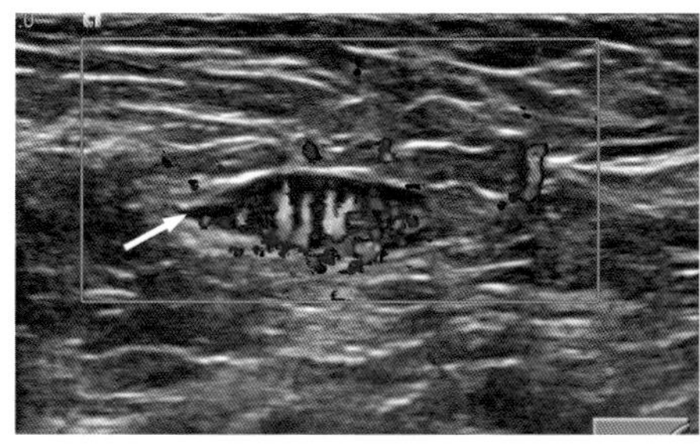

图 19-8　乳腺癌腋窝淋巴结转移彩色多普勒图

↑：淋巴门型血流丰富

【诊断及鉴别】

仍然是首先寻找原发病灶，结合淋巴结图像特征，诊断淋巴结转移癌并不困难。主要应与淋巴瘤、淋巴结核相鉴别，鉴别点：①淋巴瘤是全身多处淋巴结肿大，合并肝脾肿大；②淋巴结转移癌，可以查到原发病灶，再加上淋巴结的特点亦各异，则可以进行区分；③淋巴结核常伴内部干酪样液化坏死及钙化，血流以周边为主，结合相应的临床资料有助于鉴别。

小结

超声对于淋巴结的检出率要远远高于触诊率。超声不仅能够早期发现肿大的淋巴结，对于良恶性淋巴结的鉴别诊断仍然具有重要价值。超声可以根据淋巴结的大小、形态、边界、回声、包膜及血流分布等，对各种淋巴结疾病做出初步诊断，如淋巴结炎、淋巴结核、淋巴瘤及淋巴结转移癌等。由于部分良、恶性淋巴结存在交叉，声像图表现相似，故超声检查中难免会发生误诊及漏诊。因此，超声医师应认真、细致地检查淋巴结的特征，包括灰阶及血流情况，全面观察、综合分析，并且密切结合临床病史，方能获得正确诊断。

近年来，超声造影开始在淋巴结中应用，淋巴结转移癌超声造影表现为不规则、非均匀性增强和充盈缺损，不同于良性的均匀增强。研究结果显示，超声造影增强模式对于淋巴结转移癌诊断的敏感性、特异性及准确性分别达87%、93%及89%。这是今后发展的方向。

（张缙熙　王　铭）

骨骼、肌肉

【适应证】

各种原因所致的骨关节、肌肉的损伤，关节附属结构、肌肉及皮肤的肿瘤，关节、肌肉及皮肤的炎症。

【检查前准备】

无需特殊准备。但需嘱患者充分暴露所检查部位。

【检查方法】

仪器选择：选择高频彩色超声诊断仪。

探头选择：选用 7.0 ~ 10.0 MHz 高频探头，腕部及踝部等表浅部位可选择 12 MHz 或更高频率的探头。患者肥胖或病变部位深在时，可选用较低频率探头以提高穿透力。

患者体位：根据所检查部位的不同，嘱患者采用不同的体位。如检查肩关节时，可嘱患者面对检查者而坐，显示肱二头肌长头腱短轴时，前臂屈曲 90°，适当内旋使结节间沟位于肩前方，探头放置于结节间沟处，即可显示结节间沟内的二头肌腱。

扫查方法：

1）常规采用纵断面和横断面两个切面。宽景成像可以用以显示较长的肌肉、肌腱的完整结构，并有助于长度的测量。

2）由于骨关节、肌肉、皮肤等结构的个体差异较大，有时需要双侧对比观察。

3）检查者应该熟练掌握各个检查部位所需的特殊体位，以便清晰显示解剖结构。

4）检查过程中应适当牵拉和摆动所检查部位，有助于了解所检部位的功能。

第1节　正常骨骼、肌肉声像图

（1）肌腱

一般情况下，肌腱的整体回声强度要高于肌肉。长轴断面扫查，肌腱呈均匀的长条带状结构，双侧对称，内可见平行排列的线样强回声，之间为纤细的低回声区，外层包有两条光滑的强回声线。肌腱的末端附着于骨骼处常呈尖锐的“鸟嘴”样或“笔尖”样（图20-1）。短轴断面扫查，正常的肌腱形状多样，可以表现为圆形(肱二头肌长头腱)，椭圆形(跟腱)，扁平形(髌腱)，弧形(如冈上肌腱)等，内部回声呈“网格”样。

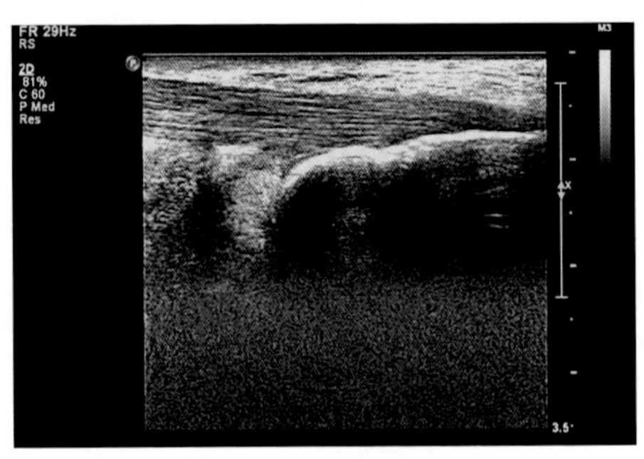

图20-1　正常跟腱声像图

需要注意的是肌腱与肌肉并非完全是一对一的关系。有的是多条肌肉合并成同一个肌腱（如肱三头肌），有的则是一条肌肉分出若干肌腱（如趾长伸肌）。

（2）肌肉

正常情况下，肌纤维在声像图上为低回声结构，肌束膜、肌外膜和肌间隔呈高回声。不同类型的肌肉声像图表现有所不同。肌肉内肌束走行与肌肉长轴平行时，长轴扫查肌束膜表现为均匀分布的平行线状高回声，短轴断面时肌束膜及肌外膜则呈均匀分布的点状高回声。肌束走行与肌肉呈一定角度时，长轴断面扫查平行排列的强回声的肌束膜与外围的肌外膜之间有一定的角度，而排列成类似羽毛或“树叶”样的纹理，短轴断面扫查则呈“短棒”状回声（图20-2）。

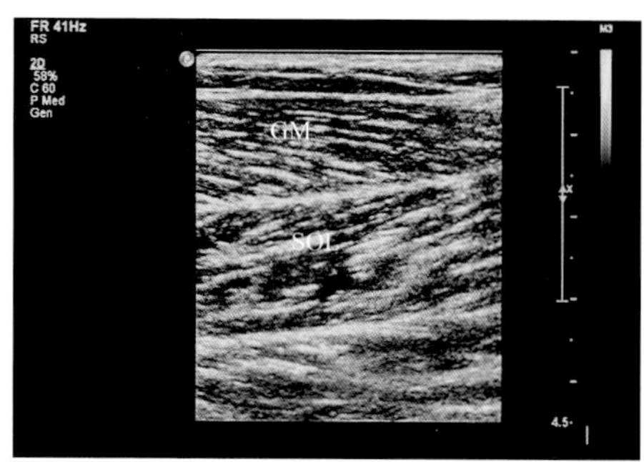

图 20-2 正常的腓肠肌和比目鱼肌声像图

纤维纹理排列似“羽毛”状；GH：腓肠肌；SOL：比目鱼肌

（3）神经

长轴断面扫查，神经为条状低回声，内部可见数条相互平行的线样强回声（图 20-3A）。短轴断面上，则为数个小的圆形线样强回声包绕的低回声束，呈网状结构（图 20-3B）。

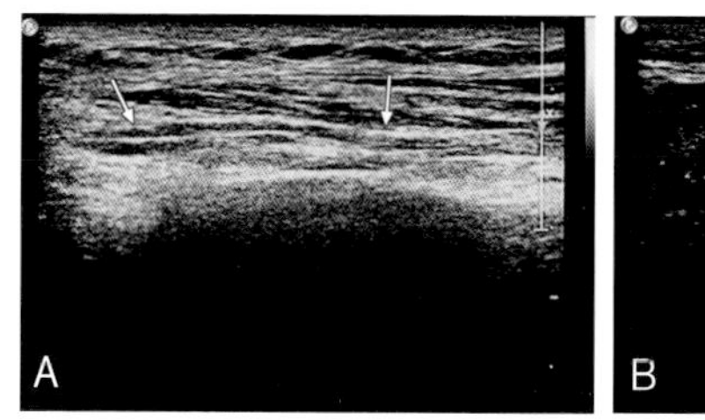

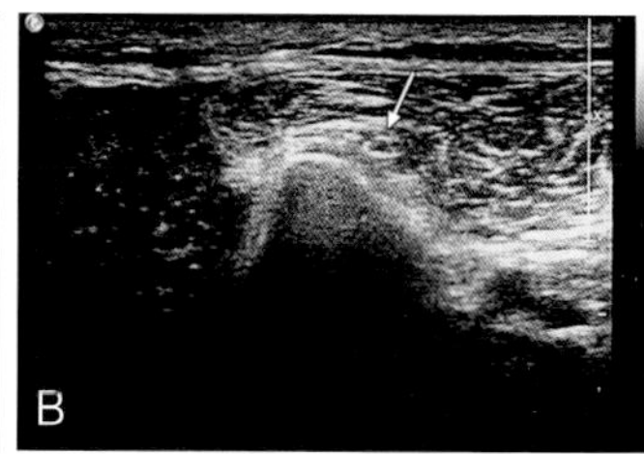

图 20-3 正常腓总神经声像图

A. 长轴断面；B. 短轴断面，内部回声呈网状；↑：腓总神经

（4）滑囊

许多滑囊在生理状态下仅是一个潜在的腔隙，正常情况下超声不能显示，如髌前皮下囊、跟骨前滑囊、鹰嘴滑囊等。如果超声检查发现这些滑囊内出现液体时，多数为异常。

在生理情况下超声能显示部分滑囊，表现为片状无回声区，滑囊的前后两层壁呈线状高回声，液体深度一般小于 2 mm（图 20-4）。这类滑囊有：肩峰下 - 三角肌下滑囊，髌上囊，髌下深囊、跟骨后囊、腓肠肌 - 半膜肌腱之间滑囊等。

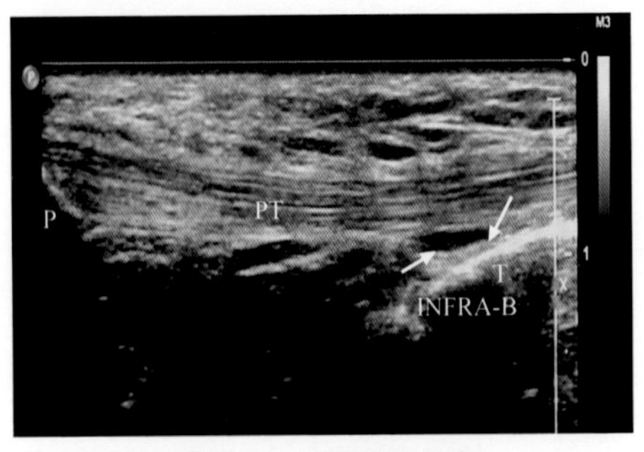

图 20-4　正常髌下深囊

↑：滑囊内可见极少量液体；P：髌骨；T：胫骨；
PT：胫后神经；INFRA-B：髌下深囊

（5）韧带

韧带的长轴断面表现为均匀一致的“条索”样高回声，两端与骨相连，表面光滑。韧带内部的纤维纹理呈平行线状结构（图 20-5）。

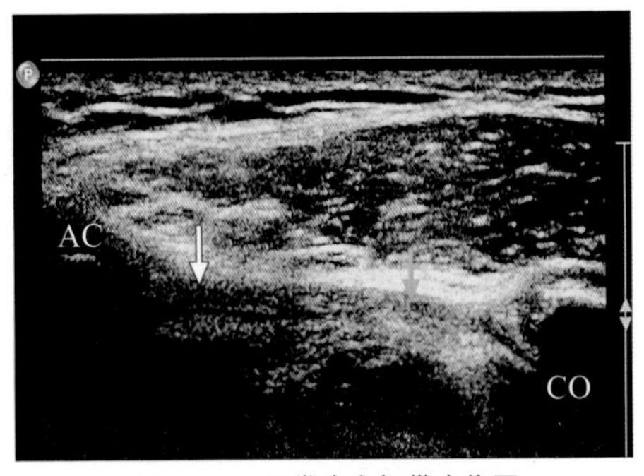

图 20-5　正常喙肩韧带声像图

↑：喙肩韧带；AC：肩峰；CO：喙突

（6）骨骼、软骨、皮肤及皮下软组织

正常声像图上，皮肤位置最浅表，表现为均匀一致的强回声，厚约 2 ～ 3 mm。其次为皮下浅筋膜及脂肪，为较均匀的低回声，内可见不规则分布的线状强回声，是为纤维隔。再次为强回声的筋膜层。

超声波不能穿透在生理状态下的成人骨骼，仅能显示骨皮质，表现为骨表面连续、光滑的线状强回声，后方伴有声影。

关节软骨位于骨骺表面，为均匀一致的低回声，表面光滑，与周围软组织和深方骨骼表面均形成良好界面（图 20-6）。

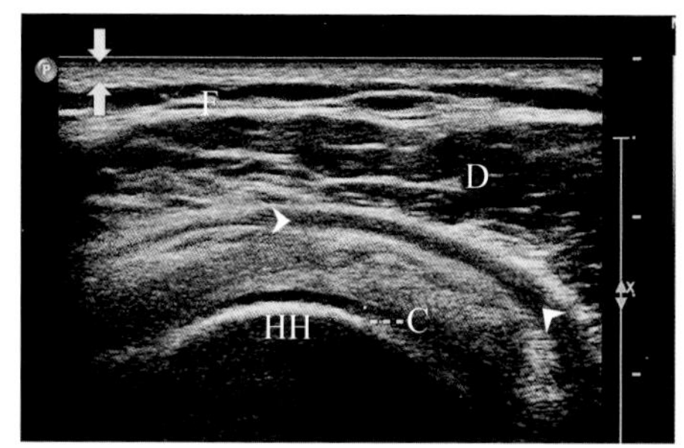

图 20-6 肩部冈上肌切面声像图

由浅至深的人体组织。⇧：皮肤；F：皮下脂肪；D：三角肌，其下方强回声为深筋膜；➤：三角肌下滑囊；C：软骨；HH：肱骨头，后方有声影

第 2 节 骨骼、肌肉病理声像图

1. 跟腱损伤

【病因及临床】

跟腱是人体最长最强大的肌腱，由腓肠肌内、外侧头和比目鱼肌的肌腱合并形成，一般厚度小于 6 mm。跟腱是人体最易损伤的肌腱。跟腱损伤在外伤的患者中占很大比例，尤以运动损伤居多。

跟腱损伤的原因一般有两种：急性损伤和慢性劳损。急性损伤多因踝关节过伸位（背屈）时爆发式用力导致肌腱纤维部分或完全撕裂。体操、短跑、羽毛球、跳高等的蹬踏动作最易造成跟腱撕裂。急性损伤时，跟腱部疼痛，有被踢或石击感，踝部运动障碍；若完全断裂，踝关节不能跖屈，跟腱外形消失下陷，可与断裂处触及凹陷。

反复疲劳性训练（跑、跳）或大负荷体力劳动可造成跟腱慢性损伤，患者在运动时或运动后跟腱区疼痛，临床查体时，早期于跟腱的两侧缘有压痛，晚期跟腱常呈梭形肿大。

【声像图表现】

急性跟腱炎（acute achilles tendonitis）表现为跟腱局限性或弥漫性肿胀，回声不均匀减低，有时可见局灶性无回声区。彩色多普勒扫查显示病变内血流信号增加。慢性跟腱炎多继发于慢性劳损，声像图表现为跟腱增粗，其内回声不均匀，可伴有强回声钙化灶。

跟腱撕裂（achilles tendon tear）是跟腱损伤的常见类型，分为完全撕裂和部分撕裂。跟腱中部三分之一部分血供相对缺乏，极易发生断裂。急性撕裂表现为纤维连续性部分或完全中断，其内可见不规则无回声区，超声抽屉试验：可见裂口增宽，裂口处可见脂肪填充（图 20–7）；陈旧性跟腱撕裂可见强回声钙化及后方声影，并伴有低回声或无回声区，彩色多普勒有利于评价跟腱周围组织的血供情况。

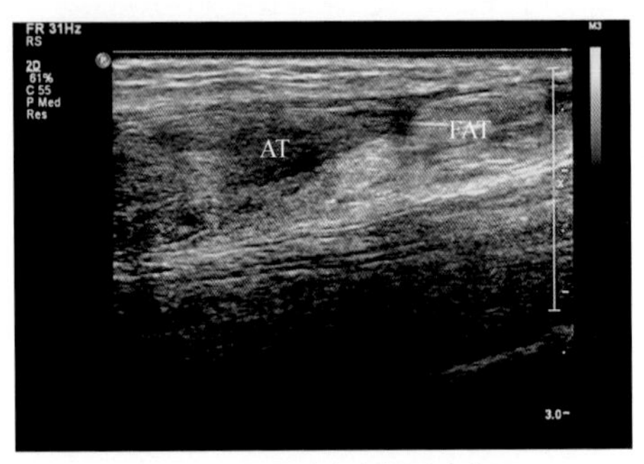

图 20–7　跟腱完全断裂声像图

中立位两断端距离约 4.0 cm，裂口内可见脂肪充填；AT：跟腱；FAT：脂肪

2. 髌腱损伤

【病因及临床】

髌腱上方起自髌尖和髌关节面的下方，向下止于胫骨粗隆及胫骨前嵴的上部。在跳跃运动中髌腱、髌尖受到的牵拉力非常大，易于损伤。损伤机制可以分为以下几种：

1）慢性劳损：最常见，多见于跳跃、篮球及排球运动员，髌腱及其髌骨附着处长期受到反复牵拉引起的反应增生性炎症，临床称髌腱末端病（patellar tendon enthesiopathy），又称“跳跃膝”（jumper’s knee）。临床表现为跳痛，上下楼痛及半蹲痛，查体髌腱触痛，以髌骨附着处好发，髌腱可有增厚。

2）拉伤或直接撞击：猛力弹跳时拉伤髌腱，甚至出现小的撕脱骨折。

3）髌腱撕裂：直接外力损伤，如撞击伤少见；多为间接损伤，即股四头肌突然强力收缩牵拉髌腱导致部分撕裂或断裂，多见于体操、跳高等运动，膝关节过度屈曲时髌腱承受很大的张力，在此基础上若有瞬间踏地起跳动作，可致髌腱撕裂甚至完全断裂。临床表现为撕裂处疼痛，主动伸膝功能丧失或受限，完全断裂时查体可见髌骨上移，伸膝抗阻痛，断裂部位凹陷，髌腱无张力感。

4）髌腱两端附着点骨软骨炎：即髌骨骨骺炎和胫骨结节骨软骨炎，有时两者同时发生。前者又称为 Sinding Larsen-Johansson 病，有一定家族倾向，后者又称 Osgood-Schlatter 病。两种病变均多见于青少年运动员（11 ～ 14 岁），如体操、武术、足球、篮球等踏跳或股四头肌用力较多的项目。病因多认为是由于性成熟期骨骼生长过快，导致股四头肌及髌腱受到生理性牵拉，影响髌腱血供，导致髌腱附着点骨骼缺血坏死。临床表现为髌腱上、下止点处疼痛，运动后加重，休息后明显缓解。

【声像图表现】

髌腱损伤可见髌腱近端肿胀增粗（图 20-8A），其内可见散在的低回声区。慢性病例髌腱内可见强回声钙化灶。彩色多普勒检查显示内部血流信号增加（图 20-8B）。撕裂时纤维部分缺损或完全中断，局部可见无回声区。

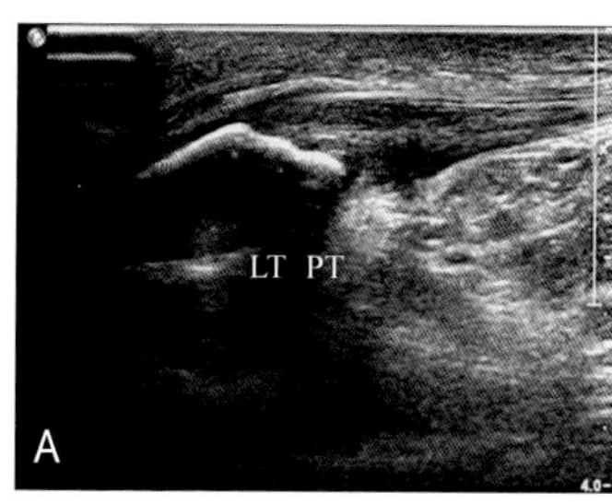

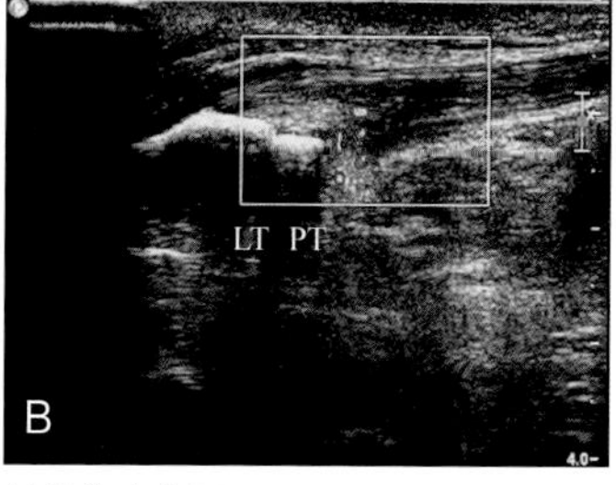

图 20-8　膝髌腱损伤声像图

A. 近侧端明显肿胀，厚约 0.9 cm；B. 肿胀髌腱内血流信号较丰富；LT/PT：左侧髌腱

3. 肘伸肌总腱损伤（网球肘）

【病因与临床】

网球肘（tennis elbow）又称肱骨外上髁炎（lateral epicondylitis）。多为手部使用工具不当或球拍反复震动导致肱骨外上髁伸肌总腱的慢性劳损及牵拉引起的，尤以桡侧伸腕短肌至为重要。多见于网球

运动员，还可以发生于乒乓球及击剑运动员。临床表现为肘关节外侧疼痛，有时可向肘上、肘下放射。Mill 试验是该病的特异性检查方法，患者肘部屈曲，手握拳，然后旋前，同时伸肘时肘外侧出现疼痛即为阳性。

【超声表现】

超声对诊断网球肘的敏感性和特异性都很理想。有下列表现之一即可诊断：①双侧对比扫查，患侧伸肌总腱于外上髁附着处肿胀增厚；②伸肌总腱的撕裂：伸肌总腱纤维部分缺损，常表现为肌腱内局部的纤维被无回声的积血取代（图 20-9A）；③慢性退行性变：伸肌总腱纤维纹理紊乱不清晰，回声增强，或有钙化灶；④肱骨外上髁表面不光滑，或有骨刺隆起。

彩色多普勒检查发现病变处血流信号增加（图 20-9B），常提示肌腱处于急性充血期，超声复查可判断治疗的效果。

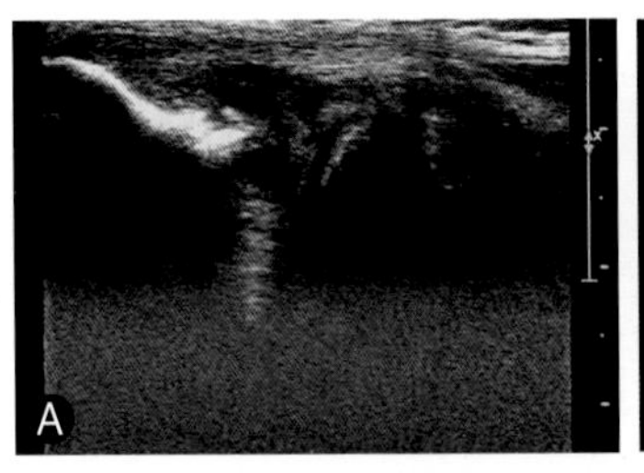

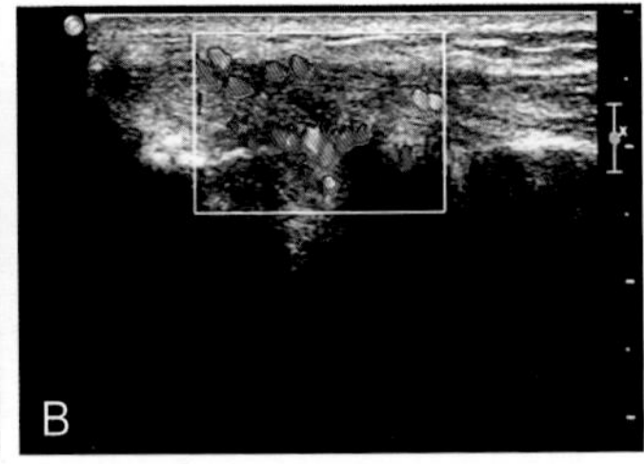

图 20-9　肘伸肌总腱损伤声像图

A. 患肘伸肌总腱轻度肿胀，肌腱深层可见 0.8 cm × 0.4 cm 回声减低区；
B. 肿胀伸肌总腱内低回声区血流丰富

4. 肩袖损伤

【病因与临床】

肩袖是由冈上肌、肩胛下肌、冈下肌和小圆肌四块肌肉的肌腱组成的联合腱，形似袖口，作用是固定肱骨头协助三角肌外展上臂。肩袖病变可以包括以下几种：

1）肩袖创伤性肌腱炎（traumatic tendonitis）：又称肩撞击综合征，包括肩峰下滑囊炎、肩袖肌腱炎。多见于体操、投掷、排球等运动员。损伤原因主要是由于肱骨大结节反复过度外展，劳损或牵拉并与肩峰和肩喙韧带不断摩擦所致。原发损伤首先见于肩袖，可以伴发或继发肩峰下滑囊炎。

2）钙化性肌腱炎（calcific tendonitis）：肩袖肌腱发生变性，随后出现钙盐沉积的一种炎性病变。

3）肩袖撕裂（rotator cuff tear）：主要好发于冈上肌腱（占 80%），也可累及其他 3 个肌腱。分为急性肩袖撕裂和慢性退行性变（肌腱变性），二者可互为因果：肩袖微小撕裂可继发慢性改变，包括肩袖玻璃样变性、瘢痕形成、钙化沉积等；在慢性肌腱病的基础上，更易发生撕裂，分为部分撕裂和完全撕裂。部分撕裂分为：腱纤维断裂、肌腱滑囊层断裂、肌腱的关节层断裂。

肩袖损伤的症状主要为肩痛，患侧肩关节外展受限。

【声像图表现】

1）肩袖肌腱炎：肌腱纤维纹理不清晰，回声增强，可探及“斑片状”或“泥沙”样钙化。常伴有肩峰下滑囊积液（图 20-10）。

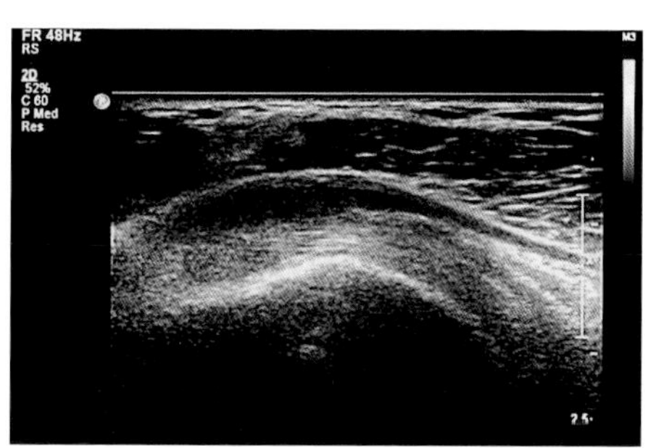

图 20-10　肩袖肌腱炎声像图

肩部三角肌下滑囊内少量积液伴有滑膜增厚

2）肩袖撕裂：主要为冈上肌腱，以肱骨大结节上方 1.25 cm 处最常见。浅层为滑囊面撕裂，深层为关节面撕裂，可见肌腱内部分纤维缺失，全层撕裂时肩袖全层缺失，裂口内可见积血（图 20-11）。全层撕裂的继发征象为三角肌下滑囊与关节腔相通，或表面的三角肌疝向深方。

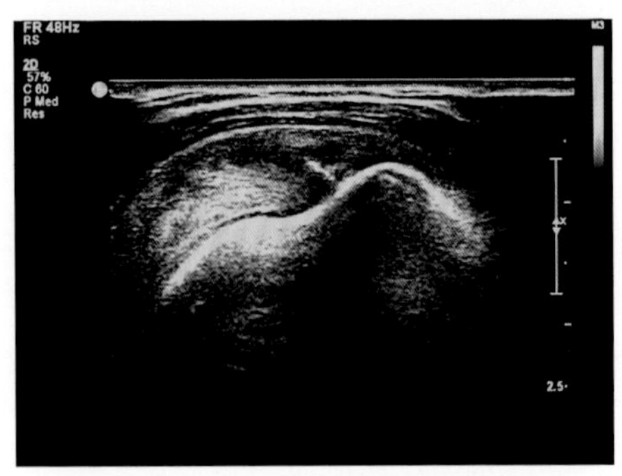

图 20-11　右肩冈上肌腱全层撕裂声像图

大结节近后缘处局部腱体回声消失，回声减低，贯穿腱体全层，中心可见线样强回声

5. 网球腿

【病因与临床】

网球腿（tennis leg）（小腿三头肌损伤）是指运动损伤导致跖肌腱断裂，多见于网球运动员而得名。近年来，将小腿三头肌损伤通称“网球腿”。小腿三头肌损伤的最好发部位是腓肠肌内侧头远端撕裂。多见于赛跑、跳高、球类等运动，多是因为膝关节伸直时再突然蹬地提踵起跳所致。

临床表现多为小腿后局部疼痛，跛行，提踵后蹬痛加剧。查体可见小腿外形可有肿胀，变形及皮下出血。断裂处有凹陷，压痛明显，触之有空虚感。

【声像图表现】

病变局部肌纤维纹理消失紊乱，纵断面和横断面扫查均可见裂隙样无回声区（积血）（图 20-12）。肌肉完全断裂时，肌纤维连续性中断，动态扫查可以见到肌肉分离的两个断端，其间常伴有不均匀中强及低水平回声（血肿）。损伤较轻时，可能仅表现为腓肠肌与比目鱼肌之间积液伴有肌肉 - 肌腱连接部肿胀，或者只是小腿三头肌的局部肿胀。超声检查可以判断小腿三头肌损伤的范围、程度，可以作为首选的检查方法。

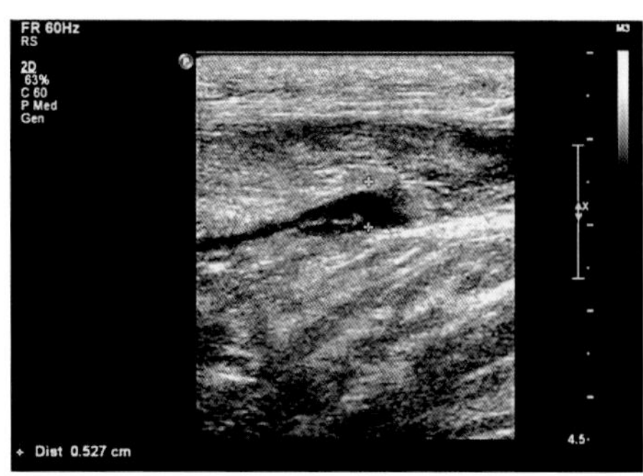

图 20-12 左小腿腓肠肌内侧头明显肿胀声像图

远端纤维腱膜连接处结构紊乱，可见不规则无回声

6. 股四头肌损伤

【病因与临床】

股四头肌损伤包括股四头肌挫伤、创伤性骨化性肌炎和股四头肌下血肿，损伤多因外力冲撞所致。股四头肌撕裂是最常见的运动性膝部肌肉损伤之一，多见于股直肌。根据撕裂程度分为部分撕裂和完全撕裂。临床上可以有损伤局部疼痛，肿胀，活动受限。

【声像图表现】

部分撕裂的超声表现为肌肉内局部肌纤维结构消失，可见不同程度的裂隙甚至裂口，其间可见不同范围的血肿（图 20-13）。完全撕裂时肌纤维连续性中断，断端分离，回缩呈团块状，中间可见较大范围的血肿回声。动态扫查及双侧对比观察有助于诊断。

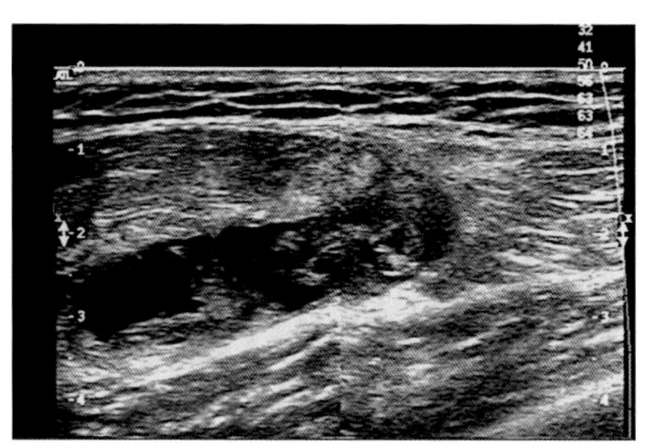

图 20-13 挤压伤所致的股四头肌血肿声像图

内可见部分积血（呈无回声）及凝血块（高回声）

7. 腕管综合征（正中神经卡压）

【病因与临床】

腕管在腕部的掌侧，包括有 9 条屈肌腱和一条正中神经。各种原因导致管内压力增高都可以引起正中神经卡压，称为腕管综合征（carpal tunnel syndrome），为最常见的一种外周神经卡压综合征。病因主要有：①局部压迫：腱鞘囊肿、脂肪瘤等新生物，肌肉血管走行异常或腕骨脱位压迫等；②局部炎症：腱鞘炎等。

【声像图表现】

超声检查可以发现病因，并具有典型的“三联”征：腕管远端正中神经变扁平，桡骨远端或腕管近端正中神经肿胀（图 20-14），屈肌支持带呈弧形，凸向掌面。也有研究认为腕管近端正中神经横截面积大于 0.09 cm^2 可以作为可靠的诊断标准。

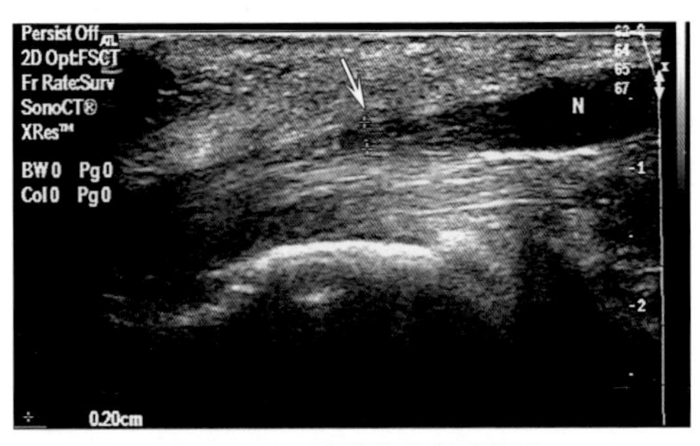

图 20-14 腕管综合征声像图

患侧腕管增粗，腕横韧带近端正中神经增粗，回声减低；↑：正中神经

8. 踝管综合征（胫后神经卡压）

【病因与临床】

踝管内有 3 条：屈肌腱、胫后神经及胫后动静脉，表面有屈肌支持带覆盖，踝管综合征（tarsal tunnel syndrome）是由于胫后神经在内踝后下方受压所致。外来压迫是常见原因，如鞋或固定石膏过紧等。管内任何占位性病变或炎症也都可以导致此症。

【声像图表现】

超声可以找到致病原因（图 20-15A），还可以显示踝管处受压的胫后神经局部肿胀、增粗（图 20-15B），横断面扫查可见其典型的网状结构消失。有时位于踝管远端的内外侧足底神经分支可以出现明显的粗细不均匀。

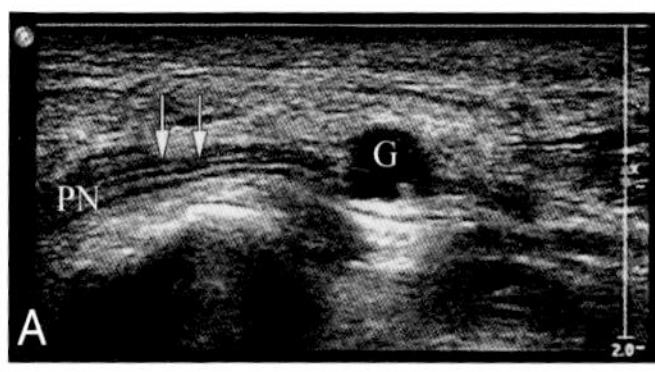

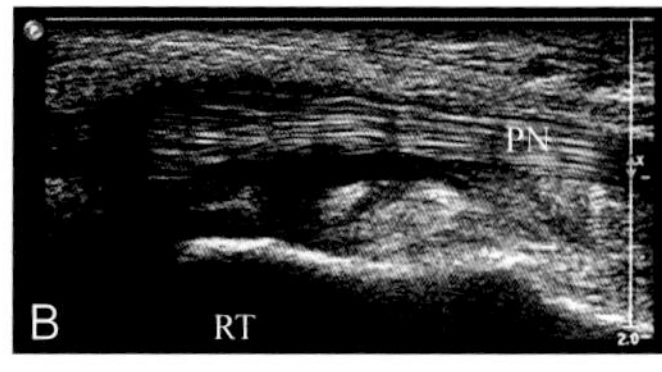

图 20-15 踝管综合征声像图

A. 患侧内踝踇长屈肌表面腱鞘囊肿压迫所致；B. 患侧踝管内胫后神经肿胀、增粗；↑ / PN：胫后神经；G：腱鞘囊肿；RT：右侧

9. 腘窝囊肿

【病因与临床】

腘窝囊肿（popliteal cyst）又称 Baker's 囊肿，多发生于腘窝内侧，由腓肠肌内侧头与半膜肌之间的滑囊积液而成，常与关节腔相通，并向后膨出。病因目前尚不明确，分为两类：一类为原发性或特发性囊肿，多发生于儿童或青年人；另一类为继发性囊肿，多为成人发病，常合并于膝关节骨关节炎。多数没有临床症状，患者常因偶然发现腘窝部肿物就诊或在膝关节检查时发现。囊肿较大或合并关节疾病时可以出现腘窝部肿胀。囊肿破裂后，会引起小腿肿胀疼痛，有时误为下肢静脉血栓。超声检查可很容易区分二者。

【声像图表现】

超声诊断依据是发现腘窝囊肿的颈部自腓肠肌内侧头与半膜肌之间突出。声像图表现为腘窝内侧可见囊性无回声区，边界较清，形态欠规则，常与关节腔相通。囊肿合并出血，则囊内出现细点状或絮状回声。较大的囊肿发生破裂时，囊肿张力减低，外形局部凹陷，追踪探查可见液体常外渗至腓肠肌与比目鱼肌之间（图 20-16）。囊液外渗导致周围组织肿胀、疼痛，较大的囊肿还可以压迫周围血管导致血栓形成，故而超声检查常规应该扫查小腿深静脉。

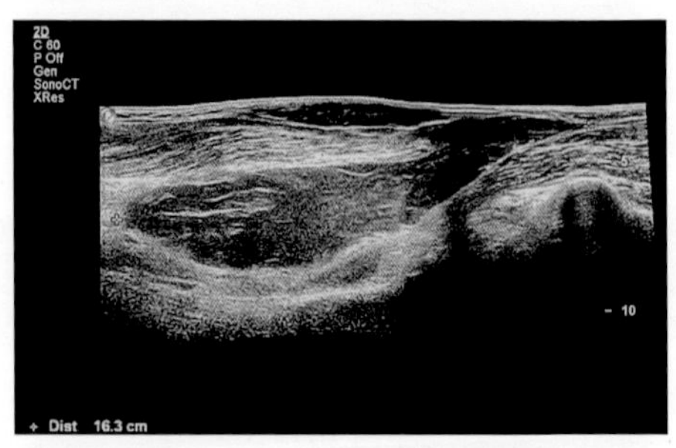

图 20-16　左腘窝囊肿声像图

下缘壁破裂，液体在小腿肌间隙内积聚

10. 三角肌下－肩峰下滑囊炎

【病因与临床】

三角肌下－肩峰下滑囊位于三角肌深面与喙肩弓和肩肱韧带之间。正常滑囊厚度不大于 2 mm，包括两层滑囊壁和其间的少量液体。三角肌下－肩峰下滑囊炎（bursal synovitis）多为肩袖肌腱原发性损伤后继发性改变。临床上主要表现为肩疼，关节活动受限，尤其外展动作受限。

【声像图表现】

声像图表现为滑囊内液体增加，滑囊滑膜增生（图 20-17，图 20-18）。彩色多普勒检查显示增生滑膜内血流信号增加。慢性病例以滑膜增生为主，可以伴有或不伴有滑囊积液。继发其他病变时，滑囊可以出现钙化。在冈上肌腱的短轴切面和长轴切面分

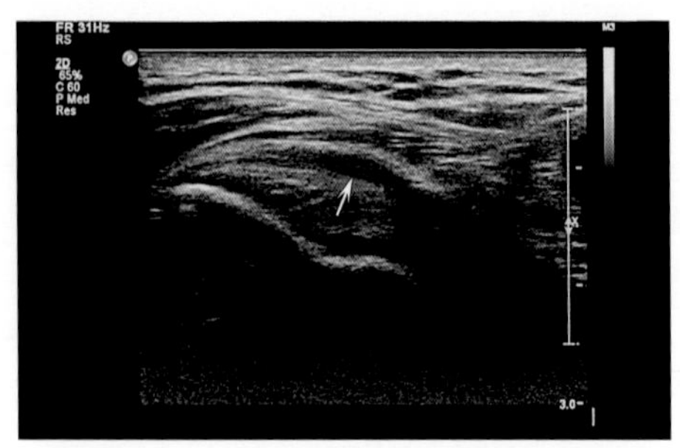

图 20-17　肩部三角肌下滑囊滑膜稍增厚

↑：滑膜增厚

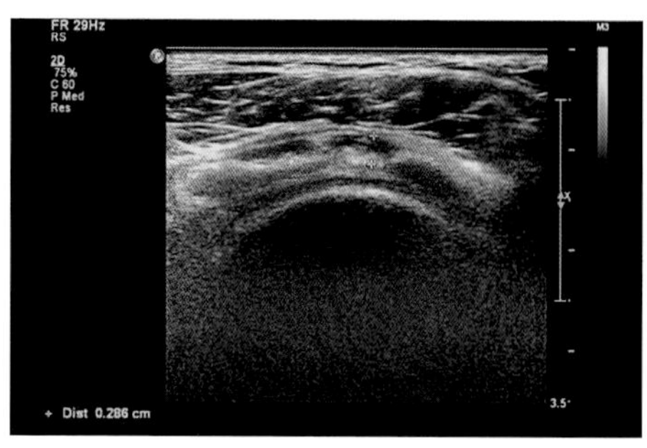

图 20-18　肩峰下滑囊少量积液声像图

别观察该滑囊，位于肩袖肌腱表面和三角肌之间。

滑囊积液聚集的位置有三处：上臂及肩关节内旋时，积液位于冈上肌腱末端，大结节附着处前方；关节外旋时，积液位于肩胛下肌腱前方；中立位时，积液位于结节间沟处的肱二头肌腱前方。三种情况下积液均位于三角肌深方。

11. 髌上囊积液

【病因与临床】

髌上囊位于髌骨上缘上方，股骨下端的前面与股四头肌腱的深面之间，与关节腔相通。正常情况下囊内可以有 5 ～ 10 mm 滑液，骨关节病、急慢性创伤、关节置换术、类风湿性关节炎等都可引起髌上囊积液。

【声像图表现】

检查时患者轻度屈膝 30°，膝下可垫一枕头，探头置于髌骨上缘上方股四头肌腱处做纵切面。在股四头肌腱 1/3 的深面与股骨之间，可见两个高回声的脂肪垫，分别位于股骨表面和髌骨上缘，两个脂肪垫之间的条状无回声为髌上囊，正常生理状态下可见髌上囊内有少量滑液，声像图显示为线状无回声区，探头积压时可见流动。髌上囊液深超过 3 mm，则为异常情况（图 20-19）。髌上囊与关节腔相通，因此检查髌上囊可了解关节积液的量，并可定位抽吸。

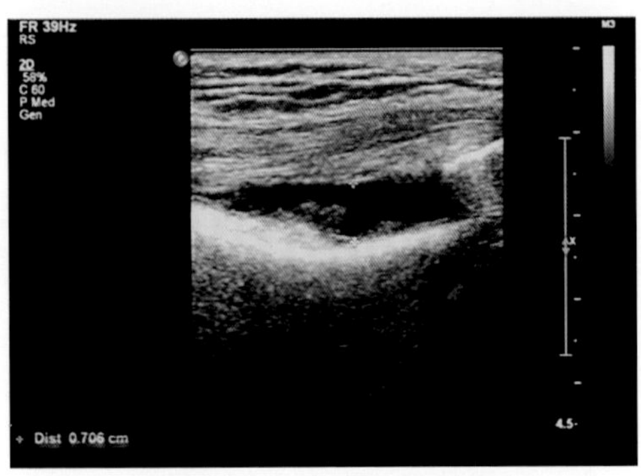

图 20-19　髌上囊积液声像图

液深 0.7 cm，滑膜增生厚约 0.3 cm

12. 膝内侧副韧带损伤

【病因与临床】

膝关节屈曲时，小腿突然外展、外旋或大腿内收肌突然内收内旋时（如足球运动的阻截性动作）常造成内侧副韧带断裂，主要分为两种：不完全断裂和完全断裂。前者的损伤部位多为韧带深层，有时合并半月板的损伤，完全断裂最常见于韧带的浅层前部，大都合并关节积血和半月板撕裂。受伤时膝部内侧常突然剧痛，但又很快减轻，然后又逐步加重，疼痛膝关节被动屈曲位。

【声像图表现】

超声检查膝内侧副韧带需让患者膝关节屈曲 20° ～ 30° ，轻度外翻时动态扫查。较高频率的探头可以显示内侧副韧带的三层结构，浅层为高回声的致密结缔组织，深层与半月板融为一体，为高回声，中间为低回声的疏松结缔组织。不完全撕裂时声像图表现为内侧副韧带肿胀增厚，深层内可见不规则低回声区；完全撕裂则表现为韧带连续性中断，裂口处断端之间可见无回声积液或血肿回声。慢性损伤或退行性变可见韧带回声增强、纤维纹理不清，发现钙化灶是诊断韧带慢性退变的可靠依据（图 20-20）。

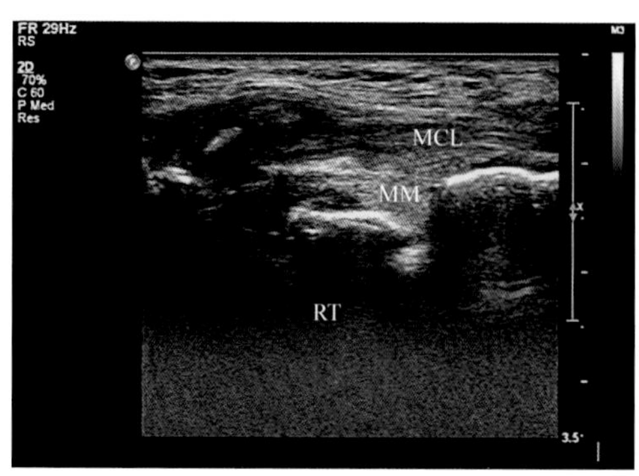

图 20-20 膝内侧副韧带损伤声像图

患膝内侧副韧带近端明显肿胀，伴有多发钙化灶，其深方脂肪垫增厚；MCL：内侧副韧带；MM：内侧半月板；RT：右侧

13. 距腓前韧带损伤

【病因与临床】

踝关节旋后损伤可以伤及踝部的三条外侧韧带，而最常累及的是距腓前韧带。多见于运动中重心失稳，或被踩被绊都容易发生足旋后损伤，可以是牵拉伤或部分断裂，也可以发生完全断裂。临床表现为踝外侧疼痛、肿胀、皮下淤血，严重者出现跛行，查体被动将足旋后时疼痛加重，或外踝有压痛。

【声像图表现】

检查距腓前韧带时需嘱患者将小腿关节轻度内旋，足趾内收，使韧带处于紧张状态以利于显示。探头摆放于外踝水平，自外上斜向内下。距腓前韧带损伤的声像图表现为韧带肿胀增厚，回声减低，损伤区有压痛。韧带断裂时内部可见裂口或者连续性中断（图 20-21）。有时损伤可以合并小的撕脱骨折，在韧带一端的附着处可以看到骨皮质与骨面分离。慢性损伤时，韧带内还可以看到强回声的钙化灶。

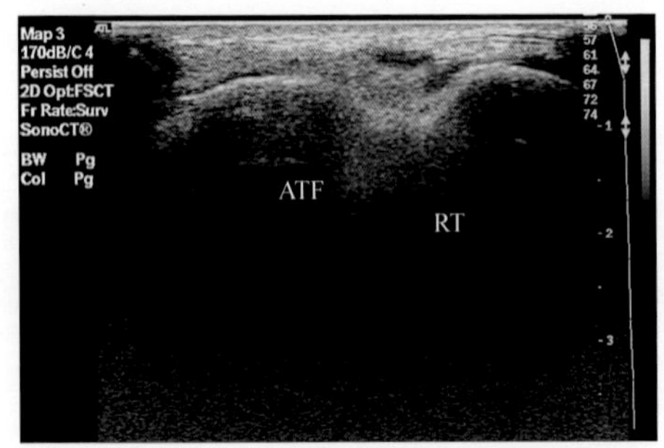

图 20-21　距腓前韧带损伤声像图

患侧距腓前韧带撕裂，距骨缘与骨膜分离；ATF：距腓前韧带；RT：右侧

14. 膝关节髁间软骨损伤

【病因与临床】

化脓性关节样、创伤性关节样、退行性骨关节病等关节病变时常常导致膝关节软骨损伤。

【声像图表现】

检查时，患者的膝关节取最大屈曲位，超声探头横向放置于膝关节前方正中部位可以显示股骨内外髁间的软骨。正常关节软骨呈均匀的低水平回声，厚度均匀一致，表面光滑（图 20-22）。注意与关节积液相鉴别。表现为软骨厚薄不均一，局部可以凹陷变薄；双侧关节软骨厚度不对称；内部回声不均匀，或回声弥漫性或局灶性增强；慢性损伤时关节软骨内可以见到强回声钙化灶（图 20-23）。

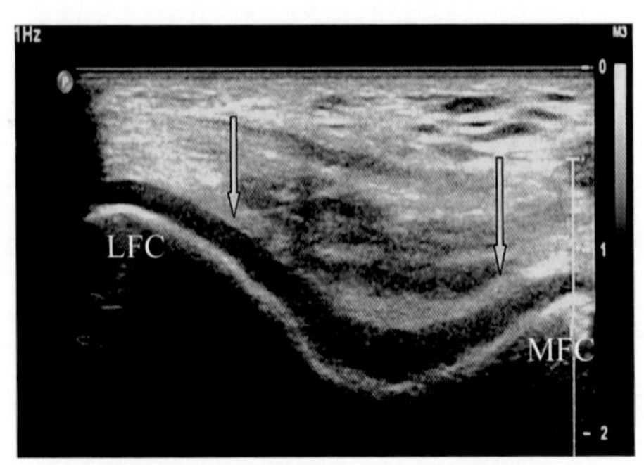

图 20-22　正常膝关节软骨声像图

↑：髁间软骨；LFC：股骨外侧髁；MFC：股骨内侧髁

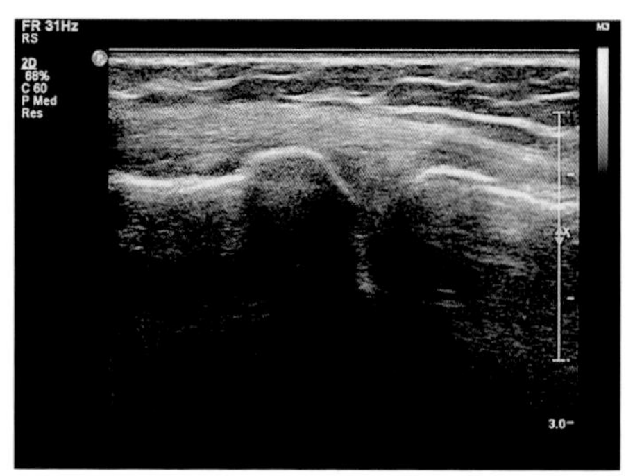

图 20-23 膝关节髁间软骨损伤声像图

患膝关节髁间软骨不规则，可见钙化

15. 类风湿性关节炎

【病因与临床】

类风湿性关节炎（rheumatoid arthritis，RA）是一种病因不明的慢性全身自身免疫性疾病，主要累及手、足小关节，表现为对称性、多发性、进行性关节损害，以滑膜炎症和骨质破坏为主，从而导致关节畸形和功能障碍。早诊断、早治疗和可以预防不可逆转的关节畸形。超声在类风湿性关节炎的诊断和治疗后随访中起到越来越重要的作用。

【声像图表现】

多见于掌指关节和近端指间关节，背侧隐窝滑膜炎具有特征性。远端尺桡关节滑膜炎症时，常常累及尺骨茎突及其邻近结构，RA 较为特征性的表现之一。声像图表现为关节囊肿胀，关节腔内可见积液；滑膜炎症时表现为滑膜增生，呈低回声结构，灰阶超声可以使用半定量标准评估滑膜增生程度；超声彩色多普勒可以显示增生滑膜内的血流信息（图 20-24），评估滑膜病变的活动性，有助于治疗过程中检测治疗效果。超声造影可以更为敏感的显示滑膜内血供，评估滑膜病变的活动性，可以作为检测亚临床 RA 及复发患者的一种有效工具。

RA 还可以累积肌腱及腱鞘，表现为肌腱肿胀，回声减低，血流信号增加；腱鞘炎时表现为腱鞘积液，腱鞘内滑膜增生，血流信号增加，受累肌腱运动受限，手指屈肌腱鞘炎时表现为“扳机指”。RA 导致的滑膜炎可以进一步引起肌腱和韧带在关节周围止点处的变性或炎性反应，称为肌腱及韧带末端病，表现为止点处肌腱或韧带肿胀，可伴有钙化。

骨侵蚀表现为关节骨端骨皮质不连续，可见骨质缺损，局部可见滑膜血管翳侵入缺损区，显示血流信号增加（图 20-24）。

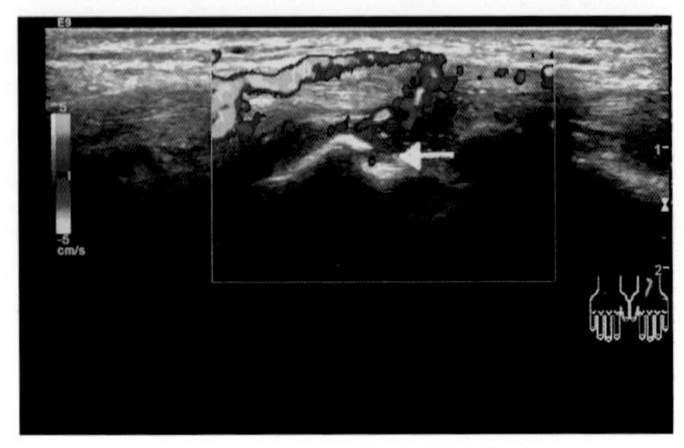

图 20-24　腕关节背侧滑膜增生

血流丰富，局部腕骨可见骨侵蚀（↑）

16. 弹响髋

【病因与临床】

髋关节活动或步行时髋部可听及或可触及的咔嗒声或弹响，可伴有局部疼痛。发生于关节内者，可能与关节内游离体、滑膜骨软骨瘤及髋臼唇撕裂有关，因骨软骨或纤维软骨碎片在髋臼和股骨头之间撞击产生弹响；发生于关节外者常见于髂腰肌及阔筋膜张肌，与髂腰肌腱滑囊炎或是解剖变异有关，阔筋膜张肌为阔筋膜与大转子的骨性突起之间发生的撞击所致。

【声像图表现】

嘱患者持续缓慢伸屈髋关节，或者主动动作诱导发生弹响，探头置于弹响局部，实时动态观察，以明确弹跳的结构，并评估弹响的原因（图 20−25）。

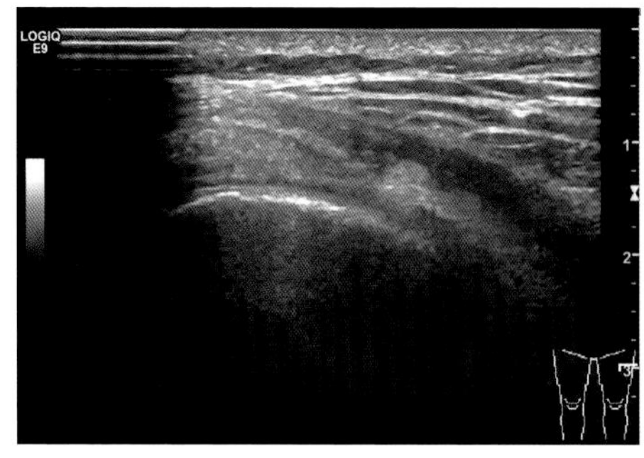

图 20-25 阔筋膜张肌在髋关节屈曲伸展过程中于大转子表面弹跳

17. 血管瘤

【病因与临床】

血管瘤（hemangioma）多为先天性，常见于儿童，可以发生于任何部位，以皮肤多见。组织学上分为毛细血管瘤、海绵状血管瘤和混合型血管瘤三种。血管瘤没有包膜，边界不清，病变局部皮肤颜色可呈暗红或紫红色，加压后颜色可以消失。

【声像图表现】

发生于肌肉内的血管瘤声像图表现为低回声肿物，边界不清，回声不均匀，其内可见不规则无回声区，呈网状结构，部分瘤体内可见强回声钙化灶（图 20-26）。探头加压时，瘤体缩小。位于不同部位的血管瘤在改变重力方向时瘤体体积会发生变化。彩色多普勒检查将探头加压后抬起时瘤体内血流信号突然明显增多。超声造影显示瘤体内造影剂廓清时间明显延长。

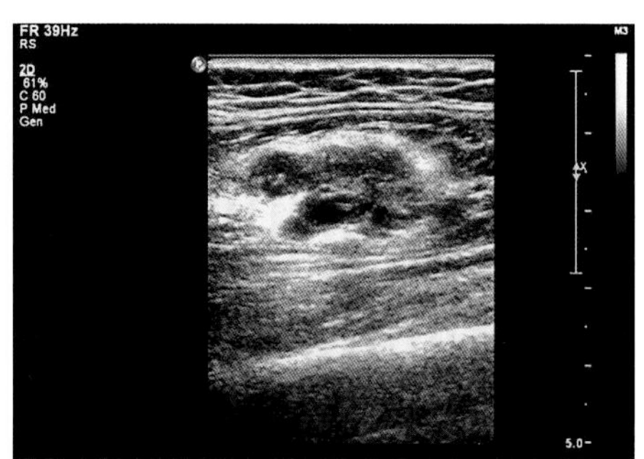

图 20-26 小腿比目鱼肌内血管瘤声像图

周边部分回声增强，内部呈“蜂窝”状

18. 脂肪瘤

【病因与临床】

脂肪瘤（lipoma）最常发生于背、肩、颈及四肢近端的皮下软组织，瘤内脂肪成分与正常脂肪组织相同，间隔有不均等的纤维组织，外被包膜，外形呈扁圆形或分叶状，质地软，常单发，亦可多发。一般没有明显症状，偶有疼痛者。

【声像图表现】

声像图表现为高回声、等回声或中低水平回声肿物，边界清楚，呈椭圆形或分叶状，部分可见包膜。彩色多普勒检查常常看不到血流信号（图 20-27）。

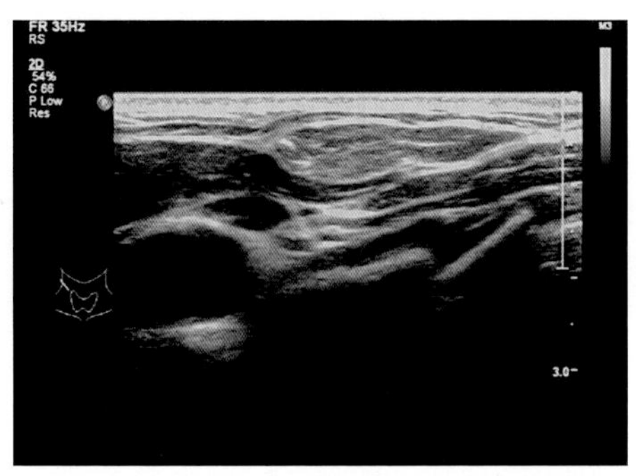

图 20-27　颈部皮下脂肪层内脂肪瘤声像图

19. 纤维瘤

【病因与临床】

纤维瘤（fibroma）是一种常见的良性肿瘤，多见于四肢及躯干的皮下，主要由胶原纤维和纤维细胞组成，有包膜，与周围组织分界清晰，生长缓慢，手术切除后不易复发。患者一般偶然发现，没有明显的症状和体征。

【声像图表现】

声像图表现为单发或多发的低回声结节，边界清楚，有包膜，外形呈椭圆形（图 20-28）或分叶状，彩色多普勒检查瘤体内可以见到少量血流信号。

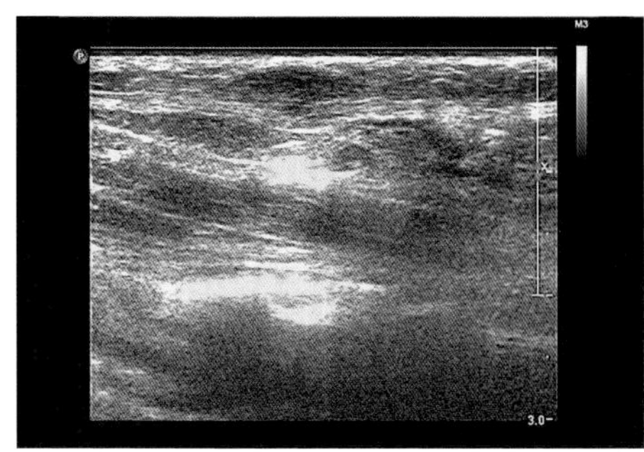

图 20-28　患侧足底跖腱膜内纤维瘤声像图

20. 皮脂腺囊肿

【病因与临床】

皮脂腺囊肿（sebaceous cyst）为发生于皮肤真皮层的皮脂腺导管堵塞，分泌物排出受阻潴留而成。多见于头面部、背部及臀部等皮脂腺丰富的部位，可单发或多发。皮脂腺囊肿位置表浅，常致局部皮肤隆起，中央区可见导管开口。继发感染形成脓肿，局部皮肤可以破溃。

【声像图表现】

声像图表现为皮下椭圆形低回声结节，边界清楚，有包膜，其内回声有时不均匀，加压可见液性回声流动，彩色多普勒超声检查囊肿内没有血流信号（图 20-29）。

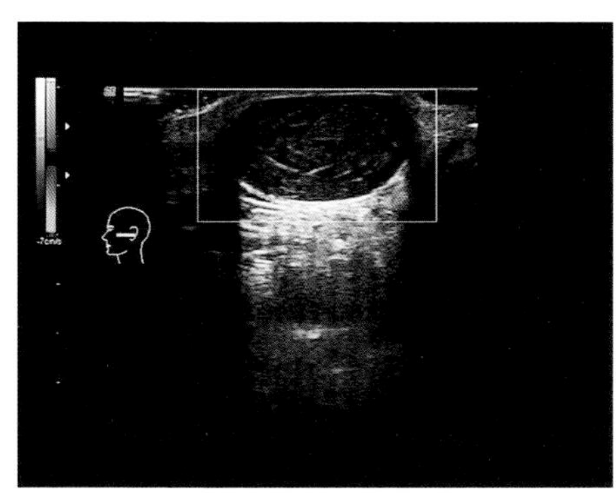

图 20-29　耳前皮脂腺囊肿声像图
有包膜，内部未见血流信号

小结

随着超声仪器设备和超声检查技术的不断更新和提高，超声检查在骨骼肌肉病变中的应用越来越广泛。在许多方面，如肩袖损伤、软组织病变、关节积液、病变囊实性的判别等，其诊断准确性和优越性堪比MRI。超声检查快捷、无放射性、费用低廉，且能根据患者情况实时动态扫查，具有CT和MRI不可比拟的优势。随着超声造影、弹性成像等众多新技术的不断更新和进步，超声在肌肉骨骼系统疾病的诊断和治疗后随访中的应用越来越广泛。但是，超声检查对骨骼及关节内病变仍具有一些无法克服的缺陷，而且检查结果具有操作者依赖性。目前肌肉骨骼超声检查技术在国内逐步推广和普及，超声诊断将在肌肉骨骼系统病变中发挥越来越重要的作用。

（蒋　洁　傅先水）

第21章 四肢血管

【适应证】

肢体乏力、发凉，与四肢运动有关的四肢无力、疼痛或指端溃疡、坏疽，四肢动脉搏动减弱、消失或双上肢血压差异20 mmHg以上，疑有动脉瘤、动静脉瘘等疾病。肢体肿胀、色素沉着，深静脉栓塞，静脉瓣功能不全，下肢浅静脉曲张，不明原因的肺动脉栓塞。

【检查前准备】

检查前患者无特殊准备。充分暴露受检肢体。室内温度适宜，冬季注意保暖。

【检查方法】

仪器选择：选择配有高频线阵探头专用超声诊断仪。

探头选择：宜选择5 ~ 10 MHz高频线阵探头，对较深在的四肢动脉可选用频率相对低、穿透力强的线阵探头，如5 ~ 7 MHz，必要时可用2 ~ 5 MHz凸阵探头。腋部或体型肥胖者也可选用相对低频的线阵探头或凸阵探头。

应注意调节仪器条件，以优化不同血管扫查的图像质量。

患者体位：上肢血管：一般采用平卧位，被检肢体外展、外旋，掌心向上，受检肢体自然放松。下肢血管：一般采用平卧位，被检肢体略外展、外旋，膝关节略为弯曲。必要时，下肢检查可采用站立位，静脉曲张容易观察。

扫查方法：动脉检查：采用二维超声显示动脉走行及结构，观察动脉管壁、内膜和管腔内透声情况，测量管腔内径；采用彩色多普勒观察血流充盈情况，血流方向及流速；采用脉冲多普勒分段测定血流频谱，观察频谱形态，记录多普勒血流频谱指标。静脉检查：二维超声显示静脉走行及结构，重点观察静脉走行、管壁及内膜、管腔内回声情况；彩色多普勒观察静脉管腔内是否为自发性血流信号以及血流的充盈情况；脉冲多普勒准确测定静脉的血流方向、血流速度，通过多普勒频谱分析计算相应的血流参数指标。

第1节　正常四肢血管声像图

1. 四肢动脉

上肢动脉的主干主要包括锁骨下动脉、腋动脉、肱动脉、桡动脉和尺动脉。左侧锁骨下动脉直接起于主动脉弓，右侧锁骨下动脉自无名动脉（头臂干）发出。锁骨下动脉穿过锁骨和第1肋之间的间隙成为腋动脉，腋动脉续于锁骨下动脉并走行于腋窝深部，至大圆肌外下缘移行为肱动脉，肱动脉行至肘窝深部在桡骨颈水平分为桡动脉和尺动脉。桡动脉走行于桡侧至桡骨下端茎突，进而与掌深弓相连接。尺动脉沿尺侧移行至腕部并与掌浅弓相连接。下肢动脉的主干包括股总动脉、股浅动脉、股深动脉、腘动脉、胫前动脉、胫腓干、胫后动脉、腓动脉和足背动脉。股总动脉在腹股沟韧带水平续于髂外动脉，并在腹股沟韧带下方2～5 cm处发出股深动脉，股总动脉移行为股浅动脉。股深动脉位于股浅动脉的后外侧，较股浅动脉深。股深动脉的分支与盆腔动脉及腘动脉均有交通，是髂股动脉闭塞后的重要侧支循环动脉。股浅动脉在大腿段无重要分支，其走行于大腿内侧进入腘窝移行为腘动脉。腘动脉经膝关节后方下行，并发出膝上内、膝上外、膝下内、膝下外动脉。当股浅动脉及腘动脉闭塞时，膝动脉成为重要的侧支循环动脉。腘动脉出腘窝，在腘肌下缘分为胫前动脉和胫腓干。胫前动脉走行于小腿的前外侧，移行为足背动脉。足背动脉行于拇长伸肌腱和趾长伸肌腱之间，位置较浅，可触及其搏动。胫腓干分叉为胫后动脉和腓动脉。胫后动脉沿小腿浅、深屈肌之间下行，经内踝后方转入足底，分成足底内、外侧动脉。足底外侧动脉与足背动脉的足底深支吻合，形成足底弓，并发出数支趾足底动脉，再分支分布于足趾。腓动脉沿腓骨的内侧下行，至外踝上方浅出。

【灰阶超声】

正常肢体动脉走行自然，管腔清晰，管径无局限性狭窄或扩张，无斑块或血栓栓塞。动脉壁的内膜和中层结构分别表现为均质条状偏高回声和低回声区，以管径较大且较为浅表的四肢动脉为明显，如腋动脉、肱动脉、股总动脉、股浅动脉的近段及腘动脉等（图 21-1A）。当动脉位置较深和（或）动脉管径较小，二维超声对其管腔和管壁结构的分辨常受到限制，此时借助于彩色多普勒尤为重要。

【彩色多普勒】

正常肢体动脉管腔内彩色血流充盈好，呈红色和蓝色。直行的动脉段内的血流呈层流，表现为动脉管腔的中央色彩较为浅亮，管腔的边缘色彩较深暗（图 21-1B）。动脉内的彩色血流具有搏动性，表现为与心动周期内动脉流速变化相一致的周期性彩色亮度变化。在正常四肢动脉，由于收缩期的前进血流和舒张期的短暂反流，彩色多普勒还可显示红蓝相间的色彩变化。

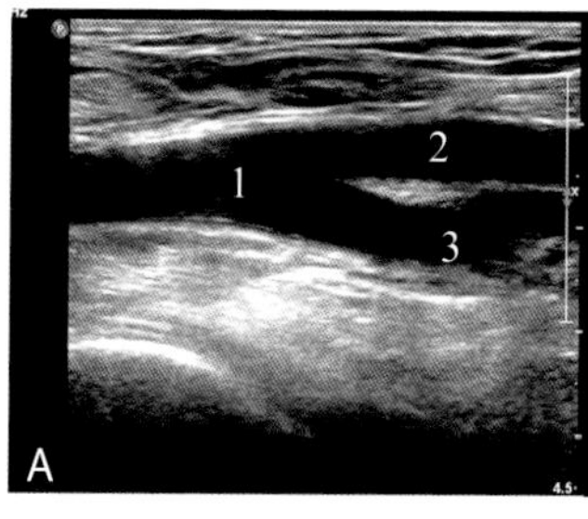

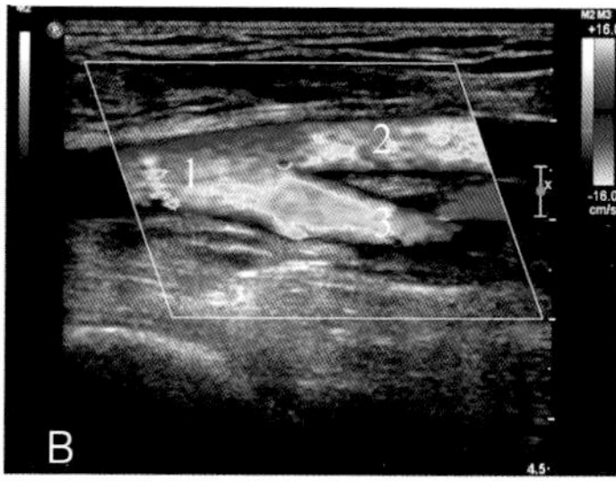

图 21-1　正常下肢动脉

A. 二维超声图像；B. 彩色多普勒图像；

1：股总动脉；2：股浅动脉；3：股深动脉

【频谱多普勒】

静息状态下，正常四肢动脉脉冲多普勒频谱波形呈现清晰的频窗，无湍流。血流速度从肢体近端到远端逐渐下降。四肢动脉的血流频谱呈典型的三相波，即收缩期为快速上升的正向波，舒张早期的短暂反流形成反向波，以及舒张晚期为低速正向波（图 21-2）。在老年或心脏输出功能较差的患者，四肢动脉的血流频谱可呈双相型，甚至单相型。当肢体运动、感染或温度升高而出现血管扩张时，外周阻力下降，舒张早期的反向血流消失，在收缩期和舒张期均为正向血流。

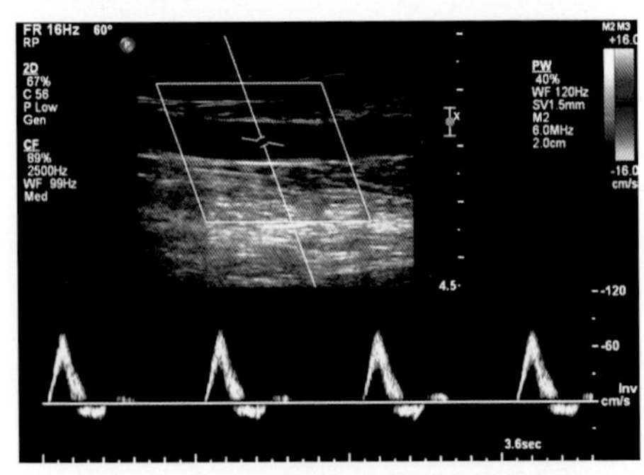

图 21-2　正常四肢动脉频谱多普勒图像

正常四肢动脉典型的脉冲多普勒频谱呈三相波型

2. 四肢静脉

上肢静脉分为深、浅两大类。上肢深静脉系统多与同名动脉相伴而行，主要包括桡静脉、尺静脉、肱静脉、腋静脉和锁骨下静脉。上肢浅静脉系统包括头静脉、贵要静脉、肘正中静脉和前臂正中静脉。上肢深浅静脉均有静脉瓣，但以深静脉为多。下肢深静脉系统亦多与同名动脉伴行，包括小腿的胫前静脉（图 21-3）、胫后静脉、腓静脉、胫腓静脉干，腘窝处的腘静脉，大腿的股浅静脉、股深静脉和股总静脉（图 21-4）。下肢浅静脉系统主要由大隐静脉和小隐静脉构成。深静脉与浅静脉之间的交通通过穿静脉实现。下肢静脉瓣分布较上肢静脉密集。

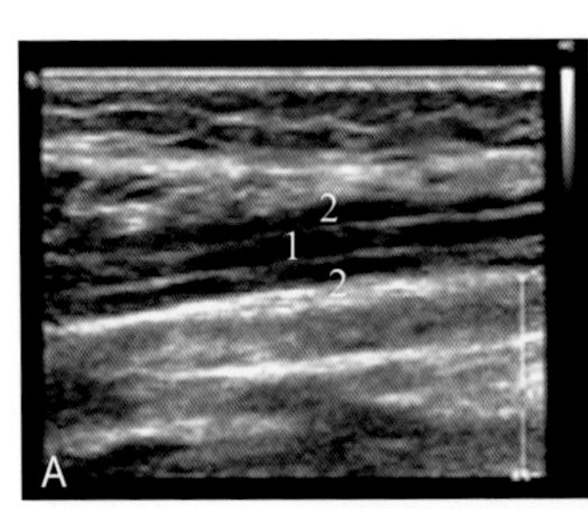

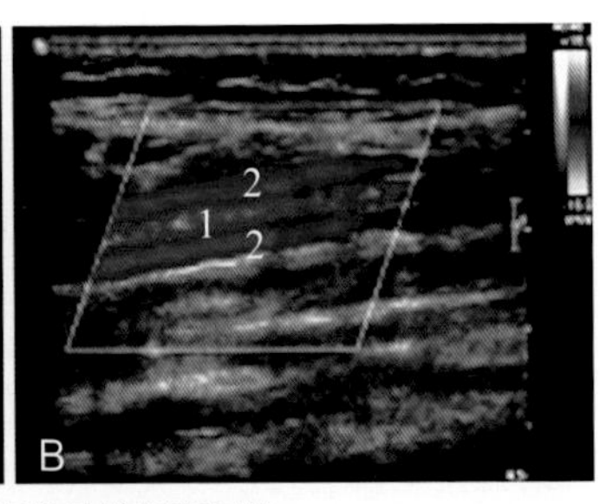

图 21-3　正常胫前动脉超声图像

A. 二维超声；B. 彩色多普勒；

1：胫前动脉；2：胫前静脉

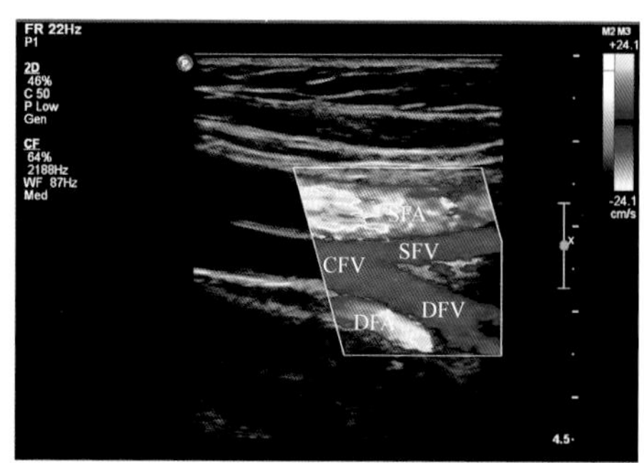

图 21-4 正常下肢血管超声图像

SFA：股浅动脉；DFA：股深动脉；CFV：股总静脉；SFV：股浅静脉；DFV：股深静脉

【灰阶超声】

四肢静脉内径多大于伴行动脉内径，且随呼吸运动而变化。在深吸气或乏氏动作时，静脉内径增宽。直立位时，下肢静脉内径明显增宽。正常四肢静脉具有以下特征：管壁菲薄呈细线状；内膜平整、光滑；管腔内的血流呈无回声；管腔具有可压缩性；静脉管腔内可看见静脉瓣膜结构（图 21-5），常见于锁骨下静脉、股总静脉及大隐静脉等。

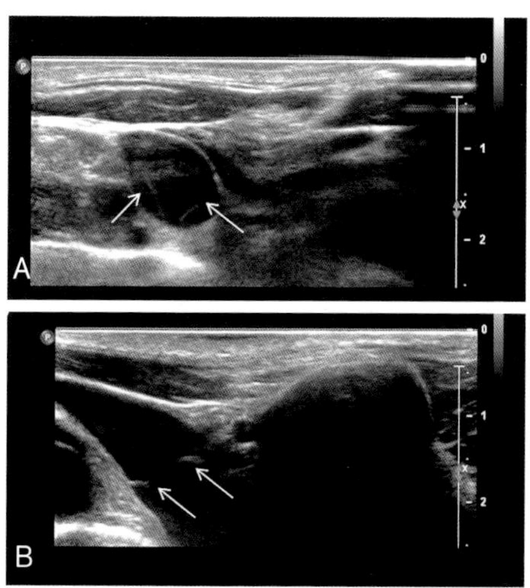

图 21-5 正常颈内静脉超声图像

A. 横切面；B. 纵切面；

静脉管壁菲薄，管腔内的血流呈无回声，可看见静脉瓣膜结构（↑）

【彩色多普勒】

正常四肢静脉内显示单一方向的回心血流信号（图 21–6），挤压远端肢体时，管腔内血流信号增强，而当挤压远端肢体放松后或乏氏动作时则血流信号立即中断或短暂反流后中断；一些正常肢体静脉（如桡、尺静脉，胫、腓静脉）可探测不到自发性血流，但人工挤压肢体远端时，管腔内可呈现血流信号；使用一定的外力后静脉管腔闭合，血流信号亦随之消失。

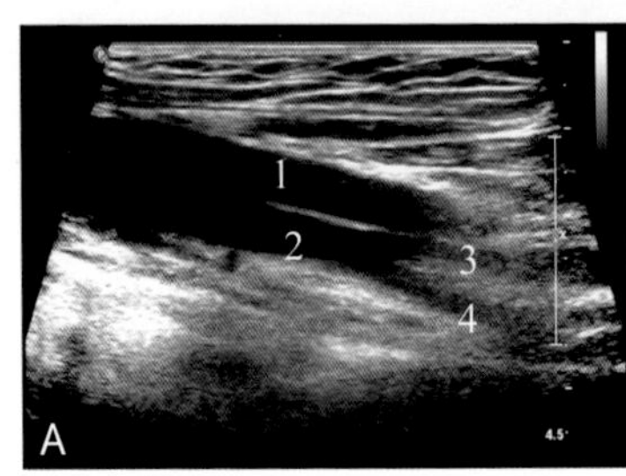

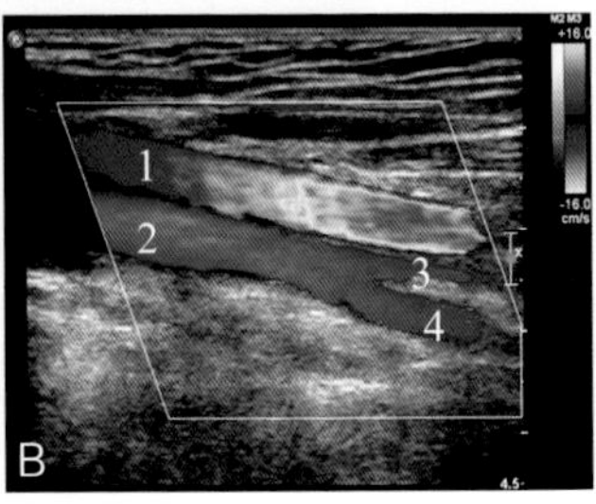

图 21–6　正常股静脉的超声图像

A．二维超声；B．彩色多普勒；

1：股浅动脉；2：股总静脉；3：股浅静脉；4：股深静脉

【频谱多普勒】

四肢静脉血流频谱有以下特点：①自发性：不管肢体处于休息还是运动状态，四肢静脉内均存在血流信号，特别是大、中静脉，而小静脉内可探测不到自发血流；②期相性：四肢静脉内的血流速度、血流量随呼吸运动发生变化（图 21–7）；③乏氏反应：

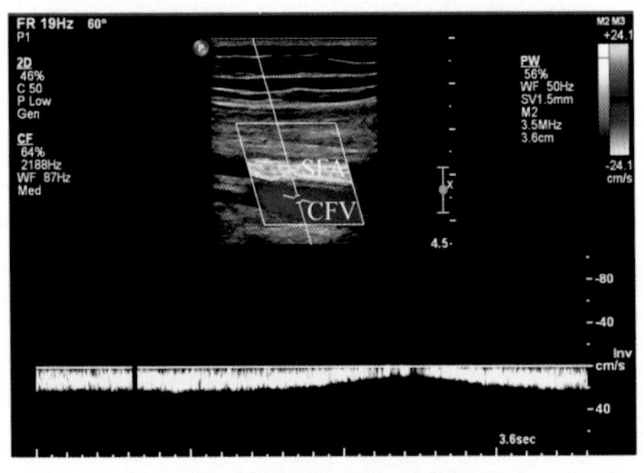

图 21–7　正常四肢静脉的频谱多普勒血流图像

正常四肢静脉血流频谱呈期相性变化，血流量随呼吸运动发生变化；

CFV：股总静脉；SFA：股浅动脉

深吸气后屏气时，四肢大、中静脉的内径明显增宽，血流信号减少、短暂消失或出现短暂反流；④血流信号增高：肢体静脉突然受压时都会使静脉回心血量和流速增加，并可使静脉瓣完好的受压部位远端血流停止；⑤单向回心血流：由于肢体静脉瓣的作用，正常四肢静脉血液仅回流至心脏。

第 2 节　四肢血管病理声像图

1. 动脉硬化闭塞症

【病因及病理】

由动脉粥样硬化引起肢体动脉狭窄或闭塞称为动脉粥样硬化闭塞症。一般多累及大、中动脉。在肢体动脉中，以下肢动脉受累最多见，股动脉特别股浅动脉发病率最高，其次髂动脉及腘动脉。

【临床表现】

常发生于 50 ～ 60 岁的老年男性，常伴有糖尿病、高脂血症、高血压等全身性疾病。上肢动脉受累，仅表现无力、易疲劳，休息后缓解。下肢动脉受累后，早起表现为间歇性跛行，严重者表现为肢体凉、苍白、发绀，甚至肢端溃疡及坏死。

【声像图表现】

超声图像显示：动脉管壁搏动减弱或消失，可见大、小不等、形态各异、回声不均的斑块，当内中膜厚度大于 1.0 mm（分叉处大于 1.2 mm），即可认为动脉粥样硬化斑块形成。部分较大的强回声斑块伴有声影，大小不同的斑块造成管腔不同程度的狭窄甚至完全阻塞（图 21-8）。彩色多普勒超声检查显示：与斑块大小、形态相应的彩色血流“充盈缺损”区域。狭窄即后段（紧接狭窄段之后 3 cm 以内）出现湍流，即“五彩镶嵌”样血流。如管腔内被完全阻塞后，腔内彩色血流变细或无血流信号。频谱多普勒显示：频谱形态失去正常的三相波群而呈单相，收缩期最大血流速度增高、舒张期最大反向血流速度减小至消失、远心段血管外周阻力减低（图 21-9，图 21-10）（表 21-1）。

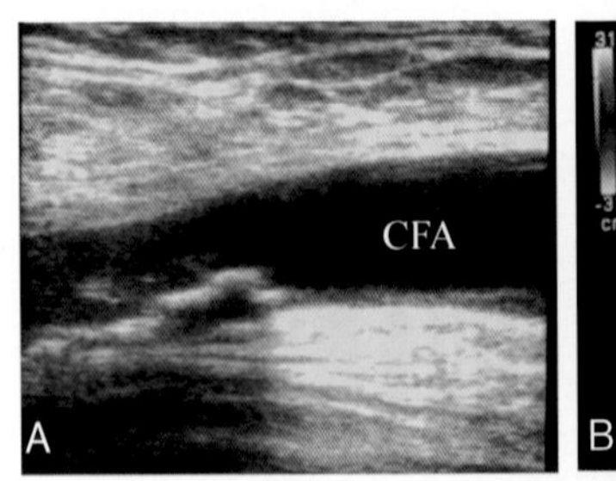

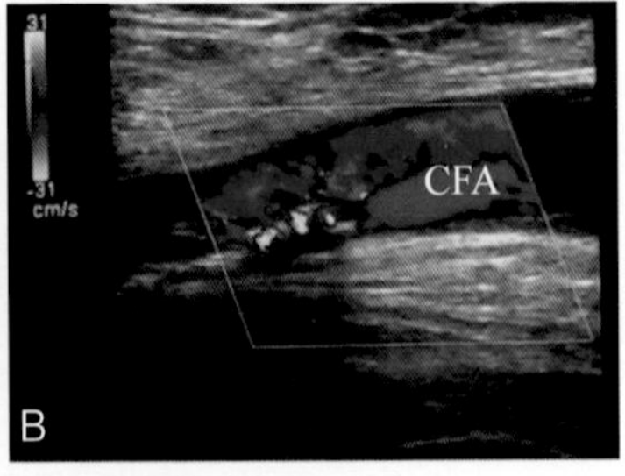

图 21-8　股总动脉粥样硬化斑块形成

A. 斑块回声不均，形态不规则；B. 内部破裂出血；CFA：股总动脉

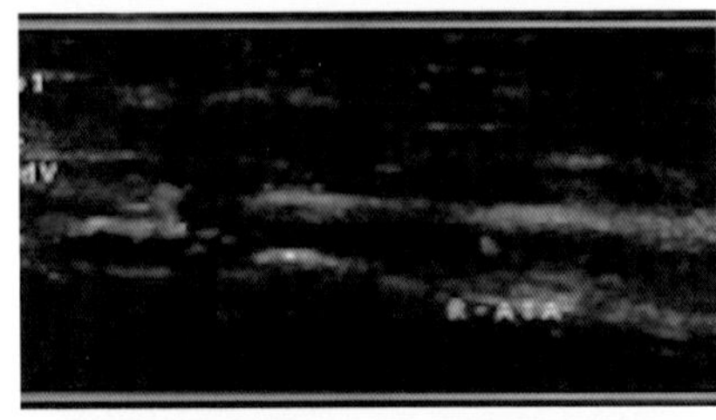

图 21-9　胫前动脉粥样硬化斑块形成，狭窄、远端闭塞，侧支循环形成

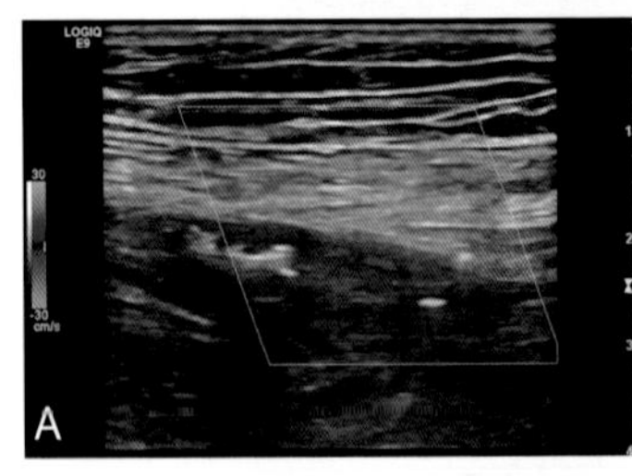

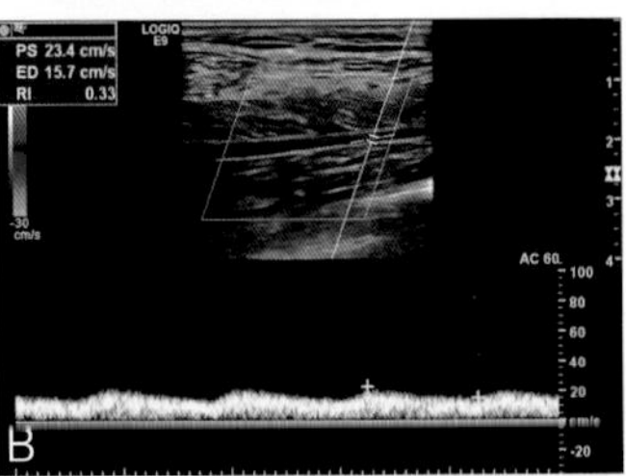

图 21-10　胫前动脉近心段粥样硬化斑块形成

A. 管腔狭窄；B. 胫前动脉远心段频谱多普勒显示峰值流速下降，舒张期反向血流消失，阻力指数下降

表 21-1　动脉狭窄和闭塞的超声诊断标准（Zwiebel 等）

动脉狭窄程度	收缩期峰值流速升高率 *	病变处多普勒频谱	近侧及远侧多普勒频谱
正常	-	三相波，无频带增宽	
＜ 49%	＜ 100%	三相波，反向血流成分可能减少，频带增宽，有频窗充填	近侧及远侧频谱正常
50% ～ 99%	＞ 100%	单相波，无反向波，全心动周期均为正向血流，明显频带增宽	远侧为单相频谱，且收缩期流速减低

续表

动脉狭窄程度	收缩期峰值流速升高率 *	病变处多普勒频谱	近侧及远侧多普勒频谱
闭塞	-	所显示动脉段无血流信号	紧邻阻塞处的近心段可闻及“撞击音”。远心段为单相频谱且收缩期流速减低

* 病变处与相邻近侧正常动脉段相比；动脉狭窄程度是指直径狭窄率。

【诊断及鉴别】

动脉硬化性闭塞症的诊断应综合临床资料和影像学检查。并与多发性大动脉炎、急性动脉栓塞，血栓性闭塞性脉管炎相鉴别。多发性大动脉炎发生在大动脉及其主要分支、内膜均匀性增厚造成管腔不同程度狭窄甚至闭塞的慢性非特异性炎症病变。急性动脉栓塞发病急，常有缺血坏死的临床表现，超声图像的特点是发病动脉管腔内有栓子的回声、彩色多普勒血流突然中断同时栓塞处不能测及动脉频谱。血栓性闭塞性脉管炎又称 Buerger 病，好发于肢端中、小动脉和静脉的炎症性闭塞型病变，主要侵犯下肢。病变处内膜增厚，呈节段性发病，病变处与正常部分有明确的分界。

2. 动脉瘤

【病因及病理】

由于先天性结构异常或后天性病变使动脉管壁变薄，在血流的长期冲击下，变薄的动脉管壁局限或弥漫性地向外扩张和膨出，从而形成动脉瘤。根据动脉瘤形成的方式不同分为三型：真性动脉瘤、假性动脉瘤、夹层动脉瘤。

【临床表现】

搏动性包块是最常见和典型的症状。较大或发生在特殊部位的动脉瘤可产生邻近的器官、神经受压和功能障碍的症状。同时压迫周围的动脉引起远端肢体或组织器官供血障碍。表现为皮温减低、苍白，严重感染坏死。

【声像图表现】

（1）**真性动脉瘤**

灰阶声像图显示病变动脉局限性囊状或梭状扩张，扩张处动脉内径≥近端正常动脉内径 1.5 倍。瘤体多为单发，瘤壁的三层结构完整，瘤体内多有血栓形成，多呈低或中等回声。彩色多普勒血流图像表现为瘤体内彩色血流方向紊乱呈涡流状态（图 21-11），旋转式流动使血流颜色呈红、蓝相间，瘤体的大小决定血流紊乱程度。附壁血栓形成后，可见彩色血流充盈缺损（图 21-12）。瘤体内血流频谱为动脉样，在动脉瘤腔的不同位置取样，可得到不同的血流频谱波形。

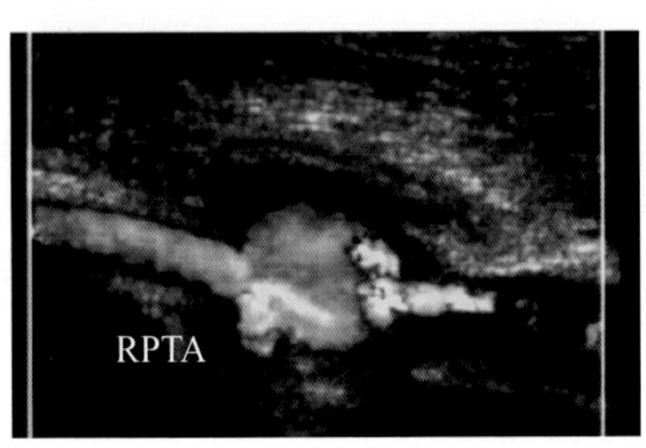

图 21-11 胫后动脉瘤声像图

RPTA：右侧胫后动脉

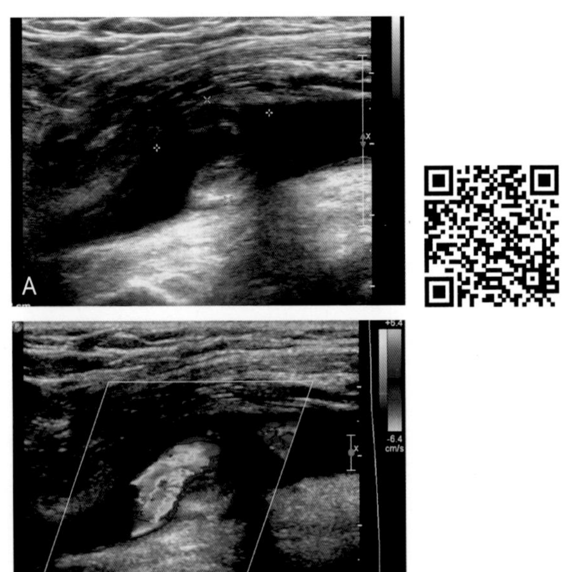

图 21-12 腘动脉瘤声像图

A. 腘动脉局限性囊状扩张，可见低回声附壁血栓（动态图）；

B. CDFI 显示附壁血栓局部血流信号充盈缺损

（2）假性动脉瘤

灰阶声像图显示在动脉附近有囊状、具有搏动性的肿物，其边界无明确的正常动脉三层结构，与周围组织关系密切。瘤腔内呈无回声，呈类圆形或不规则形。如有血栓形成，可呈形态不规则，回声强弱不等的回声区域。典型的病例可见瘤颈或破口与病变动脉相通。彩色多普勒血流图像典型表现是，能显示出瘤体经瘤颈或破口与病变动脉有血流相通，收缩期血流由动脉“喷射”入瘤体内，舒张期瘤体内的血液流回动脉腔，呈双向血流（图21-13）。瘤腔内血流紊乱，不同位置探及的血流频谱不同。瘤体内有血栓形成时，彩色血流呈现局限性充盈缺损。脉冲多普勒于瘤颈处可记录到双向血流频谱，频谱边缘不规整，血流速度高低不等（图21-14）。

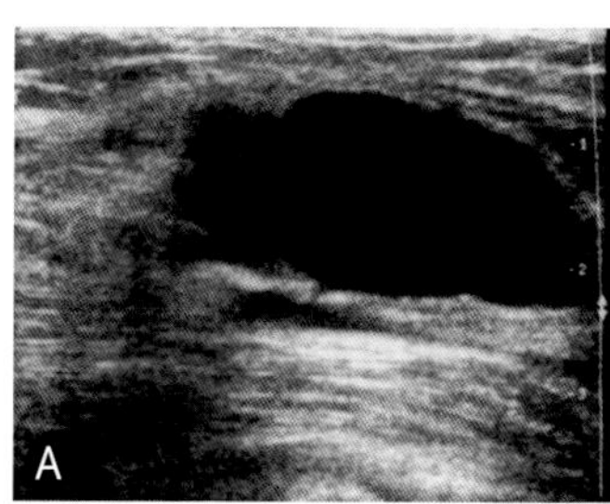

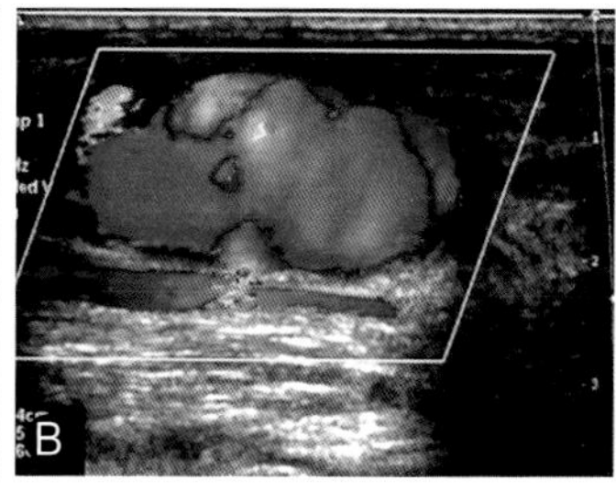

图21-13 肱动脉假性动脉瘤声像图

A. 肱动脉前方见无回声肿物，有破口与肱动脉相通；

B. CDFI可见血流在肱动脉与瘤体间往返流动

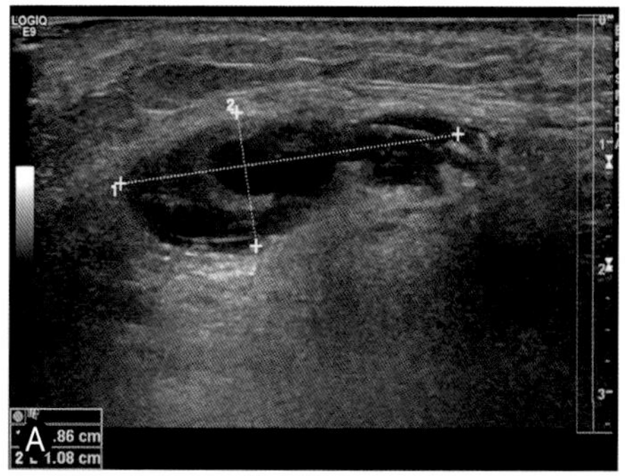

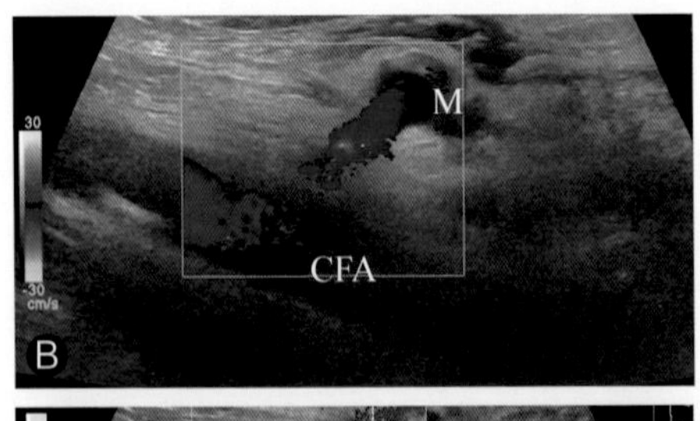

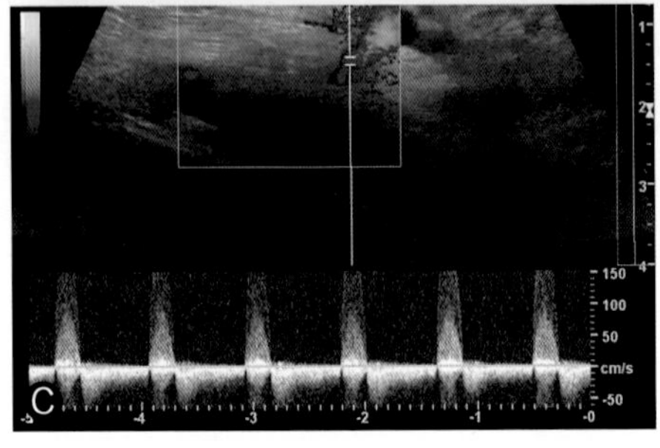

图 21-14　冠状动脉造影后，股总动脉假性动脉瘤声像图

A. 股总动脉前方可见形态不规则无回声，内可见低回声血栓（动态图）；B. 彩色多普勒可见瘤体与股总动脉经瘤颈有血流相通，呈双向血流（动态图）；C. 频谱多普勒于瘤颈处可探及典型双期双向血流频谱；CFA：股总动脉；M：假性动脉瘤

（3）夹层动脉瘤

灰阶声像图显示病变处动脉内径增宽，可见撕裂的动脉内膜呈线状弱回声，与动脉壁分离，形成内膜与动脉壁间的假腔。一般情况下，假腔内径较真腔大，经内膜破口与真腔相通，撕裂的内膜断端摆动不定。典型病例收缩期可见真腔内的血流经内膜破口进入假腔，破口处血流颜色明亮呈五彩镶嵌样，假腔内血流颜色较亮、充盈完全；舒张期可见血流由假腔经破口流回真腔。真腔内血流频谱呈动脉样、形态与正常动脉频谱接近；假腔内的血流频谱仍随心动周期搏动，但形态不规则、频谱方向不一致、波峰高低不等。破口处血流频谱方向相反。收缩期，由真腔进入假腔、频谱充填的湍流样血流频谱；舒张期，方向相反，速度减慢，甚至无信号。

【诊断及鉴别】

应用彩色多普勒血流成像技术诊断典型的真性、假性、夹层动脉瘤并不困难，但非典型病例需要进行鉴别诊断，主要从瘤体的位置、瘤壁结构、瘤体内血流状态及其与动脉和周围组织的关系等方面综合判断（表 21-2）。

表 21-2 真性动脉瘤与假性动脉瘤、动脉夹层的鉴别

	真性动脉瘤	假性动脉瘤	动脉夹层
常见病因	动脉粥样硬化	外伤、感染	动脉粥样硬化、梅毒、Marfan 综合征等
起病	缓慢	可慢、可急	急骤
形态	梭形、囊状	动脉旁的囊性肿块	双腔（真腔和假腔）
彩色多普勒	紊乱血流或涡流	瘤颈处双向血流	真、假腔内彩色血流一般不同（方向、彩色血流亮度等）
脉冲多普勒	同彩色多普勒	瘤颈处双向血流频谱	真、假腔多普勒频谱一般不同（方向、流速等）

注：摘自唐杰，姜玉新．超声医学．2009

3. 急性动脉栓塞

【病因及病理】

急性动脉栓塞（acute arterial embolism）是指栓子自心脏或近心端动脉壁脱落，或自外界进入动脉，随动脉血流到达并停留在管径与栓子大小相当的动脉内，引起受累动脉供应区组织的急性缺血而出现相应的临床症状。

【临床表现】

急性动脉栓塞的临床表现和预后视阻塞的部位和程度而有所不同。

【声像图表现】

动脉管腔内显示不均质偏低回声结构，有时可见不规则强回声斑块伴典型或不典型声影，有时于栓塞近心端可见到血栓头漂浮于管腔内。彩色多普勒显示血流于栓塞部位突然中断，不完全性栓塞时，彩色血流呈不规则细条或细线状，色彩明亮或暗淡。脉冲多普勒显示完全栓塞时，栓塞段不能测及血流频谱；不完全栓塞时，栓塞区血栓与管壁间可见不规则血流信号；栓塞远心端动脉内可测及低速低阻或单相连续性带状血流频谱。

【诊断及鉴别】

主要与急性四肢深静脉血栓形成鉴别。急性四肢深静脉血栓形成时可引起动脉反射性痉挛，使远心端动脉搏动减弱、皮温降低、皮色苍白，易与急性四肢动脉栓塞相混淆；但急性四肢深静脉血栓形成时，二维超声可发现四肢深静脉有血栓，彩色多普勒则显示深静脉血流异常，而动脉血流通畅。

4. 血栓闭塞性脉管炎

【病因及病理】

血栓闭塞性脉管炎（thromboangiitis obliterans，TO）也称Buerger 病。主要累及下肢的中小动脉及其伴行静脉，病变呈节段性分布。以 20 ～ 40 岁年轻吸烟男性多见。病变初期多发生于远侧肢体动、静脉，随着病情进展逐渐累及腘、股、髂和肱动脉。病变早期有动脉内膜增厚，伴管腔内血栓形成；晚期动、静脉周围显著纤维化，伴侧支循环形成。

【临床表现】

如管腔完全闭塞而侧支循环未建立，则远心端肢体将发生坏疽。

【声像图表现】

灰阶超声显示受累动脉段内膜面粗糙不平，呈“虫蚀”状，管壁不均匀性增厚，内径变细甚至闭塞，多以腘动脉以下病变为主；病变呈节段性，可见正常动脉段与病变段交替；病变段动脉无粥样硬化斑块。彩色多普勒：病变动脉段内血流信号变细、边缘不平整，血流间断性变细、稀疏或消失，亮、暗变化明显；如管腔完全闭塞则无血流信号显示，可见侧支血管形成。脉冲多普勒：由于血栓闭塞性脉管炎常累及一段较长的动脉，呈非局限性特点，所以脉冲多普勒频谱变化较大。病变较轻时，频谱形态可接近正常的三相波；多数情况下，脉冲多普勒频谱呈单相波，流速增高或减低；病变以远正常动脉内的脉冲多普勒频谱呈动脉高度狭窄后的“小慢波”；在闭塞病变段探测不到多普勒血流频谱。

【诊断及鉴别】

动脉粥样硬化：多见于老年人，动脉管壁上可见粥样硬化斑块，根据临床表现和超声图像特点易于鉴别。结节性多动脉炎：该病主要累及中、小动脉，肢体可出现类似血栓闭塞性脉管炎的缺血表现。但其特点是病变范围广泛，常累及肾、心、肝等内脏动脉，极少累及肢体动脉，皮下有沿动脉排列的结节；患者常有乏力、发热和红细胞沉降率增快，血液检查呈高球蛋白血症（α 和 α_2），确诊需进行活组织检查。

5. 多发性大动脉炎

【病因及病理】

病因未明，多发生于青年女性。多发性大动脉炎（Takayasu's arteritis，TA）是累及主动脉及其分支的慢性进行性非特异性炎症，病变常累及二级以上血管，发生在大动脉不同部位及分支，分为头臂型、胸腹主动脉型、肾动脉型、肺动脉－冠状动脉型、广泛型等五种类型。病变大动脉管壁僵硬、钙化、萎缩，与周围组织粘连，管腔狭窄或闭塞。在少数情况下，病变动脉管壁破坏广泛，而结缔组织修复不足，导致动脉扩张，形成动脉瘤。

【临床表现】

根据受累动脉的不同则症状不同。颈动脉、锁骨下动脉、椎动脉狭窄和闭塞可有不同程度的脑缺血，以及头晕、头痛、记忆力减退、视力减退等症状；脑缺血严重者可有反复晕厥，抽搐，失语，偏瘫或昏迷。上肢缺血可出现单侧或双侧上肢无力、发凉、酸痛、麻木甚至肌肉萎缩。胸主动脉、腹主动脉受累可出现头颈、上肢高血压及下肢供血不足的症状，患者上下肢血压相差＞ 20 mmHg 时提示主动脉有狭窄。肾动脉受累时高血压为重要的临床表现，尤以舒张压升高明显。病变可累及单侧或双侧肺叶动脉或肺段动脉，且为多发性病变。冠状动脉受累者少见，一旦受累，后果严重。广泛型具有上述两种以上类型的特征，属多发性病变，多数患者病情较重。

【声像图表现】

受累血管均在两支以上；病变血管广泛而不规则增厚，回声不均匀（图 21-15），管腔不同程度狭窄或闭塞；血管狭窄可呈局限性或弥漫性。彩色多普勒：病变轻者，彩色血流可呈单一色；随着血管狭窄程度的加重，血流充盈缺损，血流变细，并呈“五彩镶嵌”样；管腔闭塞时，血流信号消失（图 21-16）。脉冲多普勒：病变弥漫广泛时，多普勒频谱呈低速单相波；局限性狭窄段内可探及高速血流频谱；在闭塞病变段探测不到多普勒血流频谱。

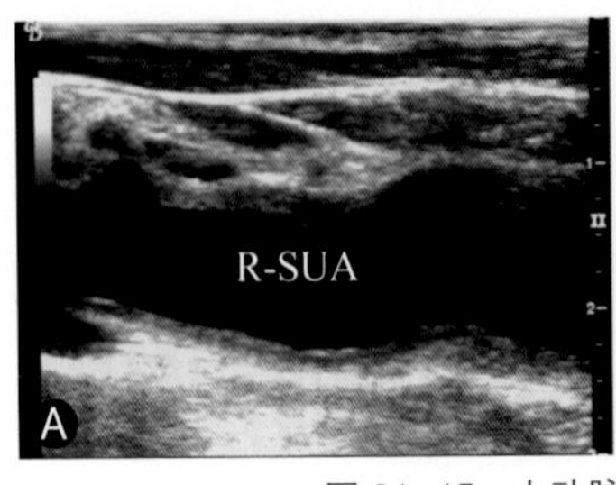

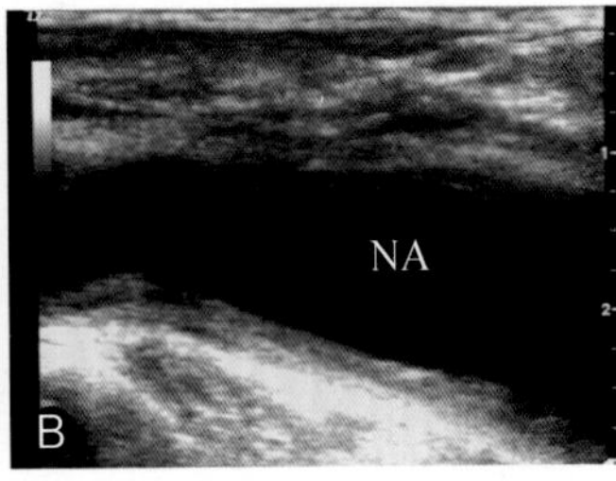

图 21-15　大动脉炎的二维超声图像

A. 右侧锁骨下动脉（R-SUA）血管壁病变广泛、不规则增厚，回声不均匀；B. 头臂动脉（NA）血管壁增厚、回声不均

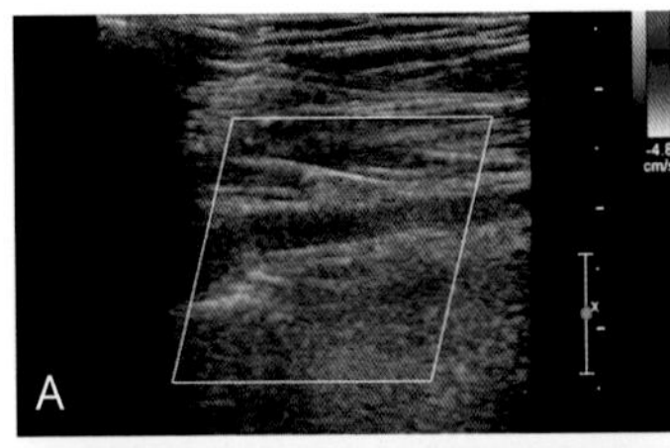

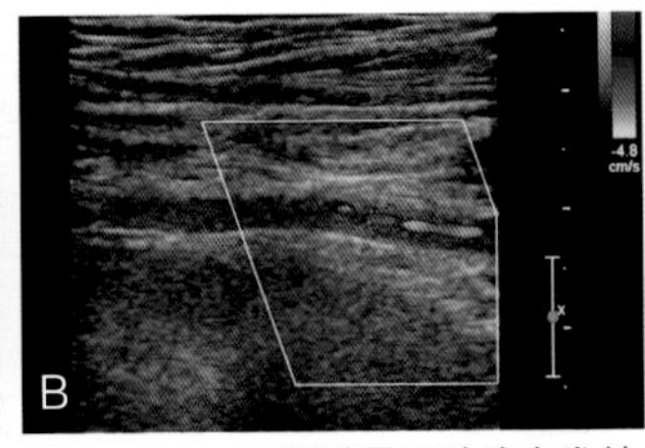

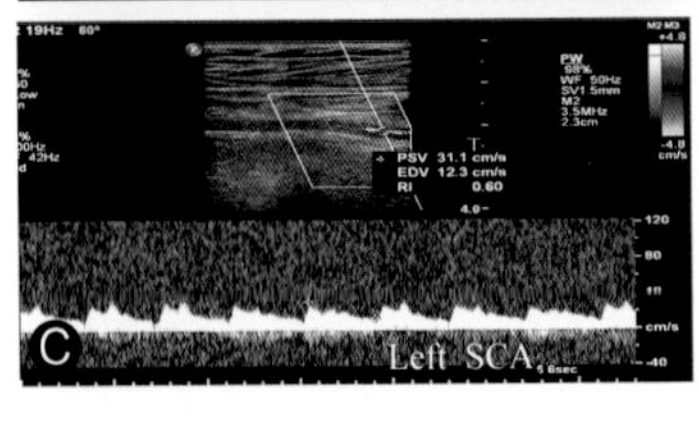

图 21-16　左侧锁骨下动脉多发性大动脉炎的彩色多普勒血流图像

A. 左侧锁骨下动脉近心段血流信号消失；B. 左侧锁骨下动脉远心段彩色血流呈单一色，且血流变细；C. 左侧锁骨下动脉远心段呈低速单向血流频谱；left SCA：左侧锁骨下动脉

【诊断及鉴别】

需注意与动脉粥样硬化、血栓闭塞性脉管炎鉴别。后者主要累及下肢的中小动脉及其伴行静脉，病变呈节段性分布。以 20 ～ 40 岁年轻吸烟男性多见。

6. 锁骨下动脉窃血综合征

【病因及病理】

锁骨下动脉窃血综合征（subclavian steal syndrome，SSS）由

于锁骨下动脉或无名动脉近端狭窄或闭塞，导致锁骨下动脉狭窄的远端管腔、患侧椎动脉内压力下降，当血压低于椎－基底动脉压力时，血流由于虹吸作用由健侧的椎动脉通过基底动脉进入患侧的椎动脉，导致脑及患肢缺血。

【临床表现】

临床表现为头晕、发作性晕厥、上肢麻木、无脉、双侧上肢血压不一致等。

【声像图表现】

根据引起锁骨下动脉或无名动脉近端狭窄或闭塞的病因不同，其二维超声表现不同。动脉粥样硬化所致者，可见内中膜不规则增厚，硬化斑块形成，管腔变窄；大动脉炎所致者，增厚管壁多呈低回声，狭窄段较长。锁骨下动脉或无名动脉不完全闭塞时，锁骨下动脉或无名动脉近端狭窄处显示为“五彩镶嵌”样血流；完全闭塞时，闭塞处血流信号中断。频谱多普勒在锁骨下动脉或无名动脉近端狭窄处可记录到高速血流频谱。

椎动脉也有相应超声表现：锁骨下动脉轻度狭窄时，椎动脉血流与同侧颈总动脉血流一致；锁骨下动脉中度狭窄时，椎动脉血流在心动周期中呈“红、蓝”交替现象；锁骨下动脉重度狭窄或闭塞时，椎动脉血流与同侧颈总动脉血流完全相反，与同侧椎静脉血流方向一致，可出现部分反向或完全反向（图 21-17）。

患侧上肢动脉：彩色血流充盈尚可，但色彩暗淡；舒张期反向血流消失，甚至出现“小慢波”。

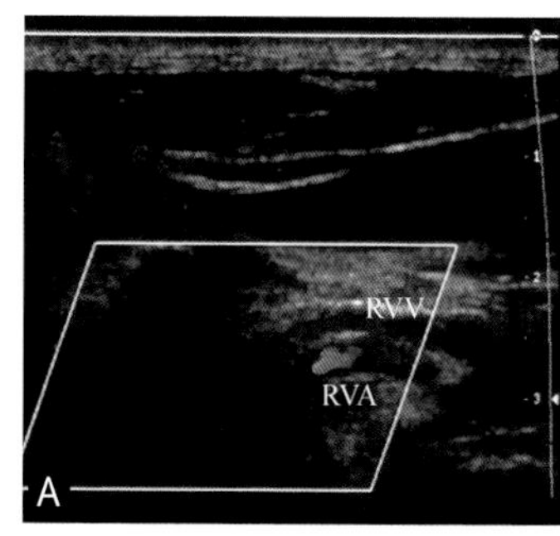

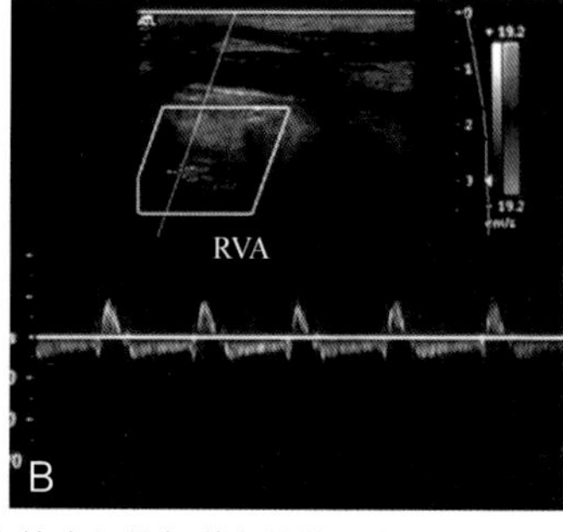

图 21–17 锁骨下动脉窃血综合征的频谱多普勒图像

A．患侧椎动脉血流反向，其血流方向与同侧椎静脉血流方向一致；B．右侧椎动脉收缩期血流反向，舒张期为正向频谱；RVA：右侧椎动脉；RVV：右侧椎静脉

【诊断及鉴别】

锁骨下动脉远端狭窄：病变远端肱动脉可出现“小慢波”，但超声检查可明确血管病变的部位及程度。

7. 四肢静脉血栓

【病因及病理】

静脉血栓形成主要有静脉血流缓慢，静脉壁损伤，血液呈高凝状态三个发病机制。深静脉血栓形成好发于下肢、盆腔、下肢静脉和颈静脉，其中以下肢静脉最常见。血栓一旦形成，若不及时治疗可以不断变大，导致管腔部分或完全堵塞，并沿静脉管腔延伸。

【临床表现】

血栓水平以下的肢体持续肿胀，站立时加重；疼痛和压痛，皮温减低；浅静脉曲张；“股青肿”；血栓脱落可引起肺栓塞。

【声像图表现】

急性血栓：指 2 周以内的血栓，超声特点：血栓处静脉管径明显扩张；血栓形成后数小时到数天之内表现为无回声，1 周后回声逐渐呈低回声；静脉管腔不能被压瘪；急性血栓的近心端往往未附着于静脉壁，自由漂浮在管腔中。彩色多普勒显示血栓段静脉内完全无血流信号或探及少量血流信号（图 21–18）。当血栓使静脉完全闭塞时，血栓近端静脉血流信号消失或减弱，而血栓远端静脉频谱变为连续性，失去期相性，乏氏动作反应减弱甚至消

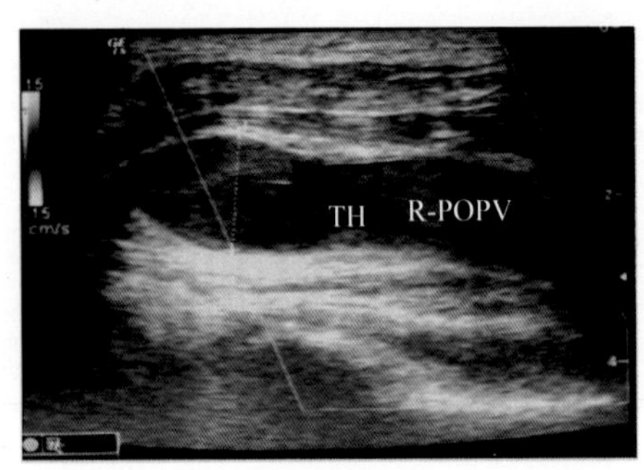

图 21–18　右侧腘静脉急性血栓形成

彩色多普勒期内未见明显血流信号；TH：血栓；R–PORV：右侧腘静脉

失。脉冲多普勒显示当血栓使静脉完全闭塞时，血栓远端静脉频谱变为连续性，失去期相性，Valsalva 反应减弱甚至消失。但血栓致管腔部分阻塞可能不发生这些改变。

亚急性血栓：发生在 2 周～6 个月的血栓，超声特点：血栓回声较急性阶段逐渐增强（图 21-19）；血栓逐渐溶解和收缩，血栓变小、固定，静脉内径回缩；静脉管腔不能完全被压瘪；血栓黏附于静脉壁，不再自由浮动。彩色多普勒表现为血栓再通后静脉腔内血流信号增多及侧支循环形成。当有丰富的侧支循环时，远端静脉的频谱改变可不明显。

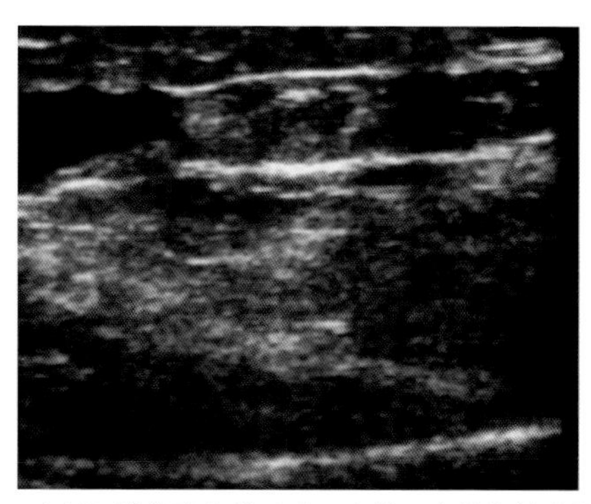

图 21-19　左侧股浅静脉血栓形成，血栓回声较急性阶段逐渐增强

慢性期血栓：发生在 6 个月以上的血栓。超声特点：管壁不规则增厚；静脉瓣膜增厚、回声增强。彩色多普勒可见静脉瓣反流及侧支静脉形成。

【诊断及鉴别】

超声检查是目前诊断肢体静脉血栓形成的首选方法。应与下肢静脉瓣功能不全、四肢骨骼肌损伤、四肢淋巴水肿、浅表软组织、淋巴结、囊肿等鉴别。还应与充血性心力衰竭、慢性肾功能不全、贫血、低蛋白血症和盆腔恶性肿瘤等全身性疾病鉴别。这些疾病引起的四肢水肿通常是双侧和对称性。超声检查静脉腔内无血栓征象。

8. 静脉瓣功能不全

【病因及病理】

原发性静脉瓣功能不全占多数，可能与胚胎发育缺陷及瓣膜结构变形等因素有关。继发性是血栓形成后的后遗症，通常在血栓形成的 5 ～ 6 个月后出现瓣膜功能不全症状，且主要出现在膝关节以下。

【临床表现】

反流性静脉高压和瘀血所引起的系列症状，可出现下肢肿胀、疼痛、浅静脉曲张及足部出现营养不良性变化，色素沉着、湿疹和溃疡。

【声像图表现】

下肢深静脉瓣膜功能不全常表现为静脉管腔增宽，管壁内膜平整、不增厚，管腔内无实性回声，探头加压后管腔能被压闭。有的患者超声能够显示较大静脉或浅表静脉的瓣膜，可观察到瓣膜关闭不全，或可见瓣膜不对称、瓣膜增厚，甚至缺如。彩色多普勒血流图像显示静脉内可探及与静脉回心血流方向相反的逆向血流。频谱多普勒显示静脉内血液反流，挤压远侧肢体放松后或做 Vslsalva 动作时反流持续时间 > 0.5 s。根据多普勒测量静脉反流的持续时间将反流分为 4 级：1 级，反流持续时间为 1 ～ 2 s；2 级，反流持续时间为 2 ～ 4 s；3 级，反流持续时间为 4 ～ 6 s；4 级，反流持续时间为＞ 6 s（图 21-20）。

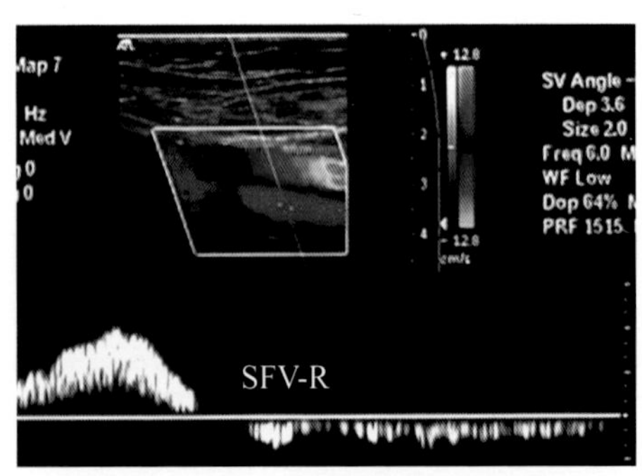

图 21-20　股浅静脉瓣反流声像图

SFV-R：右侧股浅静脉

【诊断及鉴别】

目前，彩色超声检查是无创诊断静脉瓣功能不全的首选方法。主要与静脉血栓形成、四肢淋巴水肿相鉴别。

9. 下肢浅静脉曲张

【病因及病理】

多见于女性，且随年龄增长而增多。主要表现为浅静脉迂曲、扩张、变长。最常见于下肢。主要原因是静脉壁薄弱，静脉瓣缺损或损害及浅静脉内压力升高所致。

【临床表现】

最常见的症状是疼痛、肿胀、沉重感、瘙痒，以及外观的损害。病程进展甚至会形成溃疡。

【声像图表现】

灰阶声像图可见迂曲的浅静脉，探头加压后管腔塌陷。合并血栓时管腔内可见弱回声（图 21-21）。彩色多普勒血流图像可见迂曲扩张的静脉内色彩暗淡，有时可见大隐静脉反流信号（图 21-22），且随 Valsalva 动作和远端加压试验增强。频谱多普勒检测下肢浅静脉血流速度缓慢。

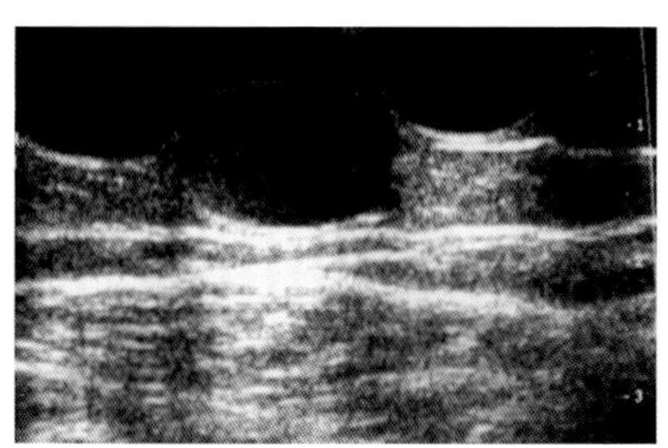

图 21-21 大隐静脉曲张并血栓形成声像图

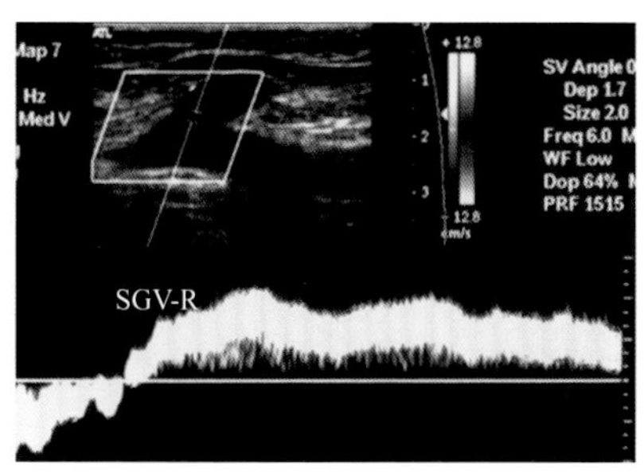

图 21-22 股隐静脉瓣反流声像图

SGV-R：股隐静脉瓣反流

【诊断及鉴别】

超声可明确诊断下肢浅静脉曲张。局限性的浅静脉扩张需要注意与血管瘤及动静脉瘘鉴别。

10. 四肢后天性动静脉瘘

【病因及病理】

后天性动静脉瘘多与外伤、感染及恶性肿瘤有关，医源性血管损伤也是导致该病的原因之一。大体可以归纳为三种类型：裂孔型：动静脉间借瘘直接相通；导管型：动静脉间借管状结构相通；囊瘤型：动静脉瘘口处伴发瘤样结构。后天性动静脉瘘约1/2 ～ 2/3 发生于下肢。

【临床表现】

在动静脉瘘部位都可以听到典型、粗糙而持续的隆隆声，称为“机器”样杂音。心率增快，心脏进行性扩大甚至心力衰竭。受累肢体在动静脉瘘部位表面皮温升高、高流速，动静脉瘘较远的部位皮温可能正常或低于正常。多数患者，动静脉瘘附近或远端的浅表静脉曲张。皮肤色素沉着，足趾或手指常发生溃疡，表现类似深静脉血栓后症状。高流量分流的动静脉瘘，肢体远端血运减少可导致缺血样体征。

【声像图表现】

灰阶超声图像显示动静脉瘘近端动脉内径增宽或呈瘤样扩张，远端动脉内径正常或变细；动静脉间可见裂孔或管状结构相通。动脉血流通过瘘口进入静脉，导致静脉增宽、有搏动，静脉管腔内可有血栓形成（图 21-23）。彩色多普勒显示动脉侧血流方向正常或逆转，频谱形态呈三相波或二相波，血流阻力降低，流速增高。瘘口或瘘管处：血流持续从动脉流向静脉，呈“五彩镶嵌”样，频谱多普勒可记录到高速低阻的动脉样频谱，频带增宽。静脉腔内出现动脉样血流，压迫供血动脉时引流静脉内动脉样血流速度减低。动静脉瘘口狭窄或流出道静脉狭窄时，可疑狭窄处流速明显增高（图 21-24）。

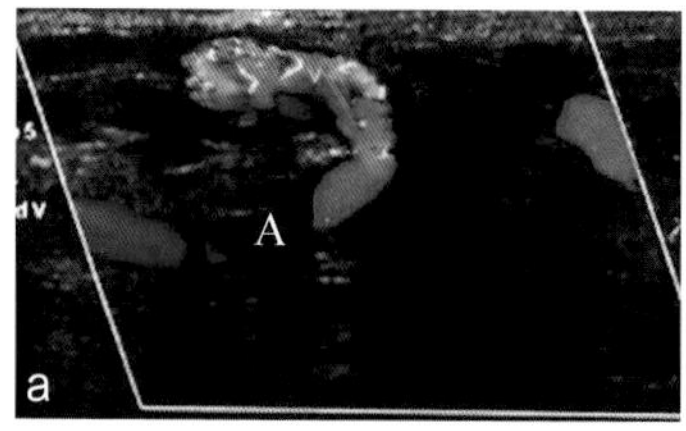

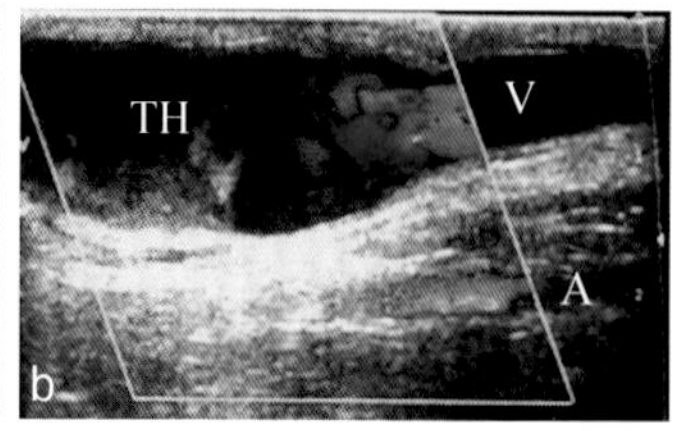

图 21-23 左前臂桡动脉头静脉人工动静脉瘘声像图

a. 彩色多普勒可见血流持续从动脉流向静脉；b. 静脉管腔内可见血栓形成；A：桡动脉；V：头静脉；TH：血栓

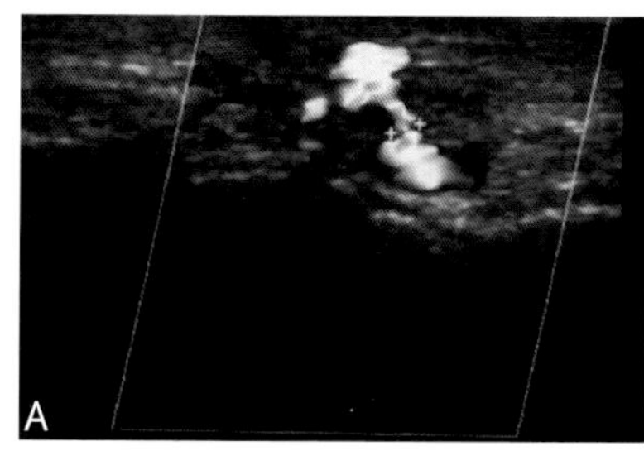

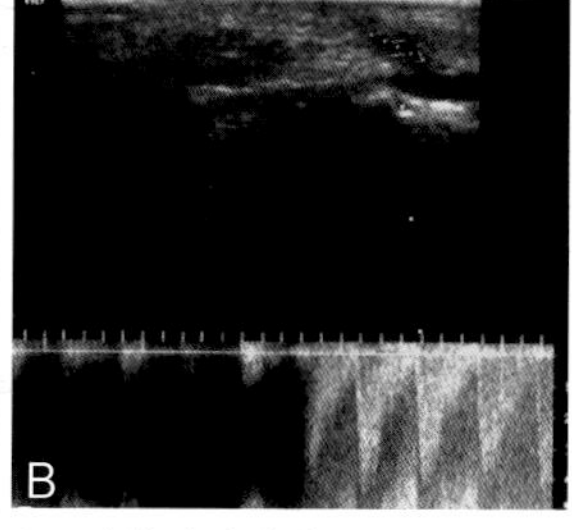

图 21-24 左前臂桡动脉头静脉人工动静脉瘘声像图

A. 瘘口处血流变细，呈花色血流信号；B. 该处流速明显增高

【诊断及鉴别】

本病需与动脉瘤及血栓性深静脉炎鉴别。动脉瘤病灶呈囊状，借瘤颈与动脉相通，动静脉之间无交通，囊状病灶内为“旋涡”状血流，瘤颈处可记录到典型的双向血流频谱。血栓性深静脉炎：静脉曲张相对轻，局部没有震颤和杂音，动静脉之间无交通，静脉内无动脉样血流。

（张一休 姜 颖）

第22章

颈部血管

【适应证】

颈部肿大，颈部疼痛，颈部外伤，颈部血管异常搏动，颈动脉炎，颈动脉瘤，颈动脉栓塞等。正常人群或脑血管病高危人群（高血压、糖尿病、高脂血症、肥胖、吸烟人群、既往有脑血管病史等）的筛查。

【检查前准备】

无需特殊准备，女性应取下项链，充分暴露颈部，以便检查。超声检查前应简略询问病史，并向被检者简单介绍超声检查步骤，以获得检查过程中被检者的配合。

【检查方法】

仪器选择：选择高频带有彩色多普勒超声仪器，以便测量血流频谱。

探头选择：选择高频 7.0 ~ 10.0 MHz 线阵探头。对于特别肥胖、颈部较短、椎动脉或锁骨下动脉检查困难者，可以应用 2.0 ~ 5.0 MHz 线阵探头。

患者体位：常规应用仰卧位，头向上平视，头枕高低以患者头部舒适为主（尤其老年患者），也可根据需要，头向左、右侧转动，进行检查。

扫查方法：扫查从颈根部、锁骨上开始，沿颈总动脉（CCA）长轴向头侧进行纵切，到膨大处，转 90° 进行横切，见颈内动脉（ICA）、颈外动脉（ECA），再分别进行扫查。采用二维超声显示颈动脉走行、动脉管腔透声情况、血管壁结构、内膜厚度及血管内径的测量。然后进行彩色多普勒超声（CDFI）观察血流充盈状态、血流方向、血流速度分布。测量血流频谱，分析峰值流速（Vmax）、阻力指数（RI）、搏动指数（PI），检测时血流束与多普勒取样角度应小于 60°。

第1节 正常颈部血管声像图

（1）灰阶超声图像

左侧颈总动脉直接发自主动脉弓；右侧颈总动脉发自头臂干–无名动脉。颈总动脉管壁分为三层：内膜层，为一细线样连续光滑的等回声带；中膜平滑肌层，为低回声暗带；外膜层，清晰而明亮的强回声带，为疏松结缔组织构成（图 22–1）。颈总动脉管径及 IMT 的测量在颈总动脉分叉水平下方 1 ～ 1.5 cm 范围内，取内膜均匀无斑块病变的部位测量。ITM 的厚度小于 0.9 mm。不同年龄的 ITM 的厚度见表 22–1。正常颈内动脉自颈总动脉分出后出现局限性管径相对增宽，称颈内动脉球部。球部以远的颈内动脉管腔大小相对均匀一致。常规颈内动脉管径及 IMT 的测量部位应在颈总动脉分支水平上方 1 ～ 1.5 cm。颈外动脉位于颈内动脉的前内侧，自颈总动脉分出后即可观察到多个分支，是颈外动脉与颈内动脉鉴别的血管结构特征。

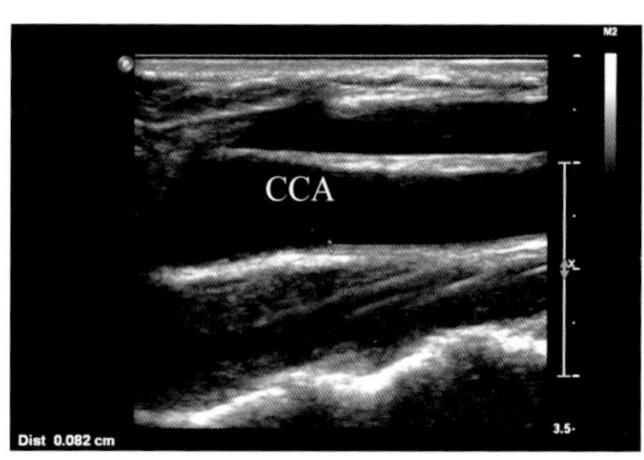

图 22–1 颈总动脉灰阶声像图
CCA：颈总动脉

表 22–1 不同年龄颈动脉内径测值（X ± SD）

年龄（岁）	颈总动脉（mm）	颈内动脉（mm）	颈外动脉（mm）
20 ～ 40	6.6 ± 0.4	5.4 ± 0.5	4.3 ± 0.4
41 ～ 50	6.7 ± 0.5	5.6 ± 0.5	4.6 ± 0.5
51 ～ 60	6.9 ± 0.5	5.4 ± 0.6	4.4 ± 0.6
61 ～	7.5 ± 0.9	6.0 ± 0.8	4.7 ± 0.4

摘自简文豪．颅脑与外周血管超声诊断学．2006

（2）彩色多普勒超声

正常颈总动脉的彩色多普勒血流成像受到心动周期的变化及血细胞与血管壁之间的黏滞性的影响，从血管周边至管腔中心呈现由弱到强或由低速到高速或由暗到明亮的色彩变化。沿颈总动脉上行，到颈总动脉膨大处，再向上可见分叉的两条血管，即颈外动脉及颈内动脉（图 22-2）。正常颈内动脉近段球部，彩色血流成像显示低速涡流"红蓝"相间的血流信号。在球部以远的颈内动脉管腔内径相对减小，局部血流恢复层流状态，CDFI 成像再次出现中心亮带血流特征。颈外动脉彩色血流成像可见多条动脉分支结构，血流充盈与颈总动脉、颈内动脉相同，具有中心亮带血流特征。

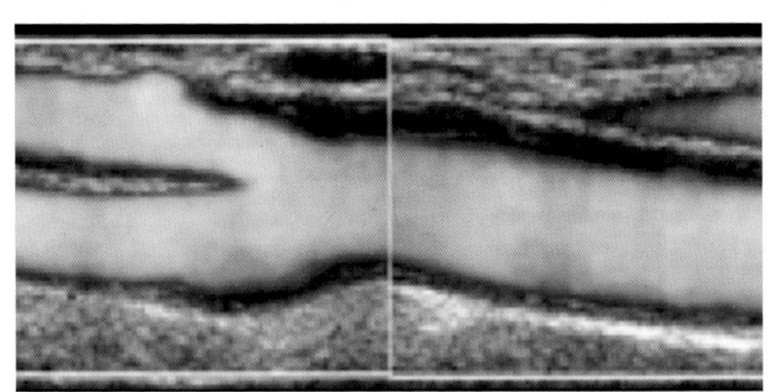

图 22-2　颈动脉彩色多普勒血流声像图

（3）频谱多普勒

颈总动脉血流呈现为层流，频带窄，收缩期频窗清晰，舒张期流速较低，频谱呈三峰形，阻力指数介于颈内动脉与颈外动脉之间（图 22-3）；颈内动脉阻力小，收缩期血流加速度较小，呈双峰形态（图 22-4）；颈外动脉阻力大，收缩期峰值流速快（图 22-5）。

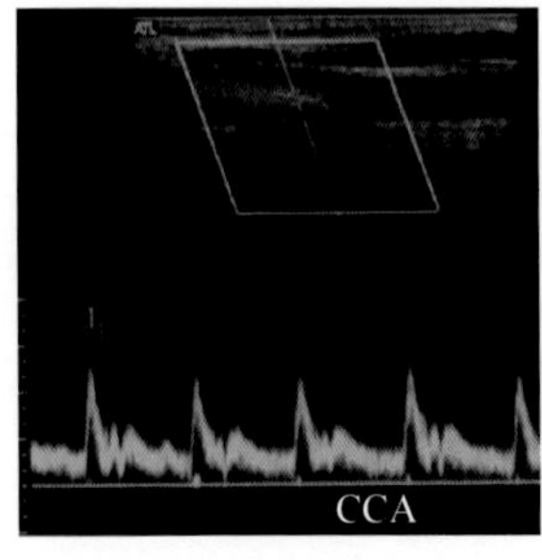

图 22-3　颈总动脉血流频谱图

CCA：颈总动脉

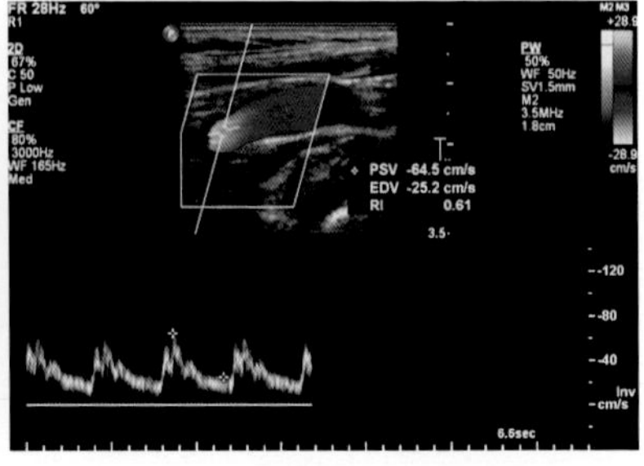

图 22-4　颈内动脉血流频谱图

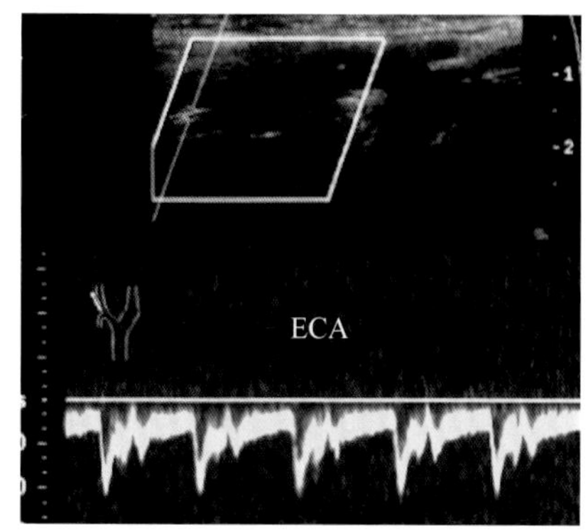

图 22-5　颈外动脉血流频谱图

ECA：颈外动脉

颈总动脉、颈外动脉及颈内动脉三者的收缩期、舒张期及平均峰值流速见表 22-2。

表 22-2　颈动脉血流参数测值（x ± sd）

部位	V_{max}（cm/s）	V_{min}（cm/s）	V_{mean}（cm/s）
颈总动脉	91.3 ± 20.7	27.1 ± 6.4	22.5 ± 5.1
颈内动脉	67.6 ± 14.3	27.3 ± 6.4	22.2 ± 5.5
颈外动脉	70.9 ± 16.1	18.1 ± 5.1	15.2 ± 4.6

摘自简文豪．颅脑与外周血管超声诊断学．2006

第 2 节　颈部血管病理声像图

1. 颈动脉硬化性病变

【病因及病理】

颈动脉硬化性病变是高血压、高脂血症等引起的动脉粥样硬化，好发部位是颈动脉分叉处。病理变化是颈动脉内膜内脂质的沉积，引起颈总动脉内 - 中膜的增厚、钙化、血栓形成，导致动脉管腔狭窄，最后完全闭塞，导致脑血流供应障碍。

【临床表现】

中老年患者，常常有高血压、高脂血症，部分患者有头痛、头晕；体检：有高血压；实验室：有血脂增高等。

【声像图表现】

颈动脉壁内－中膜毛糙、不整；通常 IMT ≥ 1.0 mm 界定为颈动脉内－中膜增厚。在 IMT 增厚的基础上动脉粥样硬化病变进展导致斑块形成。当 IMT ≥ 1.5 mm 并突出于管腔，即可定义为斑块。斑块的基本结构为表面的纤维帽、核心部、基底部和上下肩部。斑块可以是低回声、中等回声或强回声（图 22-6，图 22-7），斑块回声可以为均质性和不均质性，斑块形态可以为规则型、不规则型和溃疡性斑块。颈动脉硬化病变发展至严重阶段可引起颈动脉狭窄和闭塞（图 22-8，图 22-9）。CDFI: 颈动脉内有斑块形成，可见彩色血流充盈缺损、狭窄，狭窄段血流充盈呈细线样，狭窄以远段血管扩张，“五彩镶嵌”样涡流、湍流血流信号；当血管闭塞时血流信号消失。频谱多普勒显示狭窄段血流频谱增宽，血流速度增快；狭窄近、远段流速正常或减低。对于颈动脉狭窄程度评估的血流参数，2003 年北美放射年会超声会议通过了统一检测标准（表 22-3）。

表 22-3　2003 年北美放射年会超声会议公布的标准

狭窄程度	PSV（cm/s）	EDV（cm/s）	$PSV_{颈内动脉}/PSV_{颈总动脉}$
0 ～ 49%	＜ 125	＜ 40	＜ 2.0
50% ～ 69%	≥ 125，＜ 230	≥ 40，＜ 100	≥ 2.0，＜ 4.0
70% ～ 99%	≥ 230	≥ 100	≥ 4.0
闭塞	无血流信号	无血流信号	无血流信号

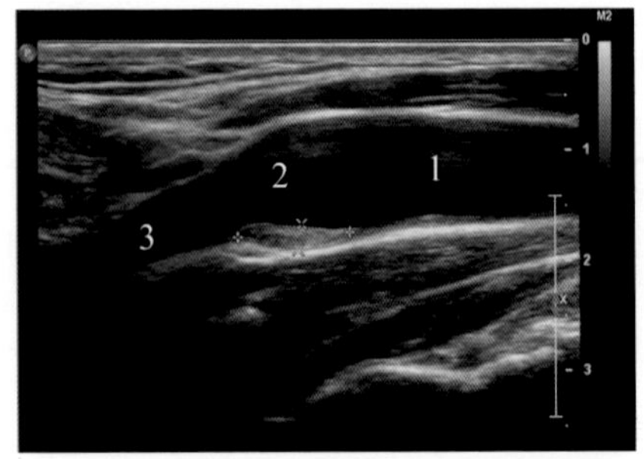

图 22-6　颈总动脉粥样硬化，长轴超声图像

1：颈总动脉；2：颈动脉球部；3：颈内动脉；

游标所示：颈动脉球部粥样硬化斑块，回声较均匀

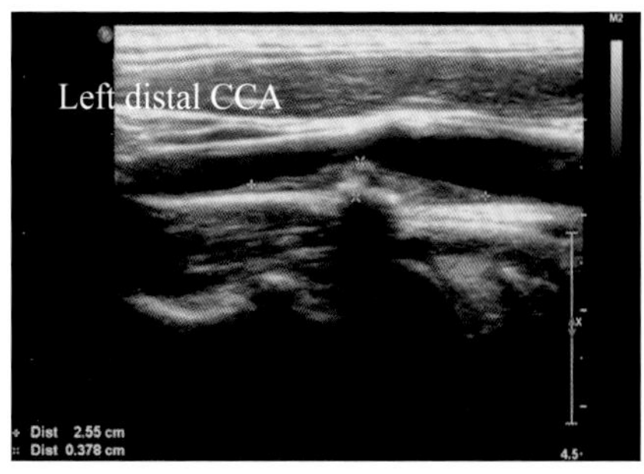

图 22-7　左侧颈总动脉分叉处至颈内动脉起始段粥样硬化斑块

游标所示：粥样硬化斑块，回声不均；Left distal CCA：左侧颈总动脉远心段

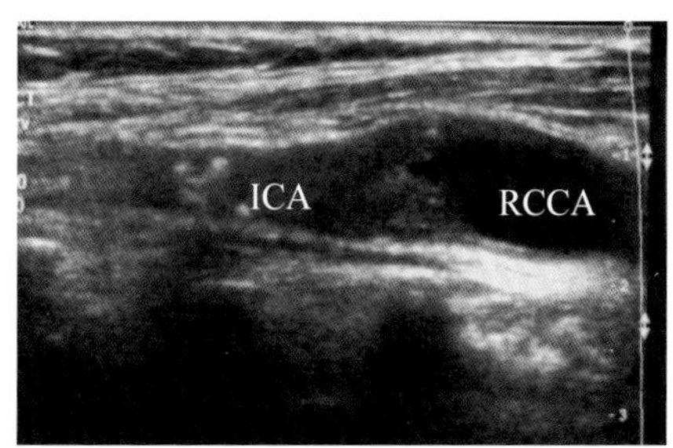

图 22-8　颈内动脉粥样硬化引起管腔闭塞

RCCA：右侧颈总动脉；ICA：颈内动脉

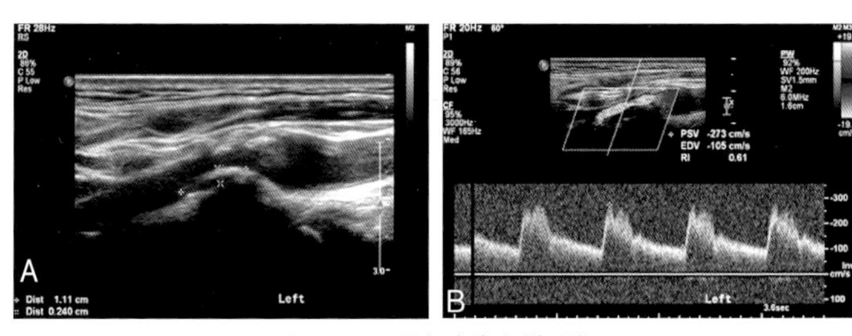

图 22-9　颈内动脉粥样硬化

A．颈内动脉起始段狭窄；B．狭窄段血流速度加快

【诊断及鉴别】

超声显示，颈动脉内 - 中膜增厚，斑块形成，狭窄等，CDFI：血流充盈缺损，流速增加，诊断一般无困难。要确定狭窄程度可采用以下计算公式：（狭窄远端最大径—狭窄处最小径）/ 狭窄远端最大径；或者面积法测量：狭窄率 =（1 —狭窄处最小管腔截面积 / 原始管腔截面积）× 100%。但是需要注意管径测量的检测评

价，具有一定的差异性。对于颈动脉狭窄率的评估，不能单纯依据血管管径或面积测量确定，应充分结合血流动力学参数，才能获得与 DSA 结果的较高符合率。

鉴别诊断主要是发现颈动脉有斑块形成，导致狭窄，应与大动脉炎性血管狭窄或闭塞、颈动脉栓塞、颈内动脉肌纤维发育不良鉴别。

2. 颈动脉瘤

【病因及病理】

颈动脉瘤（caroid aneurysm）的病因主要是动脉粥样硬化、外伤、感染及先天性异常。多发生在颈动脉分叉处，发生在颈动脉主干及颈内动脉较少见。

根据颈动脉瘤发生的原因，一般可以分为三类：真性动脉瘤：动脉硬化斑块导致动脉中层变薄，在血流的冲击下，薄弱处向外突出，但动脉壁完整。假性动脉瘤：各种外伤如创伤、穿刺等，引起动脉壁破裂，由周围软组织包绕，形成一搏动性血肿。夹层动脉瘤：动脉内膜撕裂后，血流进入中层，使中层分离，形成假腔，但假腔与动脉血管相通。

【临床表现】

患者颈部膨大，有一搏动性肿物，较大时，有压迫症状，可表现为颈部疼痛、憋气、咳嗽、声音嘶哑等。肿物处听诊，有收缩期杂音。

【声像图表现】

（1）真性动脉瘤

颈动脉局限性膨大，向外突出，呈梭形或囊状扩张。但囊壁完整。CDFI：瘤内血流速较慢，呈涡流现象（图 22-10）。

（2）假性动脉瘤

颈动脉有一破口，瘤体与破口相通，破口外见一低回声区，随心率呈搏动形跳动。CDFI 显示明显的涡流，瘤体与颈动脉间，呈高速血流。

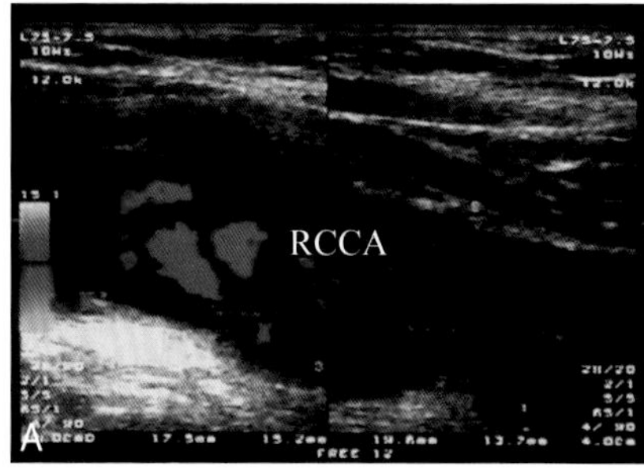

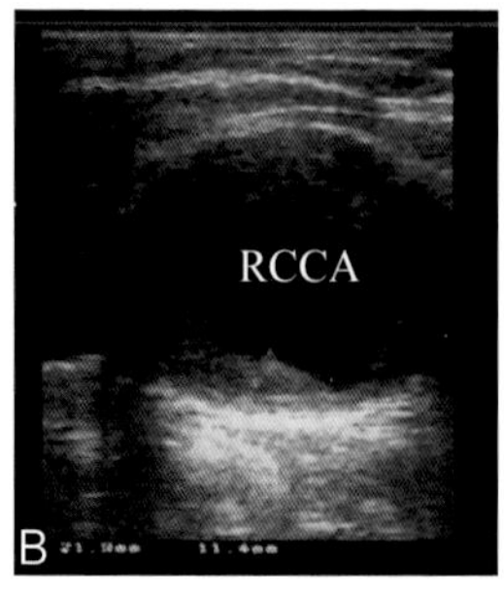

图 22-10 颈总动脉瘤声像图

颈总动脉局限性扩张并附壁血栓形成。A. 纵切面；B. 横切面；RCCA：右侧颈总动脉

（3）*夹层动脉瘤*

管腔内可见线状内膜分离，随心律进行摆动，管腔分为真腔与假腔，CDFI：若假腔入口位于近心端、出口位于远心端时，假腔内的血流方向与真腔一致，血流色彩与真腔一致，但假腔内血流无中心亮带，真腔管径减小出现血流加速“五彩镶嵌”特征。若假腔入口位于远心端，假腔内血流方向与真腔相反，真、假腔内血流色彩不同。若假腔只有入口（单一破裂口）时，病变早期可探及双腔结构，假腔内单向收缩期低速血流信号。若假腔内血栓形成，血管腔内膜状结构消失，撕脱的内膜附着于假腔内的血栓表面，真腔管径减小，出现血管狭窄血流动力学改变。若假腔内血栓形成迅速可导致真腔闭塞。脉冲多普勒显示当存在真假双腔结构时，真腔内血流速度升高，血流频谱与血管狭窄相同。假腔内血流频谱异常，收缩与舒张期流速不对称，血管阻力相对升高。

【诊断及鉴别】

颈动脉瘤分成三种，均有其特征性，掌握其诊断要点，对三种类型的颈动脉瘤的正确诊断及鉴别诊断并不困难。在诊断中，应与颈动脉畸形（扭曲）、颈动脉瘘、颈动脉体瘤等鉴别。

3. 颈动脉体瘤

【病因及病理】

颈动脉体瘤（carotid body tumor）属于一种化学感受器的肿瘤，位于颈动脉分叉处的化学感受器组织发生异常而引起的肿瘤，大多为良性，分局限性与包绕动脉型，好发于女性，常常有家族史，但临床上非常少见。

【临床表现】

颈动脉体瘤发生于颈动脉体，但也可包绕颈动脉生长，长大后可以发现颈部有一包块，有搏动。病程长，发展缓慢，随着肿瘤的长大，局部肿瘤增大，颈动脉可以移位。

【声像图表现】

颈动脉分叉处可见一低回声肿物，大小为 2 ～ 20 mm，常常见于颈动脉分叉处，使颈动脉夹角增大，也可以包绕颈动脉，见颈动脉周围有一低回声肿物包绕。CDFI 显示颈内、外动脉夹角扩大、移位，血管变细，流速增加（图 22-11，图 22-12）。

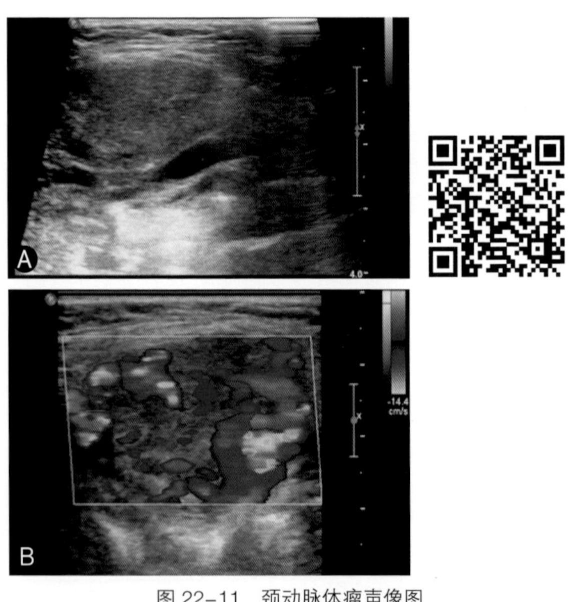

图 22-11　颈动脉体瘤声像图

A. 颈动脉周围见不均匀低回声环绕（动态图），位于颈动脉分叉处附近，颈内、外动脉移位；B. 彩色多普勒显示肿瘤内血流信号丰富

【诊断及鉴别】

如果发现颈动脉分叉处增宽，有一低回声肿物，或包绕颈动脉肿物，则诊断并无困难。但应该与颈动脉瘤相鉴别；颈动脉体瘤是化学感受器肿瘤，位于颈动脉外的实性肿瘤，与颈动脉本身

无关；而颈动脉瘤则是颈动脉本身的薄弱向外扩张引起的瘤样扩张，与颈动脉本身有关。

4. 颈动静脉瘘

【病因及病理】

由于颈总动脉与颈内静脉并行，由于外伤、穿刺引起动脉与静脉交通，形成动静脉瘘（AVF）。

【临床表现】

颈部可见一外伤的瘀斑，局部可见血肿，有震颤及杂音。由于高血流影响静脉，可以导致高心输出量，最后可以导致心力衰竭。及时采取外科手术或导管介入治疗动静脉瘘，是非常有效的方法。

【声像图表现】

动静脉瘘的超声特征是湍流，静脉呈搏动性改变。有学者认为，如果没有“湍流”存在，动静脉瘘的诊断值得商榷（图 22-12）。

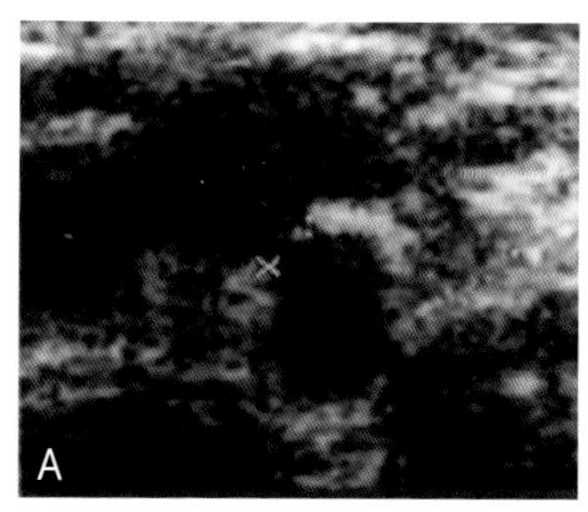

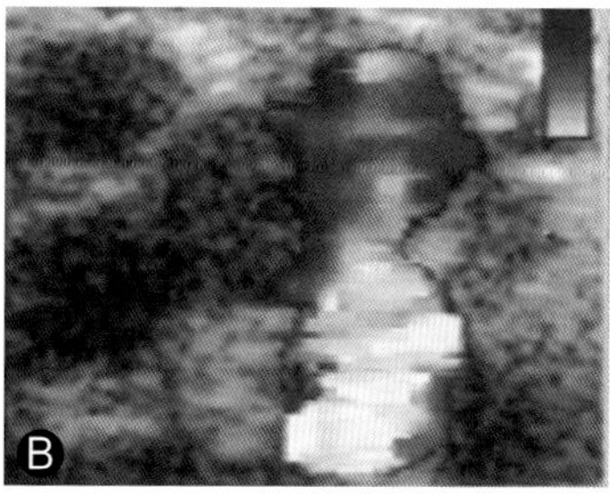

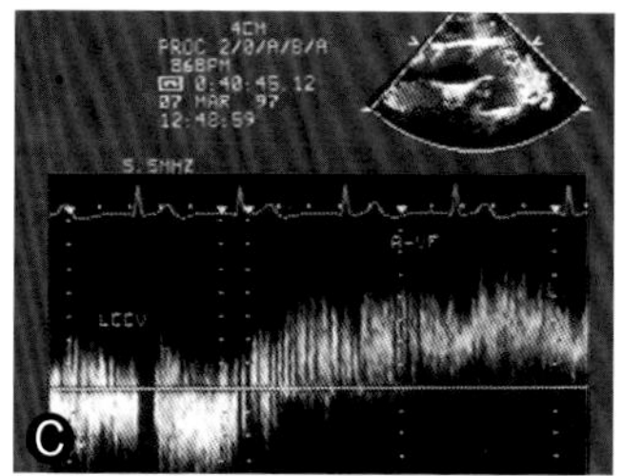

图 22-12　外伤后颈内动静脉瘘声像图

A. 左颈内动脉与颈内静脉管壁可见一破口；B. 于破口处可见“五彩镶嵌”的血流信号往返于该处动静脉内；C. 破口处记录到连续性湍流血流频谱

【诊断及鉴别】

有外伤史，颈部发现搏动性包块，超声发现“湍流”存在，诊断动静脉瘘一般并不困难。但应该与外伤性血肿、瘀斑及假性动脉瘤相鉴别，CDFI：发现“湍流”的存在，是本病的鉴别要点。

5. 颈动脉肌纤维发育不良

【病因及病理】

颈动脉肌纤维发育不良是动脉肌性结构发育不良，病因不明的非炎症性病变。多见于青少年或 30 ～ 40 岁年龄组。病理显示动脉中层肌纤维结构异常，中膜层增厚与变薄的病理改变交替存在。增厚处中膜纤维和平滑肌细胞增生肥大，突向管腔，造成血管狭窄，变薄处中膜肌纤维减少，局部内弹力板结构不完整或消失，管壁受血流切应力作用向外扩张膨出，形成微动脉瘤或小的囊性动脉瘤。血管造影显示动脉管腔呈“串珠”样改变。

【临床表现】

临床上患者因患侧颅内动脉缺血出现相应的症状与体征。

【声像图表现】

一侧或双侧颈内动脉管径不均匀性缩窄，动脉内 - 中膜结构不清，无正常中膜平滑肌特有的低回声暗带。CDFI 显示无中心亮带血流特征。采用低频率凸阵探头，显示病变侧颈内动脉颅外段全程管腔内血流充盈不全，呈“串珠”样改变，远段血流信号低弱。病变侧颈内动脉血流频谱呈低流速高阻力特征，伴节段性血流速度升高或减低。

【诊断及鉴别】

对于颈内动脉肌纤维发育不良造成的血管狭窄，应注意与先天性颈内动脉发育不对称鉴别。后者超声表现为全程管径纤细但无管腔阶段性狭窄，CDFI 显示血流充盈一致但无中心亮带特征。脉冲多普勒频谱也为高阻力型（与健侧比较），无阶段性血流速度改变。

6. 颈静脉瘤

【病因及病理】

颈静脉瘤又称为颈静脉扩张症，为静脉局限性梭形或囊性扩张。该病临床罕见，多见于儿童和青年，先天性局部静脉壁薄弱为其可能原因，最常累及颈内静脉，而较少累及颈外静脉和颈前静脉。

【临床表现】

颈静脉瘤常表现颈静脉明显扩张，Valsalva 氏动作时更加明显，临床可以表现为颈部包块。

【声像图表现】

二维超声表现为静脉局限性梭形或囊性扩张，也可表现为向静脉外侧突出的囊性包块。颈静脉瘤内血流缓慢，可并发血栓形成，多表现为瘤腔内附壁低回声或高回声，血栓处无血流信号（图 22-13）。

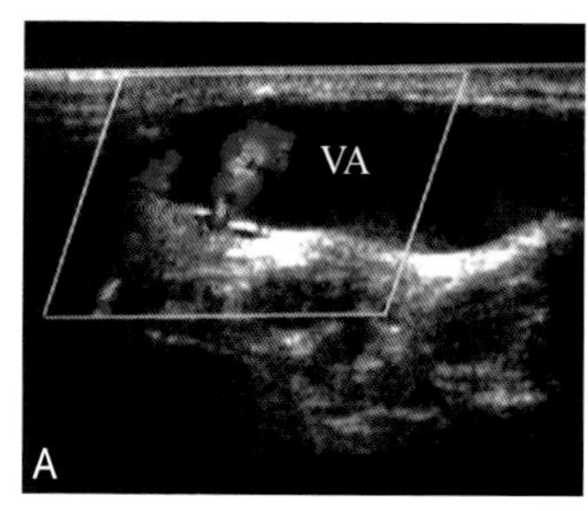

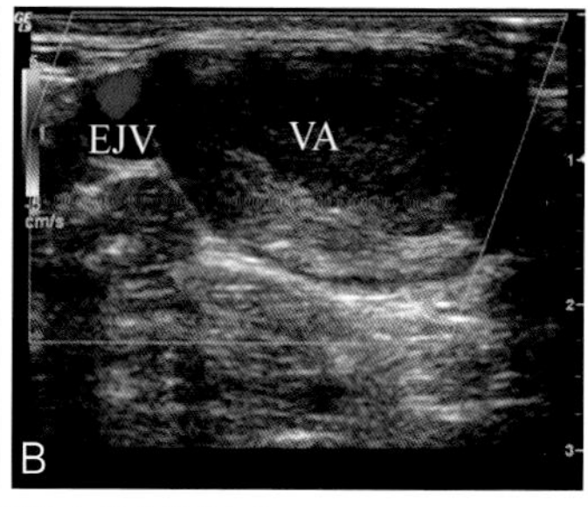

图 22-13 颈外静脉瘤并血栓形成

A. 3 年前超声检查 CDFI 可见血流束缓慢进入颈静脉瘤内；B. 同一患者 3 年后超声检查显示颈静脉瘤位于颈外静脉外侧，边界清晰规整，肿块内部为不均质有层次的环状低回声，CDFI 肿块周边及内部均未探及血流信号；EJV：颈外静脉；VA：静脉瘤

【诊断及鉴别】

采用超声检查颈静脉瘤应注意：①避免加压，以免造成假阴性；②颈静脉瘤内流速较低，需注意彩色多普勒增益及速度标尺的调节；③注意颈静脉瘤不同时期的声像图特点。超声能够清晰

地显示颈静脉瘤的边界、与周围血管的关系、内部血流信号，以及有无血栓形成，是诊断颈静脉瘤简便有效的最佳办法。需与颈部其他囊性包块如淋巴管瘤、鳃裂囊肿等鉴别，特别应与 Valsalva 氏动作时增大的喉气囊肿、上纵隔囊肿相鉴别。这些肿块内部均无血流信号；而颈静脉瘤内部有血流信号，局部加压后管腔消失，仔细观察其与颈外静脉的关系可做出正确诊断。本病亦需与动静脉瘘继发的静脉扩张及假性动脉瘤鉴别，此两种疾病均可探及动脉频谱，而颈静脉瘤内为低速带状静脉频谱。

7. 其他

（1）颈动脉扭曲

是指颈动脉过度弯曲，形成“C”形或“S”形，如果弯曲过大，达到 90°，可见一搏动性包块，听诊有搏动性杂音。CDFI：可见颈动脉呈扭曲走行，如显示清晰，诊断并不困难（图 22-14）。

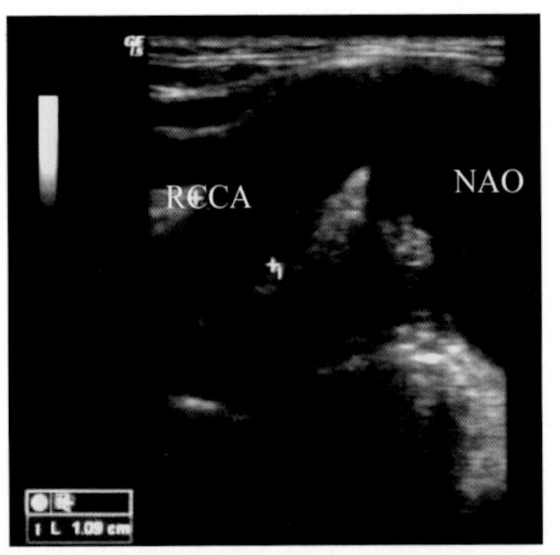

图 22-14　颈动脉扭曲声像图

RCCA：右颈总动脉；NAO：头臂动脉

（2）颈动脉外伤

颈动脉外伤可以分为完全断裂、部分断裂及未断裂三类。患者有外伤史，局部有伤痕、血肿等。可以根据超声显示的颈动脉断裂程度，以便临床进一步处理。

（张一休　姜　颖）

附 录

腹部及浅表器官正常值

I 腹 部

I_A.50 例正常人胆、胰 B 型超声实时显像初步分析

【方法】

被查者空腹，使胆囊尽量保持充盈状态以利检查。顺序采用以下手法：①平卧位，探头置右肋缘下斜切；②左侧卧位，探头置右肋缘下斜切，继之探头做右胸肋间横斜切位，在右 6、7、8 肋间横切沿肋间隙滑行向下到上腹部做与右肋弓垂直位的斜切，此二手法主要检查胆囊和胆道；③在平卧位做上腹部横切和斜切检查胰腺。

表 I_A-1　50 名正常人胆囊胆道测量（单位：cm）

检查部位	胆囊						胆总管宽度			胆总管宽度		
	长度			前后径								
	均值	标准差	标准误	均值	标准差	标准误	均值	标准差	标准误	均值	标准差	标准误
男（23 例）	5.75	0.87	0.16	2.38	0.4	0.08	0.39	0.08	0.02	0.43	0.08	0.02
女（27 例）	5.33	0.86	0.17	2.52	0.4	0.08	0.39	0.08	0.02	0.44	0.04	0.07

表 I_A-2　50 名正常人胰腺测量（单位：cm）

检查部位	胰头部前后径			胰峡部前后径			胰体尾部前后径		
	均值	标准差	标准误	均值	标准差	标准误	均值	标准差	标准误
男（23 例）	2.27	（22 例）0.34	0.07	1.51	0.28	0.05	1.91	（22 例）0.33	0.07
女（27 例）	2.02	（24 例）0.39	0.08	1.34	（25 例）0.09	0.02	1.76	（23 例）0.37	0.08

I_A：引自《北京医学》1982 年第 4 卷第（2）期

I_B.900 名正常人肝、胆、胰、脾 B 型超声的测值

【方法】

1. 肝脏　取仰卧位（附图 1）。

（1）横切检测　由右第 4 肋间至右肋下，观察肝脏横径。

（2）纵切检测　由肝左叶左缘向右至肝右叶右缘，观察肝左叶上下径、厚径及肝右叶厚径。

（3）肋间斜切检测　由右第 5 肋间至肋下，观察肝右叶斜径。

（4）肋下斜切检测　观察膈顶及肝右叶最大斜径。

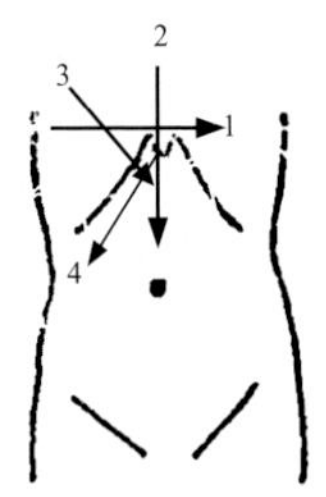

附图 1　肝脏超声检测示意图

1. 横切检测：右第 4 肋间至肋下；2. 纵切检测：由肝左叶向右至肝右叶；3. 肋间斜切检测：由右第 5 肋间至肋下；4. 肋下斜切检测：由肋下向膈顶斜切

2. 胆系　取仰卧位或左侧卧位（附图 2）。

（1）纵切检测　右锁骨中线肋下区，观察胆总管中下段。

（2）肋间斜切检测　右第 6 ~ 7 肋间探测，可观察肝总管，左或右肝管及胆囊。

（3）肋下斜切检测　观察胆囊、胆总管上段及肝总管。

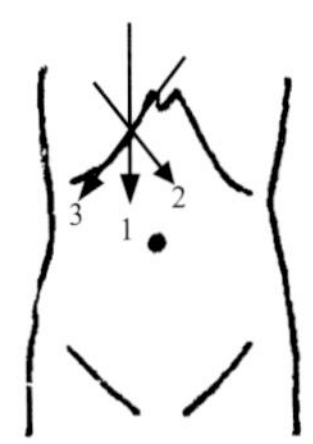

附图 2　胆系超声检测示意图

1. 纵切检测：右锁中线至肋下；2. 肋间斜切检测：右 6 ~ 7 肋间；3. 肋下斜切检测

3. 胰腺　取仰卧位或半坐位（附图 3）。

（1）横切呈 15° ～ 30° 角倾斜检测　观察胰腺长轴，包括胰头、体及尾，测量厚径。

（2）纵切检测　沿下腔静脉纵切检测，观察胰头的上下径及厚径；沿主动脉纵切检测，观察胰体的上下径及厚径。

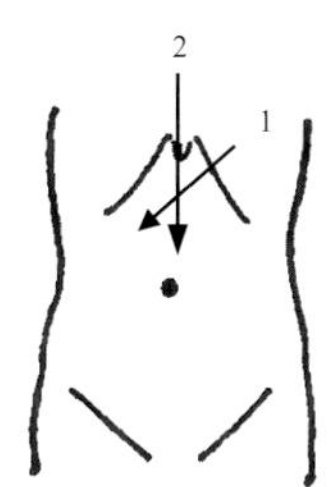

附图 3　胰腺超声检测示意图

1. 横切检测：有时需呈 15° ～ 30° 角观察；2. 纵切检测：沿下腔静脉及沿主动脉纵切观察

4. 脾脏　取右侧卧位或仰卧位（附图 4）。

（1）冠状切面检测　左腋中线第 9 ～ 11 肋间冠状切面检测，观察脾的上下径及横径。

（2）肋间斜切检测　沿左第 9 ～ 11 肋间检测，观察脾门及脾的厚径。

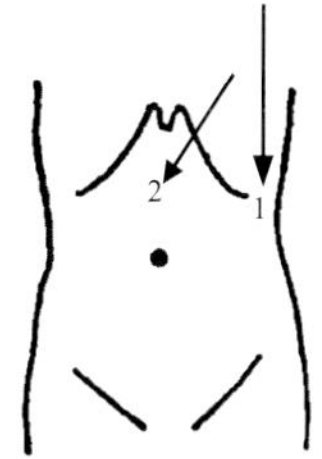

附图 4　脾脏超声检测示意图

1. 冠状切面检测：左腋中线 9 ～ 11 肋间；2. 肋间斜切检测：沿第 9 ～ 11 肋间探测

表 I_B–1　肝脏左叶径线测值（单位：mm）

项目	性别	实测人数	均值	标准差	最大值	最小值	95% 可信限
长径	男	296	71.64	12.11	99.00	10.00	47.00 ～ 90.00
	女	604	75.67	11.37	108.00	11.00	50.00 ～ 95.00
厚径	男	296	60.92	9.85	98.00	31.00	40.42 ～ 78.57
	女	604	54.84	8.90	82.00	26.00	37.00 ～ 72.88
剑下长径	男	190	21.54	12.79	70.00	5.00	5 ～ 55.22
	女	453	21.07	10.01	56.00	5.00	5 ～ 44.65

表 I_B–2　肝右叶上界测值

性别	实测人数	第4肋间（人）	第5肋间（人）	第6肋间（人）
男	288	5	95	188
女	593	16	501	76

表 I_B–3　肝脏右叶径线测值（单位：mm）

项目	性别	实测人数	均值	标准差	最大值	最小值	95% 可信限
* 平吸气末肋下	男	17	12.53	8.70	39.00	5.00	5 ～ 39.00
	女	30	13.00	6.67	32.00	1.00	1 ～ 32.00
▲深吸气末肋下	男	187	21.65	10.84	60.00	5.00	5.00 ～ 48.60
	女	453	21.75	10.55	60.00	5.00	5.00 ～ 48.00
最大厚径	男	294	128.17	12.24	160.00	99.00	104.38 ～ 151.63
	女	597	115.62	11.27	155.00	90.00	94.00 ～ 139.00

* 及▲均为实际超声探测之人数

表 I_B–4　门静脉及肝静脉内径测值（单位：mm）

项目		性别	实测人数	均值	标准差	最大值	最小值	95% 可信限
门静脉		男	295	10.88	2.48	19.00	8.00	9.00~13.00
		女	600	9.89	1.10	14.00	6.00	8.00~12.00
肝静脉	左支	男	282	6.94	0.99	10.00	4.00	5.00~9.00
		女	573	7.01	1.06	11.00	4.00	5.00~9.00
	中支	男	288	8.27	1.25	12.00	4.00	6.00~11.00
		女	587	8.24	1.32	18.00	4.00	6.00~11.00
	右支	男	286	8.43	1.41	13.00	4.00	5.17~11.00
		女	588	8.37	1.39	12.00	4.00	6.00~11.00

表 I_B–5 胆管内径测值（单位：mm）

项目	性别	实测人数	均值	标准差	最大值	最小值	95% 可信限
肝总管	男	295	3.91	0.68	7.00	2.00	3.00~5.60
	女	601	3.79	0.66	7.00	2.00	3.00~5.00
胆总管	男	296	5.56	0.83	8.00	3.00	4.00~7.00
	女	602	5.43	0.72	7.00	3.00	4.00~7.00
左肝管	男	284	2.75	0.55	5.00	2.00	2.00~4.00
	女	582	2.55	0.52	4.00	2.00	2.00~3.00
右肝管	男	285	2.51	0.60	5.00	1.00	2.00~4.00
	女	580	2.38	0.51	4.00	2.00	2.00~3.00

表 I_B–6 胆囊径线测值（单位：mm）

项目	性别	是否就餐	实测人数	均值	标准差	最大值	最小值	95% 可信限
长径	男	饭前	181	53.39	11.82	88.00	27.00	31.55 ~ 77.45
		饭后	115	49.76	10.08	76.00	28.00	32.00 ~ 73.00
	女	饭前	356	48.51	10.51	83.00	20.00	28.00 ~ 71.07
		饭后	247	47.96	9.96	83.00	15.00	31.00 ~ 69.00
前后径	男	饭前	181	22.25	5.47	40.00	10.00	11.55 ~ 33.00
		饭后	115	19.65	4.60	35.00	12.00	12.90 ~ 31.10
	女	饭前	356	19.94	4.67	34.00	7.00	11.00 ~ 30.07
		饭后	247	18.89	4.68	34.00	8.00	11.00 ~ 29.00
横径	男	饭前	181	22.87	5.56	38.00	10.00	13.00 ~ 34.90
		饭后	113	20.74	5.00	38.00	13.00	13.00 ~ 34.00
	女	饭前	355	20.55	4.86	34.00	7.00	12.00 ~ 31.00
		饭后	247	20.01	4.57	33.00	10.00	12.00 ~ 29.80
囊壁厚度	男	饭前	168	2.62	0.63	4.00	1.00	2.00 ~ 4.00
		饭后	104	2.72	0.76	6.00	1.00	2.00 ~ 4.37
	女	饭前	333	2.48	0.54	4.00	1.00	2.00 ~ 3.00
		饭后	223	2.56	0.64	5.00	1.00	2.00 ~ 4.00

表 I_B–7　脾脏径线测值（单位：mm）

项目	性别	实测人数	均值	标准差	最大值	最小值	95% 可信限
上下径	男	295	54.84	12.73	87.00	10.00	33.00~81.20
	女	604	54.90	12.73	95.00	18.00	30.00~80.00
厚径	男	295	27.11	5.30	49.00	15.00	18.40~40.60
	女	604	26.68	6.01	88.00	12.00	18.00~37.88
横径	男	290	57.64	13.85	92.00	19.00	32.00~83.72
	女	597	56.75	12.59	101.00	7.00	29.00~78.05
脾静脉	男	292	7.66	1.24	12.00	4.00	5.00~10.00
	女	600	7.02	1.23	18.00	2.00	5.00~9.97

表 I_B–8　胰腺径线测值（单位：mm）

项目	性别	实测人数	均值	标准差	最大值	最小值	95% 可信限
胰头	男	294	16.66	1.38	22.00	12.00	14.00~20.00
	女	603	16.36	1.35	24.00	11.00	14.00~19.00
胰体	男	295	9.79	1.53	16.00	6.00	8.00~12.00
	女	604	9.46	1.37	19.00	6.00	7.00~12.00
胰尾	男	294	8.96	1.14	14.00	6.00	7.00~12.00
	女	602	8.81	2.39	16.00	6.00	7.00~12.00
胰管	男	237	2.08	0.30	3.00	1.00	2.00~3.00
	女	483	2.03	0.24	4.00	1.00	2.00~3.00

I_B：引自《中级医刊》1985 年第 10 期

I_C. 昆明地区正常人肝、胆、胰、脾及门静脉的 B 型超声测值

【方法】

（1）肝脏测值　取①仰卧位：探头置右肋缘下斜切，测右半肝最大斜厚径及显示胆囊。纵切检测，由肝左叶左缘向右至肝右叶右缘，并取腹中线及右锁骨中线肝的上下径及前后径测值。锁骨中线的超声切面，因肝的上部空间被肺遮盖，故肝长径要从肝肺交界处测量。腹中线纵切及腹主动脉前纵切，肝上界边缘呈圆顶状膈膜，肝左叶后方为腹主动脉。②左侧卧位：测量肝前后径。

（2）胆的测值　取①仰卧位右肋缘下斜切显示胆囊最大长轴；

②必要时取左侧卧位显示胆囊长轴；③探头方向与胆囊长轴垂直的切面，测量其前后径和横径；④探头置右腋前线6、7、8肋间、声束指向内下方，可显示胆囊、肝门部门静脉及胆总管。

（3）胰腺的测值　取①仰卧位，中上腹部横切或纵切，横切显示胰腺的长轴。胰头的厚度及下腔静脉右缘至胰头上缘的垂直距离。胰头厚度不包括钩突。胰体厚度以肠系膜上动脉左缘至胰体上缘的垂直距离。②必要时可取半卧位、坐位、侧卧位等。

（4）脾脏的测值　仰卧位，于左8、9肋间冠状扫查、测量脾门或脾门处血管至脾前缘的垂直距离及脾脏的厚度。

（5）门静脉的内径指肝门区门静脉的内径。

表 I_C–1　282例正常人肝及静脉内线测值（单位：cm）

		均值 ± 标准差	95% 范围
锁骨中线肝上下径		10.4 ± 1.2	8.3~12.7
锁骨中线肝前后径		8.2 ± 1.5	6.6~10.2
中线腹主动脉前方	肝上下径肝前后径	6.8 ± 1.7	4.8~8.1
		5.4 ± 1.4	4.1~8.2
肝右叶最大斜后径		12.4 ± 2.5	9.3~14.2
肝门区门静脉内径		1.0 ± 0.2	0.9~1.2

表 I_C–2　100例正常人胆、胰、脾径线测值（单位：cm）

	性别	例数	均值	标准差	标准误
胆囊长径	男	50	5.44	0.88	0.12
	女	50	5.24	0.75	0.11
胆囊前后径	男	50	2.77	0.49	0.07
	女	50	2.55	0.46	0.07
胆囊横径	男	50	3.1	0.47	0.07
	女	50	2.9	0.53	0.08
胆总管内径	男	50	0.55	0.11	0.015
	女	50	0.50	0.10	0.014
脾脏厚度	男	50	3.26	0.30	0.04
	女	50	3.18	0.32	0.05
胰头厚度	男	50	2.22	0.28	0.04
	女	50	2.17	0.30	0.04
胰体厚度	男	50	1.45	0.14	0.02
	女	50	1.43	0.25	0.04

I_C：引自《昆明医学院学报》1986年第7卷第2期

I_D.491 例健康成人肝、胆、脾 B 型超声波测值报告

【径线测量范围】

肝脏：右叶厚径（右半肝前后径）测锁骨中线上最大前后径；右叶长径（右半肝上下斜径）探头置于肋下肝缘处，声束指向后上图像，显示肝静脉汇入下腔静脉处，测上缘至下缘间距离。

肝静脉内径：先找到下腔静脉横切面，做深吸气，可见肝静脉三支汇合处，然后冻结图像，进行测量。

门静脉内径：沿着 7 肋间斜切，在近肝门处、门静脉在其左右分支前测量。

胆囊：以胆囊壁回声光带较强、清晰、内壁整齐、胆囊内呈液性暗区，胆囊颈、体、底各部位轮廓清楚，可观察全貌，取其最大长径、宽径测量。

脾脏：置探头于第 9 或第 7 肋间适当调整右侧卧位角度 60° ～ 90° ，直至显示清楚脾脏轮廓，出现脾门和脾血管回声时，测量厚径和长径。

表 I_D–1　491 例健康人肝脏 B 超测值（单位：mm）

部位	性别	检查人数	$\bar{x} \pm sd$	范围	可信限（95%）
右叶厚径	合计	491	100.46 ± 8.87	122~73	99.68~101.24
	男	382	101.30① ± 8.46	122~74	100.46~104.10
	女	109	97.41 ± 9.51	120~73	95.63~99.19
右叶长径	合计	491	121.64 ± 7.62	138~98	120.97~122.31
	男	382	122.51② ± 7.51	138~100	121.77~123.25
	女	109	118.54 ± 7.23	135~98	115.23~119.9
左叶厚径	合计	491	51.25 ± 7.86	78~30	50.56~51.94
	男	382	51.32① ± 7.88	78~34	50.54~52.10
	女	109	46.61 ± 7.41	70~30	45.22~48.00
左叶长径	合计	491	57.26 ± 12.23	85~30	56.18~58.34
	男	382	57.03② ± 12.40	85~30	55.80~58.26
	女	109	57.96 ± 11.52	82~30	55.80~60.12

① $P < 0.01$，② $P > 0.05$

表 I_D–2 491 例健康成人肝静脉内径、门静脉内径测值（单位：mm）

部位	性别	检查人数	均值	标准差	范围	可信限（95%）
肝	合计	491	7.21	1.17	13 ～ 5	7.11 ～ 7.31
静	男	382	7.34①	1.18	13 ～ 5	7.22 ～ 7.46
脉	女	109	6.73	0.99	10 ～ 5	6.55 ～ 6.91
门	合计	491	10.46	5.62	15 ～ 7	9.97 ～ 10.95
静	男	382	10.72②	6.28	15 ～ 7	10.09 ～ 11.35
脉	女	109	9.73	1.60	14 ～ 7	9.44 ～ 10.02

① $P < 0.01$，② $P > 0.05$

表 I_D–3 491 例健康成人胆囊径线 B 超测值（单位：mm）

部位	性别	检查人数	均值	标准差	范围	可信限（95%）
长径	合计	491	46.26	8.67	75 ～ 21	45.50 ～ 47.02
	男	382	47.06①	8.66	75 ～ 21	46.20 ～ 47.92
	女	109	43.63	8.22	65 ～ 21	42.08 ～ 45.18
横径	合计	491	20.67	4.41	52 ～ 10	20.28 ～ 21.06
	男	382	20.61②	4.81	40 ～ 10	20.20 ～ 21.02
	女	109	20.92	5.11	52 ～ 13	19.96 ～ 21.88

① $P < 0.01$，② $P > 0.05$

表 I_D–4 491 例健康成人脾脏径线测值（单位：mm）

部位	性别	检查人数	均值	标准差	范围	可信限（95%）
长径	合计	491	78.68	8.68	105 ～ 60	77.92 ～ 79.44
	男	382	*77.89	8.54	105 ～ 60	77.03 ～ 78.75
	女	109	77.14	8.07	100 ～ 60	75.63 ～ 78.65
横径	合计	491	28.55	5.38	40 ～ 18	26.12 ～ 29.02
	男	382	28.70	5.59	40 ～ 20	26.13 ～ 29.27
	女	109	28.70	5.59	52 ～ 13	27.15 ～ 28.83

$*P > 0.05$

表 I_D–5　肝脏测值比较（单位：mm）

报告单位	例数	径线	均值	标准差	标准误	可信限（95%）	显著性检验
第四军医大附一院	132	右叶	113.30	9.20	0.80	95.20~131.20	—
茂名职防所	491	厚	100.46	8.87	0.40	99.68~101.24	$P < 0.01$
首都医院	80	径	119.90	15.30	—	—	$P < 0.01$
第四军医大附一院	132	右叶	121.50	11.10	1.30	99~143.30	$P > 0.05$
茂名职防所	491	长径	121.64	7.62	0.34	120.97~122.31	—
第四军医大附一院	132	左叶	57.70	8.30	0.70	41.40~74.00	—
茂名职防所	491	厚	51.25	7.86	0.35	50.56~51.94	$P < 0.01$
首都医院	80	径	64.50	11.80	—	—	$P < 0.01$
第四军医大附一院	132	左叶	61.60	10.90	1.00	40.20~83.00	—
茂名职防所	491	长	57.26	12.23	0.55	56.18~58.34	$P < 0.01$
首都医院	80	径	64.50	11.80	—	56.18~58.34	$P < 0.01$

I_D：引自《职业医学》1989 年 3 期 16 卷总 112 期

I_E. 正常成人脾脏测值及其相关因素

【方法】

采用右侧卧位体位，沿左侧肋间斜切，显示出清晰的脾脏轮廓，显示脾门及脾静脉时停帧测量。由于脾厚径为临床最常用，故笔者重点分析脾厚径及其相关因素，所有超声测量均由一名医师操作完成。

表 I_E–1　不同年龄组脾厚径测值

年龄（岁）	$\bar{x} \pm s$		（95%）正常值范围	
	男	女	男	女
18 ～ 20	3.23 ± 0.39	3.02 ± 0.23	2.47 ～ 3.99	2.57 ～ 3.47
20 ～	3.64 ± 0.36	3.17 ± 0.29	2.93 ～ 4.35	2.60 ～ 3.74
30 ～	3.02 ± 0.30	2.95 ± 0.31	2.43 ～ 3.61	2.34 ～ 3.56
40 ～	3.01 ± 0.28	2.90 ± 0.25	2.46 ～ 3.56	2.41 ～ 3.39
50 ～	2.92 ± 0.32	2.90 ± 0.30	2.29 ～ 3.55	2.31 ～ 3.49
60 ～	2.65 ± 0.22	2.75 ± 0.31	2.32 ～ 3.08	2.14 ～ 3.36
70 ～	2.77 ± 0.15	2.50 ± 0.35	2.48 ～ 3.06	1.80 ～ 3.19

表 I_E–2 不同身高组脾厚径测值

身高（m）	$\bar{x} \pm s$		（95%）正常值范围	
	男	女	男	女
＜1.50	—	2.73 ± 0.25	—	2.24 ～ 3.22
1.50 ～	—	2.74 ± 0.23	—	2.29 ～ 3.19
1.55 ～	2.84 ± 0.22	2.99 ± 0.27	2.41 ～ 3.27	2.46 ～ 3.52
1.60 ～	2.89 ± 0.35	2.86 ± 0.29	2.20 ～ 3.58	2.29 ～ 3.43
1.65 ～	2.97 ± 0.33	3.15 ± 0.33	2.32 ～ 3.62	2.50 ～ 3.80
1.70 ～	3.18 ± 0.34	3.45 ± 0.14	2.51 ～ 3.85	3.18 ～ 3.72
1.75 ～	3.01 ± 0.31	—	2.40 ～ 3.62	—
1.80 ～	3.19 ± 0.31	—	2.58 ～ 3.80	—

表 I_E–3 不同体重组脾厚径测值 ($\bar{x} \pm s$)

体重（kg）	男	女
＜40	—	2.35 ± 0.06
40 ～	2.50 ± 0.31	2.83 ± 0.29
45 ～	2.97 ± 0.24	3.02 ± 0.32
50 ～	3.10 ± 0.35	2.89 ± 0.36
55 ～	3.00 ± 0.37	2.93 ± 0.20
60 ～	3.08 ± 0.37	3.24 ± 0.28
65 ～	2.93 ± 0.29	2.90 ± 0.26
70 ～	3.02 ± 0.01	3.17 ± 0.24
75 ～	3.06 ± 0.23	—
80 ～	3.22 ± 0.29	—
r 值	0.063	0.078
P 值	＞0.05	＞0.05

表 I_E–4 不同体表面积组脾厚径测值 ($\bar{x} \pm s$)

体表面积（m^2）	男	女
＜1.50	2.79 ± 0.26	2.85 ± 0.30
1.50 ～	2.89 ± 0.27	2.95 ± 0.27
1.55 ～	3.06 ± 0.24	3.00 ± 0.28
1.60 ～	3.00 ± 0.34	3.06 ± 0.35
1.65 ～	3.00 ± 0.40	2.90 ± 0.24
1.70 ～	3.06 ± 0.34	2.97 ± 0.22
1.75 ～	2.93 ± 0.27	2.99 ± 0.30

续表

体表面积（m^2）	男	女
1.80 ～	3.11 ± 0.30	3.19 ± 0.26
1.85 ～	3.03 ± 0.27	—
1.90 ～	3.10 ± 0.28	—
r 值	0.091	0.094
P 值	＞ 0.05	＞ 0.05

I_E：引自《民航医学》1996 年第 6 卷第 3 期

I_F. 湖北地区老年人胰腺超声测值

表 I_F–1　老年人胰腺性别测值及比较 ($\bar{x} \pm s$)

部位	n	男（mm）	n	女（mm）	P
胰头	129	16.6 ± 4.8	171	16.1 ± 4.1	＞ 0.05
胰体	120	11.2 ± 3.3	166	11.4 ± 4.0	＞ 0.05
胰尾	135	13.0 ± 4.3	145	12.4 ± 3.6	＞ 0.05

男性与女性老年人胰腺测值无统计性差异

表 I_F–2　成年人与老年人正常胰腺厚径测值及比较 ($\bar{x} \pm s$)

部位	n	成年人（mm）	n	老年人（mm）	P
胰头	900	17.4 ± 4.1	300	16.1 ± 4.3	＜ 0.01
		（25.4 ～ 9.4）		（25.4 ～ 7.7）	
胰体	883	11.6 ± 2.6	286	10.3 ± 2.7	＜ 0.01
		(16.7 ～ 6.5)		(15.6 ～ 5.0)	
胰尾	900	14.3 ± 3.9	280	11.9 ± 3.1	＜ 0.01
		（21.9 ～ 6.7）		（18.0 ～ 5.8）	

老年人与成年人胰腺测值比较差异有高度显著性

I_F：引自《中国医学影像技术》2000 年第 16 卷第 6 期

I_G. 建立正常人群肝脾 B 超检查声像图正常值标准的研究

【方法】

有关肝、脾测量标准完成了下列测量：左肝长径与厚径（以通过腹主动脉的矢状纵切面声像图）、右肝最大斜径（以右肝静脉注入下腔静脉的肋缘斜切面声像图为标准，测量得到的是肝脏前后缘之间最大垂直距离）、肝右肋缘下长径（探头于右锁中线纵切至肋缘下，如肋下探及肝脏测量其长径）门静脉内径（于右第 6 或第 7 肋间斜切面，血管轴线的右斜切面，测量门静脉进入肝脏入口处的内径）、脾脏厚径（取右侧卧位，通过肋间斜切面显示脾门及脾静脉，测量脾门及脾对侧缘的径线，即为脾脏厚度）、脾脏长度（通过脾脏肋间斜切面，测量由脾下极最低点到上极点最高点间距离）、脾脏肋下长径（与上述脾脏长度测量同一截面，探头移至肋缘下，测量肋缘下脾脏长度）。

表 I_G-1　研究对象以身高分组的年龄分布

身高（cm）	人数	年龄 ($\bar{x} \pm s$)	性别比（女：男）
80~100	70	4.2 ± 0.6	0.59
101~120	43	6.1 ± 1.1	1.26
121~140	71	9.7 ± 4.0	0.73
141~160	175	20.2 ± 10.8	0.22
＞160	191	23.9 ± 9.2	3.15
合计	550	17.0 ± 11.2	0.87

表 I_G-2　不同身高研究对象的肝脾 B 超检查结果 ($\bar{x} \pm s$)

身高（cm）	左肝长径（mm）	左肝厚径（mm）	右肝斜径（mm）	门脉内径（mm）	脾长径（mm）	脾厚径（mm）
80~100	57.7 ± 7.6	43.9 ± 5.5	81.6 ± 6.9	6.4 ± 0.6	61.9 ± 8.2	19.2 ± 2.6
101~120	63.1 ± 8.0	42.6 ± 5.4	90.8 ± 6.3	6.7 ± 0.5	67.8 ± 10.3	23.3 ± 6.6
121~140	62.1 ± 8.3	46.8 ± 7.0	105.3 ± 7.8	7.6 ± 1.0	80.4 ± 10.7	26.3 ± 4.3
141 ± 160	63.4 ± 10.6	50.5 ± 9.5	111.6 ± 9.5	86 ± 1.4	86.1 ± 14.7	28.4 ± 4.7
＞160	66.6 ± 11.1	53.2 ± 9.3	116.1 ± 9.1	9.5 ± 1.3	89.7 ± 16.5	29.1 ± 5.9
合计	63.6 ± 10.4	49.5 ± 9.2	106.9 ± 14.6	8.3 ± 1.6	82.1 ± 17.0	26.8 ± 6.0

I_G：引自《实用预防医学》2004 年 6 月第 11 卷第 3 期

I_H. 1006 例正常成人肝、胆、脾超声测值

【方法】

仰卧位，于腹正中线偏左纵切，显示腹主动脉及其前的肝左叶，此时测左半肝前后径、上下径；再于右肋缘下斜切，探头声

束向上，切面显示膈、下腔静脉及胆囊最大切面，测其上下径；右肋间斜切，于门脉右支上方可显示胆囊，测其长径及前后径，于右侧卧位时，肋间斜切，显示脾脏切面及脾门血管，测其厚径。

表 I_H–1　1006 例肝、胆、脾测值

组别	例数	部位	均值	标准差	标准误	95% 可信限
A 组（20 ~ 39 岁）	407	1	6.02	0.94	0.05	4.18 ~ 7.86
		2	6.33	1.36	0.06	3.66 ~ 8.99
		3	12.24	0.86	0.04	10.55 ~ 13.92
		4	5.80	0.90	0.04	4.05 ~ 7.55
		5	2.21	0.50	0.02	1.23 ~ 3.19
		6	3.33	0.48	0.02	2.40 ~ 4.27
B 组（40 ~ 59 岁）	229	1	6.02	1.02	0.07	4.02 ~ 8.03
		2	6.18	1.45	0.10	3.34 ~ 9.03
		3	12.31	0.87	0.06	10.61 ~ 14.02
		4	5.84	0.86	0.06	4.17 ~ 7.52
		5	2.27	0.55	0.04	1.18 ~ 3.35
		6	3.25	0.51	0.03	2.25 ~ 4.25
C 组（60 岁以上）	87	1	5.72	1.15	0.12	3.47 ~ 7.96
		2	6.21	1.41	0.15	3.45 ~ 8.96
		3	12.29	0.84	0.09	10.65 ~ 13.93
		4	5.92	1.16	0.13	3.64 ~ 8.20
		5	2.33	0.64	0.07	1.07 ~ 3.59
		6	3.12	0.57	0.06	2.00 ~ 4.24
D 组（20 ~ 39 岁）	206	1	5.60	1.03	0.07	3.59 ~ 7.61
		2	6.00	1.28	0.09	3.48 ~ 8.52
		3	11.60	0.94	0.07	9.76 ~ 13.44
		4	5.28	0.87	0.06	3.58 ~ 6.98
		5	2.11	0.48	0.03	1.17 ~ 3.04
		6	3.15	0.45	0.03	2.26 ~ 4.04
E 组（40 ~ 59 岁）	77	1	5.82	0.97	0.11	3.91 ~ 7.73
		2	6.25	1.31	0.15	3.70 ~ 8.81
		3	12.01	0.84	0.10	10.38 ~ 13.65
		4	5.60	0.86	0.10	3.91 ~ 7.30
		5	2.25	0.51	0.06	1.25 ~ 3.26
		6	3.15	0.59	0.06	2.19 ~ 4.11

I_H：引自《山西医药杂志》1989 年第 18 卷第 4 期

I_I.200 例正常肾脏 B 型超声测值分析

表 I_I–1　两性正常肾测值结果及左右肾对比

分组		均数 (mm)	标准差 (mm)	标准误	P, t 值
长径	左肾	93.25	5.65	0.40	$t = 4.38$　$P < 0.001$
	右肾	90.62	6.51	0.46	
横径	左肾	51.91	5.90	0.40	$t = 5.59$　$P < 0.001$
	右肾	55.21	5.95	0.42	
厚径	左肾	47.05	6.33	0.45	$t = 1.76$　$P < 0.05$
	右肾	45.94	6.36	0.45	

表 I_I–2　男女分组测值对比

分组			均数（mm）	标准差（mm）	标准误	P, t 值
长径	左肾	男	94.86	5.76	0.57	$t = 4.49$　$P \leqslant 0.001$
		女	91.49	4.8	0.48	
	右肾	男	92.19	5.86	0.58	$t = 2.90$　$P \leqslant 0.01$
		女	90.01	4.88	0.48	
横径	左肾	男	53.17	5.35	0.53	$t = 2.82$　$P \leqslant 0.01$
		女	51.02	5.55	0.55	
	右肾	男	56.55	5.08	0.5	$t = 4.53$　$P \leqslant 0.001$
		女	53.44	4.77	0.47	
厚径	左肾	男	49.14	6.56	0.65	$t = 4.73$　$P \leqslant 0.001$
		女	45.26	5.06	0.50	
	右肾	男	47.12	6.29	0.62	$t = 2.67$　$P \leqslant 0.01$
		女	44.79	6.27	0.62	

表 I_I–3　肾体积测值及对比

分组		均数（mm）	标准差（mm）	标准误	P, t 值
左肾	男	133.46	24.84	2.48	$t = 6.16$　$P < 0.001$
	女	112.51	23.37	2.34	
右肾	男	133.64	23.49	2.35	$t = 6.5$　$P < 0.001$
	女	113.79	19.41	1.95	
合计	左肾	125.31	34.01	2.4	$t = 0.84$　$P < 0.05$
	右肾	122.75	24.15	1.7	

表 I_I–4　200 例肾集合系统范围左右肾测值对比

分组		均数（mm）	标准差（mm）	标准误	P, t 值	
长径	左肾	63.51	8.06	0.57	$t = 2.68$	$P < 0.01$
	右肾	61.54	6.55	0.46		
横径	左肾	21.15	4.25	0.30	$t = 1.51$	$P > 0.05$
	右肾	21.77	3.93	0.28		
厚径	左肾	17.16	3.88	0.27	$t = 2.11$	$P > 0.05$
	右肾	16.34	3.95	0.28		

表 I_I–5　肾集合系统与肾整体的比值

分组		集合系统	肾整体	比值
长径	左肾	63.51	93.25	0.68
	右肾	61.54	90.62	0.68
横径	左肾	21.15	51.91	0.40
	右肾	21.77	55.21	0.39
厚径	左肾	17.16	47.05	0.37
	右肾	16.34	45.94	0.36

I_I：引自《河南医药》1984 年第 4 卷第 6 期

I_J.100 例正常肾脏 B 型超声探查报告

【体位与方法】

俯卧位，腹部加垫使腰部抬高，背部肌肉放松，用石蜡油做耦合剂，进行手控复合扫查。先于肋脊角水平的上下（胸椎 11 至腰椎 1 之间）横行扫查，显示两侧肾脏的横断像，取其最大径，测量肾脏的左右径（横径），以及肾集合系统（肾盂、肾盏、血管及脂肪等的强回声）的横径。再通过肾集合系统的中心做纵行从内上至外下的复合扫查，取其最大的纵切面像，测量上下径（纵径）、前后径（厚径）及肾集合系统的纵径与厚径。必要时屏气进行扫查，以获得清晰的图像。各径线值均在停留的影像上进行测量。

表 I_J–1　正常肾脏 B 型超声测值（单位：cm）

		实测范围	平均值	标准差
纵径	左	9.0 ～ 12.0	10.66	0.84
	右	9.2 ～ 11.8	10.51	0.97
横径	左	5.4 ～ 6.5	5.94	0.30
	右	5.2 ～ 6.4	6.10	0.25
厚径	左	4.2 ～ 6.0	5.16	0.43
	右	4.8 ～ 5.6	5.10	0.35

表 I_J–2　正常肾集合系统 B 型超声测值（单位：cm）

		实测范围	平均值	标准差
纵径	左	4.8 ～ 9.0	7.89	0.95
	右	4.8 ～ 9.0	6.95	1.03
横径	左	2.4 ～ 3.6	2.96	0.42
	右	2.4 ～ 3.6	3.04	0.51
厚径	左	1.4 ～ 3.8	2.35	0.42
	右	1.8 ～ 3.0	2.14	0.56

表 I_J–3　B 型超声与其他方法平均测值对比（单位：cm）

	纵径		横径		厚径	
	左	右	左	右	左	右
本文	10.66 ± 0.84	10.51 ± 0.97	5.94 ± 0.30	6.10 ± 0.25	5.16 ± 0.43	5.10 ± 0.35
X 线	12.6 ± 0.07	12.0 ± 0.07	5.7 ± 0.04	5.7 ± 0.04	—	—
尸解	9.89 ± 0.09	9.68 ± 0.08	4.91 ± 0.05	5.01 ± 0.05	4.23 ± 0.04	3.89 ± 0.04

I_J：引自《吉林医学》1984 年第 5 卷第 3 期

I_K. 老年人肾脏 B 型超声声像图的研究

【方法】

受检者平卧或取右前斜位，左前斜位，从两侧侧腹部斜纵方向分别观察两侧肾脏。将肾皮质回声强度分为三级：I 级，为正常肾皮质回声，表现为均匀的极低回声至无声；Ⅱ级，与受检者脾脏实质回声强度相同；Ⅲ级，与受检者肝脏实质回声强度相同或回声比肝脏更强，肾脏与集合系统的测量则通过背部途径，测量时间均在餐后 2h 左右。

表 I_K–1　各组正常肾脏声像图观察结果之一

分例	组数		甲组 102		乙组 120		丙组 30		P值 甲乙二组		P值 甲丙二组	
			左	右	左	右	左	右	左	右	左	右
肾轮廓清晰程度	清晰	例	61	60	89	88	17	17	$P>0.01$	$P>0.01$	$P>0.05$	$P>0.05$
		（%）	（59.8）	（58.8）	（74.2）	（73.3）	（56.7）	（56.7）	<0.05	<0.05		
	欠清晰	例	41	42	31	32	13	13	$P>0.01$	$P>0.01$	$P>0.05$	$P>0.05$
		（%）	（40.2）	（41.2）	（25.8）	（26.7）	（43.3）	（43.3）	<0.05	<0.05		

表 I_K–2　各组正常肾脏声像图观察结果之二

分例	组数		甲组 102		乙组 120		丙组 30		P值 甲乙二组		P值 甲丙二组	
			左	右	左	右	左	右	左	右	左	右
肾表面光滑程度	光滑	例	40	41	93	94	9	10	$P<0.01$	$P<0.01$	$P>0.05$	$P>0.05$
		（%）	（39.2）	（40.2）	（77.5）	（78.3）	（30.0）	（33.3）				
	轻度不光滑	例	60	59	27	26	21	20	$P<0.01$	$P<0.01$	$P>0.05$	$P>0.05$
		（%）	（58.8）	（57.8）	（22.5）	（21.7）	（70.0）	（66.7）				
	明显不光滑	例	2	2	—	—	—	—				
		（%）	（2）	（2）	—	—	—	—				

表 I_K–3　各组正常肾脏声像图观察结果之三

分例	组数		甲组 102		乙组 120		丙组 30		P值 甲乙二组		P值 甲丙二组	
			左	右	左	右	左	右	左	右	左	右
肾皮质回声强度	Ⅰ级	例	9	10	75	75	1	1	$P<0.01$	$P<0.01$	$P>0.05$	$P>0.05$
		（%）	（8.8）	（9.8）	（62.5）	（62.5）	（3.30）	（3.30）				
	Ⅱ级	例	80	78	41	41	25	25	$P<0.01$	$P<0.01$	$P>0.05$	$P>0.05$
		（%）	（78.4）	（76.5）	（34.2）	（34.2）	（83.43）	（83.4）				
	Ⅲ级	例	13	14	4	4	1	4	$P<0.01$	$P<0.01$	$P<0.05$	$P<0.05$
		（%）	（12.8）	（13.7）	（3.30）	（3.30）	（13.3）	（13.3）				

表 I_K-4　各组正常肾脏声像图观察结果之四

分例	组数		甲组 102		乙组 120		丙组 30		P值 甲乙二组		P值 甲丙二组	
			左	右	左	右	左	右	左	右	左	右
肾椎体显示情况	不清	例	71	69	46	48	19	21	$P<0.01$	$P<0.01$	$P>0.05$	$P>0.05$
		（%）	（69.6）	（67.6）	（38.3）	（40.0）	（63.3）	（70.0）				
	较清	例	30	32	72	69	11	8	$P<0.01$	$P<0.01$	$P>0.05$	$P>0.05$
		（%）	（29.4）	（31.4）	（60.0）	（57.5）	（33.7）	（26.7）				
	清楚	例	1	1	2	3	—	1				
		（%）	（1）	（1）	（1.67）	（2.50）	—	（3.30）				

表 I_K-5　各组正常肾脏各径 B 型超声测值（单位：cm）

分组	例数		纵径 实测范围	纵径 平均值 ± 标准差	横径 实测范围	横径 平均值 ± 标准差	原径 实测范围	原径 平均值 ± 标准差
甲组	102	左	8.1 ~ 11.6	9.68 ± 0.71	4.5 ~ 7.7	5.94 ± 0.61	3.7 ~ 6.5	5.02 ± 0.55
		右	6.5 ~ 11.22	9.29 ± 0.88	3.6 ~ 7.7	5.94 ± 0.64	3.5 ~ 6.5	4.80 ± 0.57
乙组	120	左	8.5 ~ 12.2	10.24 ± 0.66	3.8 ~ 7.8	6.19 ± 0.59	3.4 ~ 6.3	4.79 ± 0.49
		右	8.1 ~ 11.6	9.89 ± 0.73	4.4 ~ 7.5	6.11 ± 0.63	3.5 ~ 6.4	4.64 ± 0.49
丙组	30	左	8.5 ~ 11.2	10.27 ± 0.83	5.0 ~ 7.8	6.05 ± 0.58	4.1 ~ 6.3	5.01 ± 0.60
		右	8.1 ~ 10.9	9.68 ± 0.74	4.4 ~ 7.4	5.97 ± 0.59	4.2 ~ 6.4	4.95 ± 0.58
P值	甲乙二组	左	$P < 0.01$		$P < 0.01$		$P < 0.01$	
		右	$P < 0.01$		$0.05 > P > 0.01$		$0.05 > P > 0.01$	
	甲丙二组	左	$P < 0.01$		$P > 0.05$		$P > 0.05$	
		右	$0.05 > P > 0.01$		$P > 0.05$		$P > 0.05$	

表 I_K-6　各组正常肾集合系统各径 B 型超声测值（单位：cm）

分组	例数		纵径 实测范围	纵径 平均值 ± 标准差	横径 实测范围	横径 平均值 ± 标准差	原径 实测范围	原径 平均值 ± 标准差
甲组	102	左	4.3 ~ 8.5	6.38 ± 0.94	1.5 ~ 4.9	2.88 ± 0.68	1.3 ~ 4.5	2.28 ± 0.50
		右	3.8 ~ 8.3	5.82 ± 0.90	1.4 ~ 5.1	2.83 ± 0.62	1.0 ~ 3.8	2.00 ± 0.48
乙组	120	左	4.5 ~ 8.5	6.13 ± 0.81	1.9 ~ 4.7	2.70 ± 0.48	0.7 ~ 3.8	1.87 ± 0.49
		右	3.9 ~ 7.7	5.74 ± 0.76	1.6 ~ 3.6	2.65 ± 0.45	0.9 ~ 2.6	1.65 ± 0.38
丙组	30	左	4.7 ~ 8.3	6.43 ± 0.77	2.0 ~ 4.7	2.86 ± 0.60	1.3 ~ 3.8	2.15 ± 0.51
		右	4.6 ~ 7.7	5.97 ± 0.79	1.7 ~ 3.5	2.83 ± 0.45	1.9 ~ 2.6	2.01 ± 0.39
P值	甲乙二组	左	$0.05 > P > 0.01$		$0.05 > P > 0.01$		$P < 0.01$	
		右	$P > 0.05$		$P < 0.01$		$P < 0.01$	
	甲丙二组	左	$P > 0.05$		$P > 0.05$		$P > 0.05$	
		右	$P > 0.05$		$P > 0.05$		$P > 0.05$	

I_K：引自《中国超声医学杂志》1988 年第 4 卷第 3 期

I_L.100 例壮族成人正常肾脏 B 型超声测值分析

【方法】

取俯卧位，腹部垫小枕头，使探头长轴与脊柱成 15° ～ 30° 角，做肾长轴切面，当图像显示肾集合系统位于肾切面正中位置时即行冻结，测量肾脏长径和前后（厚）径。使探头长轴与肾脏长轴垂直，声束通过肾门时冻结图像，测量肾门至对侧肾包膜切线间垂直距离即为肾脏横（宽）径。

表 I_L-1　100 例壮族成人男女各组正常肾脏测值（$\bar{x} \pm s$）（单位：cm）

		男（53 例）	女（47 例）	P
长	左	96.90 ± 4.58	95.88 ± 4.58	＞ 0.05
	右	95.93 ± 3.96	94.49 ± 3.83	＞ 0.05
宽	左	59.95 ± 5.90	59.50 ± 5.12	＞ 0.05
	右	59.07 ± 5.81	59.15 ± 5.22	＞ 0.05
厚	左	44.13 ± 3.19	42.90 ± 3.54	＞ 0.05
	右	42.53 ± 3.35	41.73 ± 3.01	＞ 0.05

表 I_L-2　100 例壮族成人正常肾脏测值及 95% 正常值范围（单位：cm）

		$\bar{x}$	s	95% 正常值范围
长	左	96.68	4.04	88.76 ～ 104.60
	右	93.88	4.01	86.02 ～ 101.74
宽	左	59.70	4.53	50.82 ～ 68.58
	右	58.53	4.20	50.30 ～ 66.76
厚	左	43.18	3.56	36.10 ～ 50.26
	右	41.36	3.09	35.20 ～ 47.52

表 I_L-3　100 例壮族成人不同身高肾脏测值（$\bar{x} \pm s$）（单位：cm）

身高（cm）	例数	左			右		
		长	宽	厚	长	宽	厚
140 ～	9	96.04 ± 4.06	58.44 ± 6.22	41.88 ± 4.48	93.66 ± 4.15	59.33 ± 6.40	41.11 ± 2.85
150 ～	43	96.45 ± 4.62	59.34 ± 4.52	42.89 ± 3.30	95.21 ± 4.03	58.85 ± 5.21	41.73 ± 3.14
160 ～	40	97.05 ± 4.80	60.80 ± 6.14	44.55 ± 3.46	95.41 ± 4.33	59.43 ± 7.68	42.60 ± 3.53
170 ～	8	98.00 ± 3.30	60.38 ± 4.50	44.63 ± 2.62	95.63 ± 3.96	59.75 ± 4.54	42.75 ± 3.15

表 I_L–4　本组与其他医院正常人 B 型超声肾脏大小比较（单位：cm）

	左			右		
	长	宽	厚	长	宽	厚
第四军医大一附院	10.27 ± 0.73	6.00 ± 0.67	4.58 ± 0.43	9.95 ± 0.73	6.30 ± 0.58	4.52 ± 0.35
上海第六人民医院	9.11 ± 1.05	6.27 ± 0.72	4.34 ± 0.21	9.04 ± 1.11	6.36 ± 0.68	4.25 ± 0.35
吉林	10.66 ± 0.84	5.94 ± 0.30	5.16 ± 0.43	10.51 ± 0.97	6.10 ± 0.25	5.10 ± 0.35
本组	9.668 ± 0.404	5.97 ± 0.453	4.318 ± 0.356	9.388 ± 0.401	5.853 ± 0.42	4.136 ± 0.309

I_L：引自《右江民族医学院学报》1992 年 9 月第 14 卷第 3 期

I_M. 活体肾脏长度及其预测公式

表 I_M–1　男、女性各项测量值（$\bar{x} \pm sd$）（单位：cm）

性别	身高段	例数	身长	左肾			右肾		
				长	宽	厚	长	宽	厚
男性	150	2	146.5 ± 3.5	9.0 ± 0.1	4.7 ± 0.4	4.1 ± 0.1	8.9 ± 0.1	4.5 ± 0.4	3.7 ± 0.1
	155	2	154.0 ± 1.0	9.2 ± 0.1	5.0 ± 0.3	4.3 ± 0.1	9.1 ± 0.2	4.8 ± 0.4	3.8 ± 0.1
	160	38	158.7 ± 1.3	9.4 ± 0.1	5.3 ± 0.2	4.5 ± 0.3	9.3 ± 0.1	5.2 ± 0.1	4.4 ± 0.2
	165	79	163.5 ± 1.3	9.5 ± 0.1	5.4 ± 0.1	4.6 ± 0.2	9.3 ± 0.2	5.3 ± 0.2	4.5 ± 0.2
	170	52	168.2 ± 1.8	9.8 ± 0.1	5.7 ± 0.3	4.8 ± 0.1	9.6 ± 0.3	5.5 ± 0.2	4.7 ± 0.1
	175	42	172.6 ± 2.3	10.0 ± 0.2	6.1 ± 0.1	5.0 ± 0.3	9.8 ± 0.2	5.8 ± 0.3	4.9 ± 0.2
	180	10	177.2 ± 2.7	10.3 ± 0.1	6.3 ± 0.2	5.1 ± 0.2	10.1 ± 0.3	6.0 ± 0.1	5.0 ± 0.3
女性	150	21	148.5 ± 1.4	8.5 ± 0.4	4.5 ± 0.3	4.1 ± 0.1	8.3 ± 0.4	4.4 ± 0.2	3.7 ± 0.2
	155	32	153.3 ± 1.7	9.4 ± 0.6	4.8 ± 0.1	4.3 ± 0.2	9.0 ± 0.5	4.6 ± 0.3	3.8 ± 0.3
	160	44	158.2 ± 1.8	9.6 ± 0.3	5.1 ± 0.3	4.6 ± 0.1	9.2 ± 0.4	4.9 ± 0.1	4.1 ± 0.2
	165	18	162.4 ± 1.8	10.0 ± 0.1	5.3 ± 0.1	4.8 ± 0.3	9.7 ± 0.1	5.1 ± 0.2	4.4 ± 0.1
	170	2	169.0 ± 0.1	10.1 ± 0.1	5.6 ± 0.1	5.0 ± 0.2	9.3 ± 0.2	5.3 ± 0.2	4.7 ± 0.3

I_M：引自《川北医学院学报》1999 年 12 月第 14 卷第 4 期

I_N. 正常肾上腺超声测值探讨

表 I_N–1　不同性别肾上腺厚径测值（$\bar{x} \pm s$）

	男（n=340）	女（n=297）	P
左	0.42 ± 0.07	0.43 ± 0.08	＞ 0.05
右	0.42 ± 0.05	0.43 ± 0.07	＞ 0.05

表 I_N–2　不同年龄肾上腺厚径测值（$\bar{x} \pm s$）

年龄（岁）	n	左	P	右	P
20 ～ 39	188	0.41 ± 0.06		0.40 ± 0.05	
			＜ 0.01		＜ 0.05
40 ～ 50	243	0.43 ± 0.06		0.42 ± 0.06	
			＞ 0.05		＞ 0.05
51 ～ 76	206	0.43 ± 0.06		0.43 ± 0.06	

表 I_N–3　身高差异肾上腺厚径测值（$\bar{x} \pm s$）

身高（cm）	n	左	P	右	P
130 ～ 150	36	0.38 ± 0.05		0.44 ± 0.07	
			＜ 0.01		＞ 0.05
151 ～ 160	231	0.43 ± 0.06		0.42 ± 0.05	
			＞ 0.05		＞ 0.05
161 ～ 170	262	0.42 ± 0.06		0.42 ± 0.05	
			＞ 0.05		＞ 0.05
171 ～ 183	108	0.43 ± 0.07		0.43 ± 0.07	

表 I_N–4　不同体重肾上腺厚径测值（$\bar{x} \pm s$）

体重（kg）	n	左	P	右	P
34 ～ 50	121	0.40 ± 0.04		0.40 ± 0.06	
			＜ 0.01		＜ 0.01
51 ～ 60	257	0.42 ± 0.06		0.42 ± 0.05	
			＜ 0.01		＜ 0.01
61 ～ 70	181	0.45 ± 0.07		0.44 ± 0.06	
			＞ 0.05		＞ 0.05
71 ～ 80	56	0.44 ± 0.06		0.44 ± 0.07	
			＜ 0.05		＜ 0.05
81 ～ 97	22	0.49 ± 0.09		0.47 ± 0.07	

I_N：引自《中华超声影像学杂志》1995 年 7 月第 4 卷第 4 期

I_O. 武汉地区 120 例正常人前列腺超声断层测值分析

【方法】

检查前，嘱受检者排空大便，让受检者坐在备有直肠探头的椅子上，探头对准肛门，转动操作盘，探头便徐徐上升，达到一定深度（一般为 4 ～ 5 cm）后，灌清水 50 ～ 100 ml，使直肠探头上的避孕套鼓成球状并紧贴直肠壁，此时，即可进行前列腺的超声扫查。升降探头，显示前列腺最大横断面，观察前列腺的形态，包膜及内部回声、测量前列腺的左右径、前后径，将探头上升至前列腺上极刚要消失的平面，用光标画出前列腺的轮廓，前列腺的截面积即自动算出，然后逐渐下降探头，每隔 0.5 cm 画出前列腺的轮廓，至前列腺下极刚要消失的平面，画出前列腺的最后一个轮廓，前列腺的体积即自动算出。最上和最下一个平面之间的距离即为前列腺的上下径。

表 I_O–1　正常人前列腺超声测值比较（$\bar{x} \pm s$）

	例数	左右径（mm）	前后径（mm）	上下径（mm）	体积（cm^3）
Watanabe	20	48.1 ± 4.0	27.6 ± 3.7	28.0 ± 5.2	—
田峰	28	41.7 ± 4.2	21.2 ± 7.4	29.8 ± 1.4	—
本组	120	44.0 ± 3.2	22.6 ± 3.0	34.3 ± 4.8	22.0 ± 4.3

表 I_O–2　武汉地区成年人前列腺正常值范围（PPI）

	左右径（mm）	前后径（mm）	上下径（mm）	体积（cm^3）
$\bar{x} \pm s$	44.0 ± 3.2	22.6 ± 3.0	34.3 ± 4.8	22.0 ± 4.3
95% 可信限	≤ 49.3	≤ 27.5	≤ 42.2	≤ 29.1

表 I_O–3　120 例不同年龄组前列腺超声测值结果（$\bar{x} \pm s$）

年龄（岁）	例数	左右径（mm）	前后径（mm）	上下径（mm）	体积（cm^3）
20 ～	25	43.8 ± 3.0	20.8 ± 2.8	33.2 ± 5.4	21.4 ± 4.1
30 ～	34	44.1 ± 3.5	22.7 ± 3.0	34.3 ± 5.7	22.3 ± 4.0
40 ～	25	44.0 ± 3.3	22.9 ± 3.2	34.6 ± 5.6	22.2 ± 3.2
50 ～	26	44.1 ± 3.1	23.4 ± 2.8	34.6 ± 5.6	22.6 ± 5.1
60 ～	10	44.1 ± 3.4	23.8 ± 1.3	37.0 ± 6.7	23.0 ± 3.4

I_O：引自《湖北医科大学学报》1993 年 14 卷第 3 期

I_P. 经腹部检查前列腺正常声像图——附 79 例分析

【方法】

检查时膀胱中等充盈做声窗，取仰卧位，使用日本 EUB-25M 型超声诊断仪，3.0 MHz 线阵式探头，于下腹部正中线纵扫及探头略向耻骨联合后下方倾斜约 20° 横扫，观察前列腺形态，内部回声，测量各径线之最大值。按公式计算其体积：

$$\left(V=\frac{4}{3}\pi\times\frac{\text{上下径}}{2}\times\frac{\text{左右径}}{2}\times\frac{\text{前后径}}{2}\right)$$

及重量：（$W=V\times 1.05$）

表 I_P–1　正常前列腺测值

	范围	平均数	标准差	标准误
上下径（cm）	0.800 ～ 4.100	1.763	0.676	0.076
左右径（cm）	2.700 ～ 5.100	3.681	0.499	0.056
前后径（cm）	1.500 ～ 3.800	2.709	0.489	0.055
体积（cm^3）	2.134 ～ 17.550	9.205	1.625	0.520
重量（g）	2.240 ～ 18.428	9.664	1.856	0.546

表 I_P–2　前列腺测值比较

		上下径（cm）	左右径（cm）	前后径（cm）	体积（cm^3）	重量（g）
18 ～ 44 岁	55 例	1.780 ± 0.719	3.604 ± 0.450	2.607 ± 0.481	8.855 ± 4.917	9.295 ± 5.162
15 ～ 67 岁	24 例	1.725 ± 0.580	3.858 ± 0.484	2.942 ± 0.433	10.010 ± 3.848	10.510 ± 4.041
t		0.360	2.142	3.051	1.124	1.125
P		>0.05	<0.05	<0.01	>0.05	>0.05

I_P：引自《空军总医院学报》1985 年第 1 卷第 2 期

I_Q. 前列腺各径值观测

【方法】

前列腺上下径是与尿道前列腺部轴线相平行，前后径与左右径互相垂直，且又与上下径相垂直，即前后径与躯干矢状轴一致，左右径与躯干冠状轴相一致。将上下径由前向后，前后径及左右径由上向下按其自身比例等分三等份。用游标卡尺（精确到 0.02 mm）分别测其各等份中间间距（其左右径以尿道前列腺部为基准，取其平均值为本文结果）。

表 I_Q-1 本文结果与经直肠断层扫描结果比较（单位：cm）

	例数	左右径	上下径	前后径
本文	34	2.04±0.03 （3.00 ～ 1.40）	2.12±0.06 （3.72 ～ 1.04）	2.40±0.06 （3.40 ～ 1.08）
牛远图	37	5.00±0.62	3.10±0.57	2.79±0.54
田峰	28	4.17±0.42	2.98±0.14	2.12±0.74
杨浩	30	3.60±0.80	—	2.20±0.40
黄桂芬	174	—	3.20±0.26	2.06±0.42

I_Q：引自《石河子医学院学报》1987 年第 9 卷第 2 期

I_R.B 型超声显像法经直肠检查前列腺的研究——332 例前列腺显像的总结分析

【方法】

受检者检查前排空大便，必要时可灌肠排便。检查时取俯卧位，充分暴露臀部，下腹部垫软枕头，探头套一胶囊（可用避孕套代替），胶囊表面涂凡士林做接触剂，将探头缓慢插入直肠约 10 cm，然后往胶囊内注入温水 50 ml 左右，使前列腺显示清晰，从前列腺尿道内口至前列腺底部做长径测量并记录，于长径连线中点做垂直线测量厚径并记录，然后向左、右旋转探头扫查，观察前列腺的左右、前后、中叶回声并记录。

表 I_R-1 前列腺体腔法 B 超显像测值（单位：cm）

前列腺情况	例数	长径			厚径		
		均值	标准差	标准误	均值	标准差	标准误
正常	174	3.20	0.26	0.02	2.07	0.21	0.02
结节增生	88	3.48	0.73	0.08	2.41	0.49	0.05
肥大	70	4.14	0.42	0.05	2.85	0.55	0.07

表 I_R-2 40 岁以上 246 例 B 超体腔法探查前列腺发病情况

前列腺检查结果	＜55 岁		＞55 岁	
	人数	发病率（%）	人数	发病率（%）
肥大	22	12.4	19	27.5
结节增生	48	27.1	18	26.1
正常	107	60.5	32	46.4

I_R：引自《中国超声医学杂志》1986 年第 2 卷第 3 期

I_S. 不同年龄前列腺超声检查分析

【仪器和方法】

东软 Nas-2000 彩超仪，汕头、Perfoma、CTS-180 型超声诊断仪，探头频率 3.5 MHz。受检者取仰卧位，常规检查下腹部，于耻骨联合上方行横切、纵切、斜切扫查，重点观察前列腺的大小、形态、边缘及内部光点的分布，同时观察膀胱及声像图的变化。

表 I_S–1　不同年龄经腹 B 超测定前列腺大小（$\bar{x} \pm s$）

年龄（岁）	例数	横径（cm）	均值	前后径	均值
20 ～ 30	6648	3.51 ± 0.33	4.05	2.53 ± 0.32	3.05
30 ～ 39	17640	3.61 ± 0.31	4.12	2.52 ± 0.46	3.27
40 ～ 49	6140	3.82 ± 0.44	4.54	2.77 ± 0.35	3.34
50 ～ 59	1850	4.16 ± 0.39	4.80	2.95 ± 0.46	3.70
60 ～ 69	1336	4.88 ± 0.46	5.63	3.52 ± 0.47	4.29
70 以上	896	4.65 ± 0.42	5.05	3.24 ± 0.41	4.01

表 I_S–2　不同年龄前列腺疾病发病率

年龄（岁）	例数	前列腺疾病人数	患病率（%）
20	6648	109	1.6
30	17640	366	2.0
40	6140	2839	46.2
50	1850	1520	82.2
60	1336	1202	89.6
70	896	845	94.3

表 I_S–3　各种前列腺疾病发病情况

年龄（岁）	炎症	增生	囊肿	结石	钙化	前列腺癌
20	64	—	10	9	26	—
30	203	—	54	65	44	—
40	98	2680	6	23	32	—
50	8	1453	12	18	25	4
60	—	1148	4	12	10	28
70	—	801	3	9	13	19
合计	373	6082	89	136	110	41

I_S：引自《中国医学研究与临床》2004 年 9 月第 2 卷第 17 期

Ⅱ浅表器官

$Ⅱ_A$. 正常人眼二维及多普勒超声表现

【方法】

采用 A cuson 128XP$_{10}$ART 彩色多普勒超声诊断仪，7.0 MHz 高频探头。受试者仰卧位，轻闭双眼，以耦合剂涂于眼睑、探头轻置眼睑。采用二维超声对眼球进行横、纵切面检查，观测角膜厚度、前房深度、晶状体厚度和直径、虹膜睫状体厚度和长度、眼轴、内、外、上、下直肌厚度、视神经宽度（球后 5mm 处测量）及其回声情况。采用 CDFI 观察眼动脉、睫状后动脉和视网膜中央动脉的血流分布、血管走行和血流颜色。色标以血流朝向探头为红色，背离探头为蓝色。将取样容积置于血管中央，用 PW 检测血流频谱，定量测定血流指标。包括收缩期最大流速（V_{max}）、舒张末期最小流速（V_{min}）、阻力指数（RI）、搏动指数（PI）。声束与血流夹角＜ 60°　。

表 $Ⅱ_A$-1　正常人眼结构二维超声测值（$\bar{x} \pm s$，mm）

部位	左眼（54 只）	右眼（53 只）
角膜厚度	0.77 ± 0.22	0.71 ± 0.16
前房深度	2.54 ± 0.49	2.52 ± 0.56
晶状体厚度	3.96 ± 0.67	3.84 ± 0.26
晶状体直径	9.93 ± 2.04	9.82 ± 4.29
视膜睫状体厚度	1.97 ± 0.63	3.26 ± 1.19
虹膜睫状体长度	6.73 ± 1.45	6.59 ± 1.46
眼轴	22.6 ± 0.86	22.18 ± 0.81
视神经宽度	4.59 ± 0.64	4.36 ± 0.94
上直肌厚度	4.18 ± 0.57	4.18 ± 0.76
下直肌厚度	4.19 ± 0.65	4.07 ± 0.81
外直肌厚度	3.90 ± 0.74	3.85 ± 0.65
内直肌厚度	4.05 ± 0.50	3.96 ± 0.47

注：左、右眼各指标比较 P 均大于 0.05

表 $Ⅱ_A$–2　正常人眼动脉、睫状后动脉、视网膜中央动脉 PW 测值

血流指标	眼动脉		睫状后动脉		视网膜中央动脉	
	左眼（20 只）	右眼（22 只）	左眼（20 只）	右眼（22 只）	左眼（20 只）	右眼（22 只）
V_{max}（cm/s）	33.65 ± 11.7	34.26 ± 13.05	30.95 ± 10.00	29.31 ± 12.09	15.1 ± 5.47	14.55 ± 4.88
V_{min}（cm/s）	8.15 ± 4.23	7.64 ± 3.90	7.60 ± 2.81	6.55 ± 4.46	4.85 ± 2.30	4.36 ± 1.47
PI	1.70 ± 0.49	1.91 ± 0.56	1.62 ± 0.60	1.83 ± 0.60	1.21 ± 0.35	1.31 ± 0.26
RI	0.75 ± 0.11	0.79 ± 0.07	0.75 ± 0.06	0.80 ± 0.23	0.66 ± 0.15	0.75 ± 0.26

注：左、右眼比较 P 均大于 0.05

$Ⅱ_A$：引自《西安医科大学学报》2000 年第 21 卷第 4 期

$Ⅱ_B$. 彩色多普勒成像对正常眼眶血管及其血流动力学的研究

表 $Ⅱ_B$–1　正常 OA、CRA、PCA 的血流速度 (cm/s)、阻力指数等参数

动脉	眼数	V_{max}	V_m	V_{min}	RI	CRA/OA（V_{max}）	PCA/OA（V_{max}）
OA	74	31.94 ± 5.01	14.91 ± 1.83	9.04 ± 1.15	0.715 ± 0.04	0.35 ± 0.68	0.47 ± 0.15
CRA	74	11.5 ± 2.4	5.78 ± 1.14	3.73 ± 1.06	0.68 ± 0.04	—	—
PCA	38	14.73 ± 3.95	8.09 ± 2.00	5.46 ± 1.61	0.63 ± 0.04	—	—

V_{max} 为最高收缩期峰值，V_m 为平均血流速度，V_{min} 为最低舒张期流速，RI=(V_{max} − V_{min}）/V_{max}），CRA/OA（V_{max}）或 PCA/OA（V_{max}）均为两者 V_{max} 之比值

表 $Ⅱ_B$–2　两年龄组正常 OA、CRA 血流速度比较

年龄（n = 眼数）	V_{max}		V_m		V_{min}	
	OA	CRA	OA	CRA	OA	CRA
＜ 50 岁（n=48）	34.6 ± 4.14	12.4 ± 2.29	15.4 ± 1.84	6.2 ± 1.15	9.40 ± 1.12	4.32 ± 1.08
≥ 50 岁（n=26）	27.1 ± 3.11	9.86 ± 1.86	14.1 ± 2.15	5.06 ± 1.01	8.36 ± 1.34	3.02 ± 0.60
P 值	<0.001	<0.001	<0.001	<0.001	<0.001	<0.001

表 $Ⅱ_B$–3　几位作者报告的 OA、CRA 或 PCA 的血流速度（V_{max}）（单位：cm/s）

作者	年限	仪器	限数	OA	CRA	PCA
Michelson	1989	脉冲多普勒（4 MHz）	50	33.67 ± 10.20	10.9	—
Lieb	1991	CDI（7.5 MHz）	40	31.4 ± 4.2	10.3 ± 4.2	12.4 ± 4.8
Guthoft	1991	双功能超声扫描（7.5 MHz）	72	31.6 ± 9.0	9.5 ± 3.1	—
Kvernes	1980	脉冲多普勒（10 MHz）	40	34 ± 6	—	14 ± 3
王守境	1992	二维超声脉冲多普勒（7.5 MHz）	114	29.92 ± 6.09	10.03 ± 1.98	23.27 ± 5.72
本文作者	1992	CDI（5,7.5 MHz）	74	31.9 ± 5.01	11.5 ± 2.45	14.73 ± 3.85

V_{max} 为最高收缩期峰值血流速度

$Ⅱ_B$：引自《眼科学报》1993 年第 9 卷第 4 期

Ⅱ$_C$. 成人甲状腺的正常 B 型超声图像

【方法】

受检者取去枕仰卧位，颈部自然放松，两眼正视前方，常规颈前涂布耦合剂，将探头轻置于体表进行直接探测。通常于甲状软骨和胸骨上窝之间的横切面上都能很快地找到甲状腺侧叶的回声。

表Ⅱ$_C$–1 正常甲状腺 236 个 B 型超声测值（cm）

项目	性别	均值	标准差	标准误	双侧 95% 可信限范围
右叶前后径	男	1.61	0.21	0.02	1.20 ~ 2.02
	女	1.56	0.18	0.02	1.21 ~ 1.91
左右径	男	1.80	0.24	0.02	1.33 ~ 2.27
	女	1.74	0.20	0.02	1.35 ~ 2.13
上下径	男	5.63	0.75	0.06	4.16 ~ 7.10
	女	5.21	0.70	0.07	3.84 ~ 6.58
左叶前后径	男	1.53	0.21	0.02	1.12 ~ 1.94
	女	1.46	0.19	0.02	1.09 ~ 1.83
左右径	男	1.75	0.23	0.02	1.30 ~ 2.20
	女	1.67	0.21	0.02	1.26 ~ 2.08
上下径	男	5.25	0.74	0.06	3.80 ~ 6.70
	女	4.88	0.55	0.05	3.80 ~ 5.96
峡部前后径	男	0.39	0.09	0.01	0.21 ~ 0.57
	女	0.39	0.08	0.01	0.23 ~ 0.55
左右径	男	1.79	0.18	0.02	1.44 ~ 2.14
	女	1.53	0.15	0.01	1.24 ~ 1.82

表Ⅱ$_C$–2 甲状腺测值比较

测定方法	作者		右叶各径 (cm)			峡部各径 (cm)			左叶各径 (cm)		
			上下	左右	前后	上下	左右	前后	上下	左右	前后
超声	本组	男	5.63	1.80	1.61	—	1.79	0.39	5.25	1.75	1.53
		女	5.21	1.74	1.56	—	1.53	0.39	4.88	1.67	1.46
	贾泽清，等	男	—	1.80	1.79	—	1.74	0.64	—	1.93	1.72
		女	—	1.81	1.49	—	1.43	0.70	—	1.84	1.55
解剖	首都医院		—	1.61	1.31	—	1.92	0.40	—	1.65	1.42
	任惠民，芦祥		5.25	2.15	2.06	1.60	2.20	0.47	4.95	1.86	1.87
	长濱重信		4.00	2.00	2.00	2.00	2.00	0.50	4.00	2.00	2.00
	边杰，等		5.25	2.37	2.37	—	—	—	4.99	2.45	2.45

Ⅱ$_C$：引自《中国超声医学杂志》1985 年第 1 卷第 2 期

$Ⅱ_D$.100 例健康人甲状腺体积超声测定分析

【方法】

应用日产 EuB-40 型实时线阵 B 超诊断仪，探头频率为 5 MHz，患者采取仰卧位，颈部用枕垫高，头后仰充分暴露颈前部，在颈前涂耦合剂，放置无气水囊。水囊与探头之间涂耦合剂，由专科医师专人操作，进行横纵切面检查。观察回声，测量甲状腺体积，体积计算公式如下：体积（cm^3）= 长 × 宽 × 厚 ×0.479，两叶相加得总体积。

表 $Ⅱ_D$–1　甲状腺体积、体重、体积 / 体重比值

	体积（cm^3）	体重（kg）	体积 / 体重比值（cm^3/kg）
男	10.43 ± 2.23	65.58 ± 8.05	0.159 ± 0.031
女	10.42 ± 2.96	55.06 ± 5.83	0.189 ± 0.052
合计	10.43 ± 2.62	60.11 ± 6.98	0.174 ± 0.043
P 值	＞ 0.5	＜ 0.001	＜ 0.001

表 $Ⅱ_D$–2　男性甲状腺体积与体重关系

体重 (kg)	人数	体积 (cm^3)
50 ～	10	8.83 ± 1.08
60 ～	25	10.80 ± 2.26
70 ～	10	11.14 ± 2.54
80 ～	3	11.15 ± 2.19

（r=0.3215，$P < 0.025$），但女性无相关（r=0.2064，$P > 0.05$）

$Ⅱ_D$：引自《青海医药杂志》（总第 147 期）1994 年第 6 期

$Ⅱ_E$. 甲状腺体积简易检测方法的研究

【方法】

受检者取仰卧位，头略后仰，颈前涂耦合剂，探头置于甲状腺区直接扫查。首先对甲状腺全面扫查一遍，观察其形态及毗邻关系。然后确定最大横断面，用 Trace 法（电子游标勾边）测量侧叶最大横断面积 A。在勾边时，一侧叶的最大横断面积应将同侧峡部的一半也勾画在内，无峡部者不勾。并测量侧叶的左右径及前后径。最后确定侧叶的最大纵切面，测量侧叶上下径 h 及中柱段之高 h_c，其中 h_c 的确定标准：在纵切面上以最大前后径 T_m 为标准，

凡前后径与 T_m 相差在 2 mm 以内者都属柱段。柱段确定之后，h_c 便确定。

表Ⅱ$_E$–1 各种方法测量甲状腺疾病患者甲状腺体积的比较（n=103）

方法	测值（ml）	绝对误差（ml）	相对误差（%）	最大相对误差（%）	r	P
薄柱体法	28.9 ～ 124.6	3.1 ± 2.2	4.2 ± 2.6	7.4	0.9925	＜ 0.001
锥柱复合体法	28.5 ～ 129.2	4.3 ± 2.7	5.7 ± 2.9	9.8	0.9907	＜ 0.001
面积长度法	27.1 ～ 131.5	6.5 ± 4.8	8.6 ± 6.5	18.5	0.9439	＜ 0.001
椭圆体法	24.6 ～ 144.2	9.6 ± 6.7	13.4 ± 9.5	25.2	0.9021	＜ 0.001
实测	30.4 ～ 119.5					

表Ⅱ$_E$–2 正常甲状腺体积测值（采用面积长度法）

	右叶（ml）		左叶（ml）		总体积（ml）	
	男	女	男	女	男	女
$\bar{x} \pm s$	9.52 ± 2.02	8.65 ± 1.82	8.41 ± 1.83	7.49 ± 1.64	17.93 ± 3.81	16.14 ± 3.46
范围	5.96 ～ 13.23	5.05 ～ 10.93	4.57 ～ 11.09	3.86 ～ 9.59	10.53 ～ 24.32	8.91 ～ 20.52

注：左叶与右叶比较，$P > 0.05$；男、女两组比较，$P > 0.05$

Ⅱ$_E$：引自《中国超声医学杂志》1998 年第 14 卷第 6 期

Ⅱ$_F$.B 超测量甲状腺体积（重量）与核素显像对比研究

表Ⅱ$_F$–1 B 超测量甲状腺重量正常值

	$\bar{x} \pm s$	$\bar{x} \pm 2s$	实测范围
长径（cm）	5.53 ± 0.72	4.09~6.97	4.00~7.00
宽径（cm）	1.62 ± 0.27	1.08~2.16	1.04~2.38
厚径（cm）	1.62 ± 0.29	1.04~2.20	1.10~2.20
重量（g）	16.87 ± 6.64	3.59~30.15	6.71~37.51

表Ⅱ$_F$–2 363 例显像和 B 超测量甲状腺重量值

	$\bar{x} \pm s$（g）	实测范围（g）	P 值
显像	54.3 ± 25.9	17.0~238.9	＜ 0.01
B 超	48.4 ± 28.4	9.8~292.6	—

表Ⅱ$_{F}$-3 按B超平均厚度分组

组别	例数	平均厚度（cm）		甲状腺重量（g）		P值	r（P）	绝对差值①	相对差值②%
				$\bar{x}\pm s$	实测范围			$\bar{x}\pm s$（g）	$\bar{x}\pm s$
1	43	＜2.00	显像	34.8±10.24	17.0～69.3	＜0.01	0.75	12.52±6.94	34.83±12.87
			B超	22.28±6.07	9.8～34.1		（＜0.01）		
2	51	2.01～2.25	显像	38.53±11.49	18.3～66.9	＜0.01	0.84	8.45±6.40	19.82±13.62
			B超	30.08±8.07	12.6～49.6		（＜0.01）		
3	75	2.26～2.50	显像	46.02±13.54	20.9～86.7	＜0.01	0.77	8.72±8.98	18.22±15.93
			B超	37.30±7.95	24.1～56.3		（＜0.01）		
4	81	2.51～2.75	显像	53.13±16.34	22.9～101.0	＜0.01	0.91	6.19±7.74	9.24±12.16
			B超	46.94±11.21	26.9～74.8		（＜0.01）		
5	48	2.76～3.00	显像	63.41±19.23	24.5～122.5	＜0.01	0.92	6.06±7.76	7.72±13.30
			B超	57.35±15.85	32.6～108.9		（＜0.01）		
6	65	＞3.01	显像	83.63±36.72	34.8～238.9	＜0.05	0.95	−4.08±12.16	−6.89±16.48
			B超	87.72±39.66	40.7～292.6		（0.01）		

注：①绝对差值为显像减B超值；②相对差值为绝对差值除显像值（下同）

表Ⅱ$_{F}$-4 按B超峡部厚度分组

组别	例数	峡部厚度（cm）	$\bar{x}\pm s$（g）	实测范围（g）
1	123	0.10～0.50	1.03±0.53	0.2～2.93
2	157	0.51～1.00	2.79±1.12	0.34～6.91
3	40	1.01～1.50	5.18±2.06	1.50～12.26
4	14	1.51～2.40	8.66±7.03	2.54～31.37

表Ⅱ$_{F}$-5 按B超重量分组

组别	例数	B超重量(g)		甲状腺重量（g）		P值	r（P）	绝对差值	相对差值%
				$\bar{x}\pm s$	实测范围	$\bar{x}\pm s$（g）	$\bar{x}\pm s$		
1	81	＜30.0	显像	31.62±7.77	17.0～57.4	＜0.01	0.453	8.45±7.06	26.9±18.09
			B超	23.17±4.28	9.8～29.8		（＜0.01）		
2	87	30.1～40.0	显像	41.92±8.74	25.3～69.3	＜0.01	0.524	7.52±7.45	16.09±15.62
			B超	34.39±4.39	30.1～39.8		（＜0.01）		
3	63	40.1～50.0	显像	52.04±9.16	29.3～75.1	＜0.01	0.332	7.60±8.65	12.14±15.69
			B超	44.44±2.76	40.1～49.9		（＜0.01）		
4	46	50.1～60.0	显像	58.89±10.58	36.3～86.7	＜0.01	0.359	4.87±9.92	5.15±9.67
			B超	54.02±2.84	50.1～59.8		（＜0.01）		
5	32	60.1～70.0	显像	69.63±12.02	46.4～92.3	＜0.01	0.312	5.49±11.27	5.64±16.86
			B超	62.26±3.05	60.1～69.8		（＜0.01）		
6	31	70.1～90.0	显像	80.93±12.95	46.4～101.0	＞0.05	0.401	2.77±11.89	1.09±17.06
			B超	78.16±6.09	70.8～88.5		（＜0.05）		
7	23	＞90.1	显像	118.67±39.14	72.6～238.9	＜0.05	0.943	−6.73±15.53	−6.24±12.80
			B超	125.40±45.42	90.1～292.6		（＜0.01）		

表 II_{F}-6 B 超和显像不同操作者所测重量（g）

例号		80	291	293	294	295	296	297	298	299	300	P 值
B 超	操作者 1	13.2	28.9	36.8	40.0	84.9	59.0	32.9	28.3	45.1	41.9	> 0.05
	操作者 2	13.5	27.8	30.2	43.5	87.8	58.2	34.1	27.1	48.2	47.4	
显像	操作者 1	16.7	20.9	34.1	29.3	62.8	69.4	34.4	48.2	51	36.6	> 0.05
	操作者 2	17.1	21.1	34.8	30.8	64.1	67.2	34.2	48.4	50.5	39.4	

注：操作者 1，本课题研究者；操作者 2，另一名熟练医师

II_{F}：引自《中国超声医学杂志》1997 年第 13 卷第 4 期

II_{G}. 性成熟期健康处女正常乳腺超声图像——乳腺的超声图像系列研究之二

【检查方法】

探头长轴以乳头为中心，呈放射状从 1 点～ 12 点顺／逆时针向，连续转动扫查从乳房外缘开始向乳头做长、短轴检查整个乳房。

（1）测量 按乳房解剖结构测皮肤，皮下脂肪，乳腺组织厚度；乳腺管的根数、长度、内径；Cooper 韧带的长度；并仔细观察乳腺组织超声图像特征。

（2）乳腺分区 外区：从乳腺边缘开始向乳头方向 3 cm 间；中心区：从 3 cm 处至乳头。

表 II_{G}-1 性成熟期处女乳腺质地超声图像分型

类型	例数	乳腺管／间质（$\bar{x} \pm s$）		所占（%）	乳腺管内径（mm）（$\bar{x} \pm s$）		经期乳痛（例）
间质型	9	38.53	6.45	30.0	1.49	0.52	3
中间型	7	54.43	2.54	23.3	1.53	0.45	3
导管型	14	71.90	7.95	46.7	2.16	0.52	6

表 II_{G}-2 性成熟处女体重与乳房皮下脂肪及乳腺组织厚度的测值（$\bar{x} \pm s$）

体重分组标准	占（%）	外区脂肪厚（mm）	乳腺厚（mm）	乳腺／脂肪厚（%）	中心乳腺厚（%）
标准 ±5.0%	30.0	3.34 ± 2.00	10.96 ± 2.70	3.99 ± 2.4	15.5 ± 4.5
消瘦 < 5.1%	20.0	4.63 ± 1.50	9.80 ± 4.00	2.19 ± 0.7	14.4 ± 1.5
轻胖 > 5.1%	13.3	6.09 ± 1.60	8.67 ± 2.80	2.13 ± 1.0	18.6 ± 5.1
肥胖 > 10%	36.7	7.04 ± 2.30	12.15 ± 3.10	1.67 ± 0.4	18.0 ± 0.9

II_{G}：引自《中国超声医学杂志》2000 年第 16 卷第 9 期

$Ⅱ_H$. 正常乳腺与乳腺疾病声像图定量分析研究

【定量取样方法】

本组全部受检者的超声检查及定量分析均由一人完成。每一乳腺或病变均为二点取样，取样 1 为强回声区，取样 2 为低回声区，两取样点在同一深度，每一取样点距皮肤 3.5 cm 左右；开窗大小为 0.5 cm × 0.5 cm。

表 $Ⅱ_H$–1　正常乳腺组织与乳腺增生的定量分析测值

取样部位		Gr			dB		
		最大值	最小值	平均值	最大值	最小值	平均值
左乳	取样 1	26.136 ± 4.991	16.364 ± 3.673	17.091 ± 2.794	78.905 ± 4.394	67.623 ± 4.973	68.680 ± 3.829
	取样 2	21.545 ± 4.443	12.864 ± 2.566	13.795 ± 2.690	74.170 ± 4.467	61.645 ± 4.587	63.355 ± 4.503
右乳	取样 1	26.521 ± 5.259	16.375 ± 3.092	17.292 ± 3.255	79.275 ± 4.722	67.544 ± 4.702	68.852 ± 4.591
	取样 2	21.854 ± 4.645	13.417 ± 3.280	14.333 ± 2.876	74.446 ± 5.052	63.131 ± 5.455	64.231 ± 4.829
左乳 + 右乳	取样 1	26.337 ± 5.108	16.370 ± 3.363	17.196 ± 3.028	79.098 ± 4.547	67.582 ± 4.807	68.770 ± 4.222
	取样 2	21.707 ± 4.527	13.152 ± 2.957	14.076 ± 2.786	74.314 ± 4.757	62.421 ± 5.086	63.812 ± 4.671
乳腺增生 左	取样 1	25.718 ± 4.798	15.585 ± 3.063	16.725 ± 2.820	78.508 ± 4.324	66.890 ± 4.646	68.118 ± 4.061
	取样 2	19.611 ± 3.980	11.603 ± 2.717	12.656 ± 2.625	71.807 ± 4.718	58.801 ± 5.295	61.180 ± 4.844
乳腺增生 右	取样 1	26.235 ± 5.050	16.185 ± 3.332	16.916 ± 3.107	78.961 ± 4.617	67.127 ± 5.216	68.412 ± 4.349
	取样 2	20.210 ± 4.258	11.983 ± 2.831	12.941 ± 2.820	72.503 ± 4.747	59.701 ± 5.667	61.642 ± 5.254

取样 1 为强回声区，取样 2 为低回声区。

表 $Ⅱ_H$–2　正常乳腺、实性块物、囊肿、纤维腺瘤及乳腺癌的定量分析测值

取样部位		Gr			dB		
		最大值	最小值	平均值	最大值	最小值	平均值
正常乳腺	取样 1	26.337 ± 5.108	16.370 ± 3.363	17.1963 ± 0.028	79.098 ± 4.547	67.582 ± 4.807	68.770 ± 4.222
	取样 2	21.707 ± 4.527	13.512 ± 2.957	14.076 ± 2.786	74.314 ± 4.757	62.421 ± 5.086	63.812 ± 4.671
实性块物	取样 1	20.020 ± 4.507	11.480 ± 2.574	12.694 ± 2.786	72.336 ± 5.423	58.614 ± 5.287	61.129 ± 5.134
	取样 2	15.847 ± 3.341	9.561 ± 1.932	10.398 ± 1.962	66.611 ± 5.124	53.464 ± 8.437	56.548 ± 4.528
囊性块物	取样 1	24.448 ± 5.089	20.345 ± 4.988	13.113 ± 4.783	77.200 ± 5.129	70.676 ± 9.208	60.941 ± 8.944
	取样 2	9.655 ± 2.380	7.690 ± 1.442	7.517 ± 1.550	54.366 ± 6.158	49.021 ± 5.653	48.376 ± 6.025
纤维腺瘤	取样 1	20.059 ± 4.836	11.500 ± 2.453	12.382 ± 2.594	72.238 ± 5.491	58.615 ± 5.076	60.694 ± 5.180
	取样 2	15.794 ± 2.739	9.382 ± 1.652	10.471 ± 1.710	66.721 ± 4.048	54.038 ± 4.378	56.782 ± 3.916
乳腺癌	取样 1	20.000 ± 5.260	12.231 ± 3.919	13.462 ± 3.711	72.169 ± 5.580	59.877 ± 7.073	62.431 ± 6.249
	取样 2	15.000 ± 5.745	10.462 ± 3.755	10.923 ± 3.523	66.046 ± 6.846	56.038 ± 6.767	57.208 ± 6.639

取样 1 为强回声区，取样 2 为低回声区

$Ⅱ_H$：引自《临床超声医学杂志》1999 年第 1 卷第 1 期

Ⅱ$_{I}$. 高频超声观测国人健康女性静止期乳腺导管管径变化趋势

表Ⅱ$_{I}$-1 各年龄段左侧乳腺导管的各项测值

年龄段（岁）	例数	平均值 ± 标准差	中位数	最大值	最小值	95% 可信区间	P 值
＜20	7	1.77 ± 0.27	1.70	2.30	1.50	1.58 ～ 1.97	
20 ～ 29	434	1.56 ± 0.52	1.50	3.20	0.60	1.51 ～ 1.61	0.28
30 ～ 39	1263	1.49 ± 0.51	1.40	4.00	0.40	1.45 ～ 1.51	0.01
40 ～ 49	1587	1.41 ± 0.46	1.30	3.60	0.40	1.39 ～ 1.44	0.0002
50 ～ 59	737	1.37 ± 0.45	1.30	3.00	0.50	1.33 ～ 1.40	0.002
60 ～ 69	160	1.22 ± 0.38	1.10	2.30	0.60	1.16 ～ 1.28	0.0002
70 ～ 79	64	1.08 ± 0.31	1.05	2.10	0.50	1.00 ～ 1.15	0.01
≥ 80	4	0.25 ± 0.39	1.35	1.60	0.70	1.63 ～ 0.87	0.30

注：将各年龄段左侧乳腺导管管径平均值两两进行比较并计算 P 值；管径测值均以 mm 为单位（下同）

表Ⅱ$_{I}$-2 各年龄段右侧乳腺导管的各项测值

年龄段（岁）	例数	平均值 ± 标准差	中位数	最大值	最小值	95% 可信区间	P 值
＜20	7	1.74 ± 0.36	2.00	2.10	1.20	1.47~2.01	
20 ～ 29	434	1.54 ± 0.57	1.40	4.20	0.40	1.49~1.60	0.36
30 ～ 39	1263	1.47 ± 0.51	1.40	5.10	0.20	1.44~1.50	0.02
40 ～ 49	1587	1.42 ± 0.48	1.30	3.70	0.40	1.39~1.44	0.01
50 ～ 59	737	1.37 ± 0.45	1.30	3.00	0.40	0.134~1.40	0.02
60 ～ 69	160	1.23 ± 0.40	1.20	2.80	0.40	1.17~1.29	0.0001
70 ～ 79	64	1.13 ± 0.36	1.05	2.10	0.40	1.03~1.22	0.07
≥ 80	4	1.12 ± 0.43	1.20	1.70	0.70	0.75~1.49	0.96

注：将各年龄段右侧乳腺导管管径平均值进行两两比较并计算 P 值

表Ⅱ$_{I}$-3 各年龄段双侧乳腺导管管径平均值的比较

年龄段（岁）	例数	右乳腺导管管径（mm）	左乳腺导管管径（mm）	P 值
＜20	7	1.74 ± 0.36	1.77 ± 0.27	0.83
20 ～ 29	434	1.54 ± 0.57	1.56 ± 0.52	0.68
30 ～ 39	1263	1.47 ± 0.51	1.49 ± 0.51	0.59
40 ～ 49	1587	1.42 ± 0.48	1.41 ± 0.46	0.76
50 ～ 59	737	1.37 ± 0.45	1.37 ± 0.45	0.86
60 ～ 69	160	1.23 ± 0.40	1.22 ± 0.38	0.95
70 ～ 79	64	1.13 ± 0.36	1.08 ± 0.31	0.39
≥ 80	4	1.12 ± 0.43	0.25 ± 0.39	0.65

注：各年龄段双侧乳腺导管管径平均值比较并计算 P 值

Ⅱ$_{I}$：引自《中国超声医学杂志》2008 年第 24 卷第 11 期

$Ⅱ_J$.B 超对重庆市 111 例正常成年男子睾丸、附睾形态的观测

（1）睾丸面积

1）将阴囊皮肤紧裹睾丸用 Prader 设计的睾丸标准模型，比拟记录与模具容积相同型号，获得睾丸容积值。

2）采用 LS-300 型日产 B 型灰阶切面超声显像仪，以及频率为 5.0MHz 的体腔换能器在阴囊壁外对睾丸形态进行扫描监测，测其睾丸纵径和横径，然后按公式 $V=8A^2/3\pi L$（V 体积，A 最大面积，L 最大长度）换算出睾丸容积。

（2）附睾头、尾测量

亦采用 LS-300 型 B 型日产灰阶切面超声显像仪，以及频率为 5.0MHz 的体腔换能器在阴囊壁外扫描附睾头、尾厚径值。

（3）阴茎长度测量

在阴茎自然下垂状态用直尺抵住耻骨联合，测量从阴茎根部到尿道外口的实际距离，是阴茎的静态长度。

（4）阴茎周径的测量

在阴茎常态下用软尺测阴茎中部周径和在阴茎冠状沟部周径。

表 $Ⅱ_J$-1　各年龄组正常成年男性身高、体重、阴茎长度及周径测量结果（$\bar{x}\pm sd$）

年龄组（岁）	例数	身高（cm）	体重（kg）	阴茎		
				长（cm）	中周径（cm）	冠周径（cm）
20～29	13	170.81 ± 5.99	60.61 ± 7.56	7.42 ± 1.02	7.93 ± 0.70	7.04 ± 0.60
30～39	20	170.14 ± 6.04	65.24 ± 10.80	7.29 ± 0.78	8.00 ± 0.55	7.02 ± 0.51
40～49	55	166.56 ± 5.12	62.09 ± 8.37	7.23 ± 1.18	7.71 ± 0.71	6.91 ± 0.67
50～	23	165.85 ± 5.53	63.72 ± 9.21	6.80 ± 1.05	7.48 ± 0.61	6.96 ± 0.52
合计	111	167.59 ± 5.74	62.91 ± 8.95	7.19 ± 1.07	7.75 ± 0.67	6.96 ± 0.60

表 $Ⅱ_J$-2　正常成年男性睾丸体积测量结果（$\bar{x}\pm sd$）

年龄组（岁）	例数	B 超测量		Prader 法	
		左睾容积	右睾容积	左睾容积	右睾容积
20～29	13	15.97 ± 4.07	17.30 ± 5.52	19.21 ± 3.72	19.79 ± 4.14
30～39	20	16.28 ± 4.11	17.27 ± 4.48	19.65 ± 3.69	20.00 ± 3.71
40～49	55	15.21 ± 4.25	16.34 ± 4.36	19.02 ± 3.40	19.15 ± 3.40
50～	23	14.71 ± 4.03	15.46 ± 4.38	19.17 ± 3.60	19.43 ± 3.38
合计	111	15.47 ± 4.09	16.51 ± 4.64	19.19 ± 3.51	19.44 ± 3.51

表 $Ⅱ_J$–3　B 超测正常成年男性附睾厚径值（$\bar{x}\pm sd$）（单位：mm）

年龄组（岁）	例数	左侧附睾厚径值		右侧附睾厚径值	
		头	尾	头	尾
20 ～ 29	13	4.00 ± 1.18	2.64 ± 0.74	4.14 ± 0.86	2.36 ± 0.48
30 ～ 39	20	3.65 ± 0.93	2.11 ± 0.66	3.60 ± 0.94	2.15 ± 0.59
40 ～ 49	55	3.67 ± 1.12	2.40 ± 0.73	3.78 ± 1.22	2.36 ± 0.59
50 ～	23	3.96 ± 1.26	2.53 ± 0.61	3.78 ± 1.17	2.63 ± 0.68
合计	111	3.77 ± 1.12	2.39 ± 0.70	3.79 ± 1.12	2.53 ± 0.62

表 $Ⅱ_J$–4　B 超测附睾郁积症厚径值（$\bar{x}\pm sd$）（单位：mm）

例数	左侧附睾厚径值		右侧附睾厚径值	
	头	尾	头	尾
91	8.56 ± 1.57	7.80 ± 1.36	8.18 ± 1.39	8.27 ± 1.84

表 $Ⅱ_J$–5　B 超测人睾丸容积、附睾厚径和阴茎长度、周径的均值及双侧 95% 正常值范围

	睾丸容积		阴茎测量（mm）			附睾头厚径（mm）		附睾尾厚径（mm）	
	右睾	左睾	长度	中段周径	冠状周径	右侧	左侧	右侧	左侧
$\bar{x}\pm sd$	16.51	15.47	7.19	7.75	6.96	3.79	3.77	2.53	2.39
	4.64	4.09	1.07	0.07	0.60	1.12	1.12	0.62	0.70
95% 正常值范围	7.5 ～ 25.6	7.5 ～ 23.5	5.1 ～ 9.3	6.4 ～ 9.1	5.8 ～ 8.1	1.6 ～ 6.0	1.6 ～ 6.0	1.3 ～ 3.8	1.0 ～ 3.8

$Ⅱ_J$：引自《生殖与避孕》1994 年 14 卷第 6 期

$Ⅱ_k$．正常成年人附睾头部的 B 超测值

【方法】

采用间接和直接探测法，受检者取仰卧位，嘱受检者上提阴茎及部分阴囊壁，在阴囊与大腿间垫一卫生纸或毛巾，以充分暴露阴囊，在阴囊表面涂以耦合剂，对左右附睾头部做顺序横切和纵切扫描观察，分别测量附睾头部的长径、厚径、宽径，以及长短轴切面的面积和周长。

表Ⅱ$_k$-1　附睾头部测值比较（人数：20）

	$\bar{x} \pm s$（Ⅰ组）		$\bar{x} \pm s$（Ⅱ组）	
	左	右	左	右
长径（mm）	12.95 ± 1.25	12.15 ± 2.49	9.59 ± 2.54	9.98 ± 1.59
厚径（mm）	8.84 ± 1.66	9.16 ± 1.61	7.50 ± 0.90	7.60 ± 1.03
宽径（mm）	12.59 ± 1.65	12.91 ± 2.07	9.63 ± 1.21	9.81 ± 1.51
长轴面积（cm^2）	0.82 ± 0.17	0.89 ± 0.22	0.76 ± 0.15	0.77 ± 0.14
长轴周长（mm）	39.34 ± 3.16	40.29 ± 4.12	35.02 ± 3.42	35.80 ± 2.94
短轴面积（cm^2）	1.04 ± 0.27	1.05 ± 0.24	0.76 ± 0.16	0.79 ± 0.18
短轴周长（mm）	38.83 ± 4.29	38.98 ± 4.51	35.39 ± 3.25	36.01 ± 3.33

注：Ⅰ组和Ⅱ组所有测值的左右比较，其 P 值均小于 0.05

表Ⅱ$_k$-2　Ⅰ、Ⅱ组附睾头部各测值比较（只数：40）

	x ± s（Ⅰ组）	x ± s（Ⅱ组）	P 值
长径（mm）	12.55 ± 1.99	9.78 ± 2.10	＜ 0.01
厚径（mm）	9.00 ± 1.62	7.55 ± 0.95	＜ 0.01
宽径（mm）	12.75 ± 1.85	9.67 ± 1.37	＜ 0.01
长轴面积 (cm^2)	0.85 ± 0.20	0.76 ± 0.14	＜ 0.01
长轴周长（mm）	39.81 ± 3.65	35.41 ± 3.17	＜ 0.01
短轴面积 (cm^2)	1.04 ± 0.26	0.78 ± 0.19	＜ 0.01
短轴周长（mm）	38.90 ± 4.36	35.85 ± 3.36	＜ 0.01

注：两组间各测值的比较，两组附睾头的各测值均有显著性差异

表Ⅱ$_k$-3　Ⅰ、Ⅱ组附睾头部大小的正常值

	Ⅰ组	Ⅱ组
长径（mm）	9 ～ 16	6 ～ 14
厚径（mm）	6 ～ 12	5 ～ 9
宽径（mm）	9 ～ 16	7 ～ 12
长轴面积 (cm^2)	0.47 ～ 1.23	0.44 ～ 1.02
长轴周长（mm）	32 ～ 47	29 ～ 41
短轴面积 (cm^2)	0.54 ～ 1.54	0.47 ～ 1.16
短轴周长（mm）	30 ～ 47	28 ～ 42

Ⅱ$_M$：引自《中国医学影像技术》1996 年第 12 卷第 2 期

Ⅱ$_L$. 正常阴囊的彩色多普勒超声检测

表Ⅱ$_L$-1　正常阴囊内各动脉血流测值（V：cm/s）

	睾丸内动脉		包膜动脉		精索内动脉		精索外动脉	
	左（n=72）	右（n=72）	左（n=72）	右（n=72）	左（n=72）	右（n=72）	左（n=70）	右（n=69）
$V_{m\bar{x}\pm s}$	8.97 ± 2.67	8.97 ± 2.83	10.88 ± 3.09	11.38 ± 2.85	15.01 ± 3.75	15.46 ± 4.29	11.04 ± 3.83	12.15 ± 5.04
95% 正常范围	3.74 ～ 14.20	3.42 ～ 14.53	4.82 ～ 16.93	5.79 ～ 16.96	7.67 ～ 22.36	7.05 ～ 23.87	3.53 ～ 18.55	2.26 ～ 22.03
$V_{n\bar{x}\pm s}$	3.92 ± 0.93	4.01 ± 1.01	4.29 ± 1.33	4.71 ± 1.36	4.04 ± 1.12	4.03 ± 1.14	0.79 ± 1.20	0.90 ± 1.29
95% 正常范围	2.09 ～ 5.74	2.03 ～ 6.00	1.69 ～ 6.89	2.05 ～ 7.37	1.85 ～ 6.24	1.80 ～ 6.62	0.00 ～ 3.14	0.00 ～ 3.42
$V_{\bar{x}\pm s}$	5.24 ± 1.46	5.20 ± 1.58	5.81 ± 1.70	6.21 ± 1.74	6.74 ± 1.70	6.89 ± 1.81	5.34 ± 1.73	5.81 ± 1.98
95% 正常范围	2.38 ～ 8.09	2.10 ～ 8.29	2.47 ～ 9.14	2.81 ～ 9.61	3.41 ～ 10.06	3.34 ～ 10.44	1.96 ～ 8.73	1.93 ～ 9.69
$PI_{\bar{x}\pm s}$	0.95 ± 0.21	0.91 ± 0.22	1.14 ± 0.31	1.09 ± 0.28	1.64 ± 0.35	1.66 ± 0.36	1.95 ± 0.33	1.97 ± 0.32
95% 正常范围	0.54 ～ 1.35	0.48 ～ 1.34	0.52 ～ 1.75	0.54 ～ 1.65	0.96 ～ 2.32	0.96 ～ 2.35	1.30 ± 2.61	1.34 ～ 2.61
$RI_{\bar{x}\pm s}$	0.55 ± 0.08	0.53 ± 0.10	0.60 ± 0.08	0.58 ± 0.08	0.72 ± 0.08	0.73 ± 0.07	0.94 ± 0.09	0.94 ± 0.07
95% 正常范围	0.40 ～ 0.70	0.35 ～ 0.72	0.44 ～ 0.75	0.44 ～ 0.73	0.57 ～ 0.37	0.59 ～ 0.87	0.77 ～ 1.11	0.80 ～ 1.09

表Ⅱ$_L$-2　睾丸容积与睾丸内动脉流速关系

	睾丸容积（ml）							
	＜9	9 ～	10 ～	11 ～	12 ～	13 ～	14 ～	15 ～
检查数	14	22	24	24	16	19	11	14
V_m（cm/s）	8.36 ± 2.87	9.73 ± 2.53	9.25 ± 2.74	9.54 ± 3.13	8.36 ± 2.87	9.73 ± 2.53	9.54 ± 3.13	8.63 ± 2.66

表Ⅱ$_L$-3　睾丸内动脉及包膜动脉血流测值（V：cm/s）

	作者	检查数	V_m		V_n		RI		PI	
			$\bar{x}\pm s$	范围	$\bar{x}\pm s$	范围	$\bar{x}\pm s$	范围	$\bar{x}\pm s$	范围
睾丸内动脉	middlcton	30	9.7	4.0 ～ 19.1	3.6	1.6 ～ 6.9	0.62	0.48 ～ 0.75	1.30	0.70 ～ 2.30
	协和医院	144	8.97 ± 2.74	3.00 ～ 20.00	3.97 ± 0.97	2.00 ～ 8.00	0.54 ± 0.09	0.33 ～ 0.75	0.92 ± 0.21	0.35 ～ 1.58
包膜动脉	middlcton	30	11.9	5.0 ～ 23.4	4.0	1.8 ～ 9.2	0.66	0.46 ～ 0.7[illegible]	1.80	0.82 ～ 2.30
	协和医院	144	11.13 ± 2.9	75.00 ～ 21.00	4.50 ± 1.35	2.00 ～ 8.00	0.59 ± 0.88	0.38 ～ 0.82	1.18 ± 0.30	0.48 ～ 2.23

Ⅱ$_L$：引自《中国超声医学杂志》1997 年第 13 卷第 10 期

（王　蕾）

参考文献

[1] 姜玉新，戴晴．超声诊断科诊疗常规 [M]. 2 版．北京：人民卫生出版社，2015.

[2] 王纯正，徐智章．超声诊断学 [M]. 2 版．北京：人民卫生出版社，2000.

[3] 钱蕴秋，周晓东，张军．实用超声诊断手册 [M]. 2 版．北京：人民军医出版社，2009.

[4] 周永昌，郭万学．超声医学 [M]. 4 版．北京：科学技术文献出版社，2003.

[5] 周永昌，郭万学．超声医学 [M]. 5 版．北京：科学技术文献出版社，2006.

[6] 姜玉新，冉海涛．超声医学影像学 [M]. 2 版．北京：人民卫生出版社，2016.

[7] 张缙熙，简文豪．临床实用超声问答 [M]. 北京：科学技术文献出版社，2006.

[8] 姜玉新，张运．超声医学高级教程 [M]. 北京：人民军医出版社，2015.

[9] 张缙熙，姜玉新．浅表器官及组织超声诊断学 [M]. 北京：科学技术文献出版社，2000.

[10] 张缙熙，姜玉新．浅表器官及组织超声诊断学 [M]. 2 版．北京：科学技术文献出版社，2010.

[11] 张缙熙，姜玉新．浅表器官超声诊断图谱 [M]. 北京：科学技术文献出版社，2003.

[12] 陈敏华．消化系疾病超声学 [M]. 北京：北京出版社，2003.

[13] 曹海根，王金锐．实用腹部超声诊断学 [M]. 北京：人民卫生出版社，1994.

[14] 吴阶平，裘法祖．黄家驷外科学：下 [M].6 版．北京：人民卫生出版社，2000.

[15] 吴阶平．泌尿外科 [M]. 山东：山东科学技术出版社，1997.

[16] 杨文利，王宁利．眼超声诊断学 [M]. 北京：科学技术文献出版社，2006.

[17] 李泉水 . 浅表器官超声 [M]. 北京：人民军医出版社，2009.
[18] 燕山，詹维伟，周建桥 . 甲状腺与甲状旁腺超声影像学 [M]. 北京：科学技术文献出版社，2009.
[19] William J，Zwiebel. 血管超声学入门 [M]. 郑宇，华扬，译 . 北京：中国医药科技出版社，2005.
[20] Andreiv.Alexandrov. 脑血管超声与卒中防治 [M]. 华扬，郑宇，译 . 北京：人民卫生出版社，2006.
[21] 华扬 . 实用颈动脉与颅脑血管超声诊断学 [M]. 北京：科学出版社，2002.
[22] 凌锋 . 脑血管病理论与实践 [M]. 北京：人民卫生出版社，2006.
[23] 曲绵域，于长隆 . 实用运动医学 [M]. 北京：北京大学医学出版社，2003.
[24] 傅先水，张卫光 . 肌骨关节系统超声检查规范 [M]. 北京：人民军医出版社，2008.
[25] Zwiebel WJ，Pellerito JS. Introduction to Vascular Ultrasonography[M].5th ed. USA:Elsevier Saunders Press，2005.
[26] Qiu L，Luo Y，Peng YL. Value of ultrasound examination in differential diagnosis of pancreatic lymphoma and pancreatic cancer[J].World J Gastroenterol，2008，14（43）：6738-6742.
[27] 黄冬花，李敏，李海文，等 . 超声造影在脾脏创伤后活动性出血成像特点中的诊断价值分析 [J]. 中国实验诊断学，2016，20（3）：434-436.
[28] 孙志霞，杨艳艳，张焕君，等 . 脾脏疾病的超声诊断 25 年回顾性总结 [J]. 中国实验诊断学，2012，16（8）：1466-1467.
[29] 邹洪达，刘晶玉，金花玉 . 脾脏淋巴管瘤的彩色多普勒超声表现 [J]. 中国实用医药，2015，10（2）：63-64.
[30] 安婷婷，李甜甜，王琦，等 . 超声造影诊断脾脏局灶性病变 [J]. 中国医学影像技术，2012，28（9）：1686-1689.
[31] 郑辉，周春艳，姜菊，等 . 白血病患者脾脏改变的超声研究 [J]. 标记免疫分析与临床，2011，18（3）：156-158.
[32] 周琦，白亚莲，姜珏，等 . 超声造影对脾脏良恶性病变的诊断价值 [J]. 中国超声医学杂志，2010，26（12）：1105-1108.
[33] 吕发勤，唐杰，罗渝昆，等 . 超声造影评价脾脏创伤活动性出血的临床研究 [J]. 中华医学超声杂志（电子版），2010，7

（10）：1633-1638.

[34] 郑笑娟，王洪梅，杨序春，等．超声造影与 CT 在非霍奇金淋巴瘤脾脏浸润灶诊断中的比较 [J]. 中国超声医学杂志，2008，24（9）：824-827.

[35] 黄春燕，梁彤，梁峭嵘，等．超声造影在脾脏外伤诊断中的价值 [J]. 临床超声医学杂志，2008，10（7）：461-463.

[36] 甘科红，王煜，丛淑珍．超声造影在脾脏血管瘤诊断中的应用 [J]. 实用医学杂志，2007，23（24）：3910-3911.

[37] 陈惠莉，杜联芳，白敏，等．超声造影应用于脾脏的初步探讨 [J]. 中国医学影像技术，2007，23（9）：1355-1357.

[38] 刘志亚，郑笑娟，彭敏霞，等．恶性淋巴瘤脾脏浸润灶化疗后超声造影影像特点分析 [J]. 医学影像学杂志，2007，17（5）：496-498.

[39] 周畅，谢汉波，平祖衡，等．原发性脾脏肿瘤的超声诊断 [J]. 临床超声医学杂志，2006，8（5）：282-284.

[40] 刘东红，谢晓燕，万广生，等．脾脏肿块的超声诊断．中国医学影像学杂志，2003，11（2）：97-99.

[41] Agrons GA，Lonergan GJ，Dickey GE，et al. Adrenocortical neoplasms in children:radiologic-pathologic correlation[J]. Radiographics，1999，19（4）：989-1008.

[42] McNicol AM. A diagnostic approach to adrenal cortical lesions[J].Endocr Pathol，2008，19（4）：241-251.

[43] Blake MA，Kalra MK，Maher MM，et al.Pheochromocytoma: an imaging chameleon[J].Radiographics，2004，24（Suppl1）：S87-99.

[44] Young WF Jr. Clinical practice. The incidentally discovered adrenal mass[J]. N Engl J Med，2007，356（6）：601-610.

[45] Lockhart ME，Smith JK，Kenney PJ. Imaging of adrenal masses[J].Eur J Radiol，2002，41（2）：95-112.

[46] Browne RF，Meehan CP，Colville J，et al. Transitional cellcarcinoma of the upper urinary tract:spectrum of imaging findings[J]. Radiographics，2005，25（6）：1609-1627.

[47] Wong-You-Cheong JJ，Wagner BJ，Davis CJ Jr. Transitional cell carcinoma of the urinary tract: radiologic-pathologic correlation[J]. Radiographics，1998，18（1）：123-142.

[48] McGahan JP，Wang L，Richards JR . From the RSNA refresher

courses: focused abdominal US for trauma[J]. Radiographics, 2001, 21: S191-S199.

[49] Melekos MD, Kosti PN, Zarakovitis IE, et al. Milk of calcium cysts masquerading as renal calculi[J]. Eur J Radiol, 1998, 28（1）: 62-66.

[50] Berrocal T, López-Pereira P, Arjonilla A, et al. Anomalies of the distal ureter, bladder, and urethra in children: embryologic, radiologic, and pathologic features[J]. Radiographics, 2002, 22（5）: 1139-1164.

[51] Matsui Y, Utsunomiya N, Ichioka K, et al. Risk factors for subsequent development of bladder cancer after primary transitional cell carcinoma of the upper urinary tract[J]. Urology, 2005, 65（2）: 279-283.

[52] Kang CH, Yu TJ, Hsieh HH, et al. The development of bladder tumors and contralateral upper urinary tract tumors after primary transitional cell carcinoma of the upper urinary tract[J]. Cancer, 2003, 98（8）: 1620-1626.

[53] 张劲元，严君，霍华．膀胱肿瘤的二维及彩色多普勒超声诊断研究 [J]. 中国超声诊断杂志，2002，3（11）：851-852.

[54] 金梅，梁卫东．三维彩色超声在膀胱结石诊断中的应用 [J]. 中华临床医学研究杂志，2005，11（17）：2554.

[55] 秦民惠，李莘，刘莉．超声诊断腺性膀胱炎及分型意义探讨 [J]. 现代医用影像学，2007，16（5）：228-229.

[56] 马天翼．超声诊断异物性膀胱结石的临床分析 [J]. 中外健康文摘，2008，5（21）：106-107.

[57] Abu-Yousef MM, Narayana AS, Franken EA Jr, et al. Urinary bladder tumors studied by cystosonography. Part I: Detection[J]. Radiology, 1984, 153（1）: 223-226.

[58] 姜学忠，张士革，史进军，等．经直肠超声在老年前列腺结节良恶性鉴别中的应用价值 [J]. 实用老年医学，2008，22（4）：283-285.

[59] 顾方六．前列腺增生和前列腺癌在中国发病情况的初步探讨 [J]. 中华外科杂志，1993，31（6）：323-326.

[60] 孙婷，郭君，严剑英．经直肠超声引导前列腺穿刺活检的安全性评价 [J]. 中国现代医药杂志，2008，10（12）：65-66.

[61] Abu-Yousef MM. Benign prostatic hyperplasia: tissue

characterization using suprapubic ultrasound[J]. Radiology，1985，156（1）：169-173.

[62] Abu-Yousef MM，Narayana AS. Prostatic carcinoma: detection and staging using suprapubic US[J]. Radiology，1985，156(1)：175-180.

[63] Hricak H. Imaging prostate carcinoma[J]. Radiology，1988，169（2）：569-571.

[64] 李东，唐信福 . 二维及三维超声诊断睾丸鞘膜积液 1 例 [J]. 中国超声诊断杂志，2006，7（4）：315.

[65] 薛恩生，李启镛，林礼务，等 . 精索静脉曲张症的彩色多普勒研究 [J]. 中华超声影像学杂志，1996，5（6）：277-279.

[66] 杨基兰，叶超，刘平凌 . 附睾炎的超声诊断 [J]. 临床超声医学杂志，2008，10（12）： 843-844.

[67] Ishida M，Hasegawa M，Kanao K，et al. Non-palpable testicular embryonal carcinoma diagnosed by ultrasound: a case report[J].Jpn J Clin Oncol，2009，39（2）：124-126.

[68] Freiberg MS，Arnold AM，Newman AB，et al. Abdominal aortic aneurysms，increasing infrarenal aortic diameter，and risk of total mortality and incident cardiovascular disease events: 10-year follow-up data from the Cardiovascular Health Study[J]. Circulation，2008，117（8）：1010-1017.

[69] 王琼，曹庆艳，易珊林 . 布加综合征的超声诊断 [J]. 中国超声医学杂志，2008，24（10）：916-918.

[70] 何婉媛，毛枫，徐斌，等 . 原发性腹膜后肿瘤的超声诊断价值 [J]. 中国临床医学影像杂志，2003，14（2）：108-110.

[71] 王兰，杨文利，胡士敏，等 . 视网膜母细胞瘤的彩色多普勒超声诊断分析 [J]. 中华眼底病杂志，1998，14（1）：45-46.

[72] Lieb WE，Cohen SM，merton DA,et al. Color Doppler imaging of the eye and orbital. Technique and normal vascular anatomy[J]. Arch Ophthalmol，1991，109（4）： 527-531.

[73] 詹维伟 . 超声诊断涎腺疾病的进展 [J]. 中国超声医学杂志，1995，11（11）：864-866.

[74] 张敏惠，顾鹏，曹礼庭，等 . 涎腺肿块的超声分析与病理对照 [J]. 临床超声医学杂志，2001，3（6）：334-336.

[75] 屠伶伶，姜敏莉 . 高频超声在流行性腮腺炎的应用 [J]. 中国超声医学杂志，2002，18（5）：389-390.

[76] 陆林国，徐秋华，燕山 . 涎腺黏液表皮样癌的超声研究 [J]. 中国超声医学杂志，2005，21（7）：494-496.

[77] 王少峰，曾茂平 . 流行性腮腺炎的超声表现分析 [J]. 中华医学超声杂志（电子版），2011，8（11）：2413-2416.

[78] 邵琦，陈丽羽，徐栋，等 .31 例涎腺黏液表皮样癌的超声表现与病理分析 [J]. 肿瘤学杂志，2016，22（11）：969-971.

[79] 李毓红，裴小青，曾辉 . 腮腺多形性腺瘤与腺淋巴瘤的超声、病理对照分析 [J]. 中华医学超声杂志（电子版），2011，8（2）：370-375.

[80] Gritzmann N，Rettenbacher T，Hollerweger A，et al. Sonography of the salivary glands[J].Eur Radiol，2003，13（5）：964-975.

[81] Lee YY，Wong KT，King AD，et al. Imaging of salivary gland tumours[J].Eur J Radiol，2008，66（3）：419-436.

[82] Bialek E J，Jakubowski W. Mistakes in ultrasound examination of salivary glands[J]. J Ultrason，2016，16（65）：191–203.

[83] Zajkowski P，Ochal-Choi ń ska A.Standards for the assessment of salivary glands – an update[J]. J Ultrason，2016，16（65）：175–190.

[84] 李建初，张缙熙 . 甲状腺彩色多普勒检查的现状及展望 [J]. 中国超声医学杂志，1992，8（6）：426-428.

[85] 姜玉新，张淑芹，张缙熙，等 .B 超测量甲状腺体积（重量）与核素显像对比研究[J]. 中国超声医学杂志，1997，13（4）：12.

[86] 张武，梁建平 . 甲状腺疾病超声诊断进展 [J]. 中华超声影像学杂志，1998，7（1）：55.

[87] 朱晓琳，李秀英，朱鹰，等 . 甲状腺癌超声诊断及误漏诊分析 [J]. 中华超声影像学杂志，2003，12（7）：434.

[88] Kwak JY，Han KH，Yoon JH，et al. Thyroid imaging reporting and data system for US features of nodules: a step in establishing better stratification of cancer risk[J]. Radiology，2011，260（3）：892–899.

[89] Haugen BR，Alexander EK，Bible KC，et al. 2015 American Thyroid Association Management Guidelines for Adult Patients with Thyroid Nodules and Differentiated Thyroid Cancer: The American Thyroid Association Guidelines Task Force on Thyroid Nodules and Differentiated Thyroid Cancer[J].

Thyroid，2016，26（1）：1-133.

[90] Tessler FN，Middleton WD，Grant EG，et al. ACR Thyroid Imaging，Reporting and Data System（TI-RADS）：White Paper of the ACR TI-RADS Committee[J]. J Am Coll Radiol，2017，14（5）：587-595.

[91] 张缙熙，李建初 . B 超诊断多发性内分泌腺瘤（附 5 例报告）[J]. 中国医学影像技术，1992，8（2）：5-7.

[92] 张缙熙，李建初，蔡胜 .B 超和彩色多普勒超声对原发性甲状旁腺功能亢进的诊断价值 [J]. 中华医学杂志，1994，74（10）：598-601.

[93] 刘赫，姜玉新，张缙熙 . 超声对甲状旁腺功能亢进症的诊断价值 [J]. 中华超声影像学杂志，2004，13（8）：581-584.

[94] Cecchin D，Motta R，Zucchetta P，et a1. Imaging Studies in hypercalcemia[J].Curr Med Chem，2011，18（23）：3485-3493.

[95] 张缙熙 . 灰阶超声显像对乳腺疾病的初步应用 [J]. 中华外科杂志，1983，21（3）：68.

[96] 张缙熙 . 乳腺超声的现状及展望 [J]. 中国超声医学杂志，1995，11（4）：261-263.

[97] 吕珂，张缙熙，傅先水 . 彩色多普勒超声对乳腺良恶性病变鉴别的价值 [J]. 中国超声医学杂志，1998，14（5）：67-69.

[98] 罗葆明，欧冰，冯霞，等 . 乳腺疾病实时弹性成像与病理对照的初步探讨 [J]. 中国超声医学杂志，2005，21（9）：662-664.

[99] 王燕，陈亚青，李文英 . 实时超声造影对乳腺病灶的鉴别诊断价值 [J]. 上海医学，2007，30（10）：748-750.

[100] Adler DO，Carson PL，Rubin JM，et al. Doppler ultrasound color flow imaging in the study of breast cancer：preliminary findings[J]. Ultrasound Med Bilo，1990，16（6）：553.

[101] Ophir J，Cespedes I，Ponnekanti H，et al.Elastrography: a quantitative method for imaging the elasticity of biological tissues[J]. Ultrasonic Imaging，1991，13（2）：111-134.

[102] 詹维伟，燕山，龚雷萌 . 浅表淋巴结的超声诊断 [J]. 中国医学影像学杂志，1996，4（1）：51-53.

[103] 侯新燕，张武 . 浅表淋巴结病变彩色超声检查的临床应用 [J]. 中国超声医学杂志，1996，12（S1）：38-42.

[104] 张武 . 浅表淋巴结超声检查及进展 [J]. 中华医学超声杂志（电

子版），2008，5（1）：10-13.

[105] 周建桥，詹维伟. 彩色多普勒超声在颈部淋巴结疾病诊断中的应用 [J]. 中华超声影像学杂志，2005，14（7）：529-532.

[106] 洪玉蓉，刘学明，张闻，等. 超声造影在浅表淋巴结疾病鉴别诊断中的应用研究 [J]. 中华超声影像学杂志，2006，15（11）：849-852.

[107] 李鹏，蔡胜，姜玉新. 超声对良、恶性浅表淋巴结病变的鉴别诊断及其进展 [J]. 中国医学影像技术，2007，23（9）：1409-1412.

[108] 王延海，蔡爱露，刘守君. 超声鉴别诊断颈部结核性淋巴结和转移性淋巴结 [J]. 中国医学影像技术，2012，28（7）：1307-1309.

[109] Ahuja AT，Ying M. Sonographic evaluation of cervical lymph nodes[J].AJR Am J Roentgenol，2005，184（5）：1691-1699.

[110] Nieciecki M，Dobruch-Sobczak K，Wareluk P，et al. The role of ultrasound and lymphoscintigraphy in the assessment of axillary lymph nodes in patients with breast cancer[J].J Ultrason，2016，16（64）：5–15.

[111] Ying M，Bhatia KS，Lee YP，et al. Review of ultrasonography of malignant neck nodes: greyscale，Doppler，contrast enhancement and elastography[J]. Cancer Imaging，2014，13（4）：658-669.

[112] Papatheodorou A，Ellinas P，Takis F，et al. US of the shoulder: rotator cuff and non-rotator cuff disorders[J]. Radiographics，2006，26（1）：23.

[113] Bianchi S，Martinoli C，Abdelwahab IF.High-frequency ultrasound examination of the wrist and hand[J]. Skeletal Radiol，1999，28（3）：121-129.

[114] Court-Payen M. Sonography of the knee:Intra-articular pathology[J]. J Clin Ultrasound，2004，32（9）：481-490.

[115] Thian LMF，Lee SL，Downey DB. Ultrasonography of the lower leg: technique，anatomy and pathologic conditions[J]. Can Assoc Radiol J，2001，52（5）：325-336.

[116] Blei CL，Nirschl RP，Grannt EG，et al. Achilles tendon:US diagnosis of pathologic conditions. Work in progress[J].

Radiology，1986，159（3）：765-767.

[117] Bianchi S，Martinoli C，Gaignot C，et al. Ultrasound of the ankle: anatomy of the tendon，bursae，and ligaments[J].Semin Musculoskelet Radiol，2005，9（3）：243-259.

[118] Campbell SE，Adler R，Sofka CM. Ultrasound of muscle abnormalities[J]. Ultrasound Q，2005，21（2）：87-94.

[119] Martinoli C，Bianchi S，Gandolfo N,et al. US of nerve entrapments in osteofibrous tunnels of the upper and lower limbs[J].Radiographics，2000，20: S199-S217.

[120] Harcke HT，Grissom LE，Finkelstein MS. Evaluation of the musculoskeletal system with sonography[J]. AJR Am J Roentgenol，1988，150（6）：1253-1261.

[121] Piechota M，Maczuch J，Skupiński J，et al. Internal snapping hip syndrome in dynamic ultrasonography[J]. J Ultrason，2016，16（66）：296-303.

[122] Kawashiri SY，Suzuki T，Nakashima Y，et al. Ultrasonographic examination of rheumatoid arthritis patients who are free of physical synovitis: power Doppler subclinical synovitis is associated with bone erosion[J].Rheumatology（Oxford），2014，53（3）：562-569.

[123] Epis O，Scioscia C，Locaputo A，et al. Use of ultrasound in treatment decisions for patients with rheumatoid arthritis: an observational study in Italy[J].Clin Rheumatol，2016，35（8）：1923-1929.

[124] Goodacre S，Sampson F，Thomas S，et al.Systematic review and meta-analysis of the diagnostic accuracy of ultrasonography for deep vein thrombosis[J]. BMC Med Imaging，2005，5:6.

[125] Fowkes FJ，Price JF，Fowkes FG. Incidence of diagnosed deep vein thrombosis in the general population: systematic review[J]. Eur J Vasc Endovasc Surg，2003，25（1）：1-5.

[126] 华扬，高山，吴钢，等.经颅多普勒超声操作规范及诊断标准指南[J].中华医学超声杂志（电子版），2008，5（2）：197-222.

[127] 李秋萍，华扬.缺血性脑血管病的超声检测与临床病变相关性的流行病学研究[J].中华医学超声杂志（电子版），2006，3（4），248-250.